Psychophysiologische Untersuchungen zum Placeboeffekt

T0316889

Psychophysiologie in Labor und Feld

Herausgegeben von Michael Myrtek und Jochen Fahrenberg

Band 12

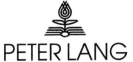

PETER LANG

Frankfurt am Main · Berlin · Bern · Bruxelles · New York · Oxford · Wien

Wilfried E. Dieterle

Psychophysiologische Untersuchungen zum Placeboeffekt

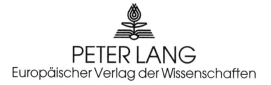

PETER LANG

Europäischer Verlag der Wissenschaften

Bibliografische Information Der Deutschen Bibliothek
Die Deutsche Bibliothek verzeichnet diese Publikation in der
Deutschen Nationalbibliografie; detaillierte bibliografische
Daten sind im Internet über <http://dnb.ddb.de> abrufbar.

Zugl.: Freiburg (Breisgau), Univ., Diss., 2003

Gedruckt auf alterungsbeständigem,
säurefreiem Papier.

D 25
ISSN 1430-8169
ISBN 3-631-51701-7

© Peter Lang GmbH
Europäischer Verlag der Wissenschaften
Frankfurt am Main 2004
Alle Rechte vorbehalten.

Printed in Germany 1 2   4 5 6 7

www.peterlang.de

Vorwort und Danksagung

Dem Placeboeffekt wurde in den letzten fünfzig Jahren überdauerndes Interesse entgegen gebracht. In jüngster Zeit erfährt dies unter wissenschaftlichen und wissenschaftlich-strategischen Gesichtspunkten neue Aktualität und Brisanz.

Die vorliegende Arbeit untersucht die im Ansatz genuin psychophysiologische Fragestellung mit adäquatem multi-modalem Ansatz. Die Studie wurde durchgeführt in der Forschungsgruppe Psychophysiologie der Universität Freiburg.

Mein herzlicher Dank gilt allen Mitgliedern der Forschungsgruppe. Mein ganz besonderer Dank gilt hierbei Herrn Professor Myrtek, ohne den diese Arbeit nicht möglich gewesen wäre. Dieser Dank gilt seiner beständigen wertvollen konzeptuellen und methodischen Unterstützung, sowie der Bereitstellung von Labor und Mitteln zur Erstellung dieser Arbeit. Mein weiterer Dank gilt Herrn Professor Fahrenberg für die fruchtbaren inhaltlichen Anregungen. Für die konstruktive und ergiebige Zeit in der Forschungsgruppe bin ich allen Mitgliedern der Gruppe dankbar.

Mein besonderer Dank gilt schließlich meiner Familie und meinen Freunden für ihr Verständnis, ihre Geduld und ihre vielgestaltige Unterstützung.

VII

Inhaltsverzeichnis

1.	Der Placeboeffekt	1
1.1	Placebo : Geschichte, Praxis und Definitionen	1
1.1.1	Placebo: Etymologie	1
1.1.2	Placebo: Medizinhistorische Aspekte	2
1.1.3	Placebo: Gegenwärtiges Verständnis	3
1.1.3.1	Placebo: in der pharmakologischen Forschung	3
1.1.3.2	Placebo: in der ärztlichen Praxis	3
1.1.3.3	Placebo: neue Perspektiven	4
1.1.3.4	Der Noceboeffekt	6
1.1.4	Definitionsansätze	10
1.2.1	Evidenz der Literatur	12
1.2.2	Kritik der Literatur im Detail	13
1.3	Forschung zum Placeboeffekt	18
1.3.1	Wirksamkeit	18
1.3.1.1	Wirksamkeit: in Anekdoten	18
1.3.1.2	Wirksamkeit: ehemals wirksame Therapiemaßnahmen.	19
1.3.1.3	Wirksamkeit: Reviews zum Placeboeffekt	20
1.3.1.3	Wirksamkeit: bei Depressivität	21
1.3.1.4	Wirksamkeit: Metaanalysen zur Klinischen Relevanz	22
1.3.2	Prozeßstudien	25
1.3.2.1	Attribute des Präparats	26
1.3.2.2	Arzt-Patient-Beziehung	28
1.3.2.3	Personenmerkmale	29
1.3.2.4	Situative Faktoren: Streß und Ängstlichkeit	31
1.3.2.5	Kriterien und Sensitivität der Kriterien	31
1.3.3	Wirkungsmechanismen des Placeboeffekts	32
1.3.3.1	Psychologische Wirkungsmechanismen	33
1.3.3.2	Physiologische Wirkungsmechanismen	36
1.4	Placeboproblem im erweiterten Kontext	38
1.4.1	Das Leib-Seele-Problem	38
1.4.2	Befund und Befinden	41
1.5	Zusammenfassung des Problems und Forschungsstands	43
1.6	Zusammenfassung und Einordnung planungsrelevanter Aspekte	44
1.7	Fragestellungen und Versuchsplanung	46
2.	Methodik	49
2.1	Die Belastungen	49

2.1.1	Mentale Belastungen	49
2.1.1.1	Aufgabe "Kopfrechnen"	49
2.1.1.2	Aufgabe "Matrizen"	49
2.1.1.3	Leistungskennwerte	50
2.1.1.4	Apparativer Aufbau "Matrizen" und "Kopfrechnen"	52
2.1.2	Cold-Pressor-Test	52
2.1.3	Ergometrie	52
2.2	Untersuchungsmethoden	53
2.2.1	Personenmerkmale	53
2.2.1.1	Standardisierte Fragebögen und Tests	53
2.2.1.2	Anamnestische Daten	55
2.2.2	Subjektive Befindlichkeit	56
2.2.3	Fragebogen zum Versuchserleben	58
2.2.4	Physiologische Untersuchungen	59
2.3	Die Stichprobe	61
2.3.1	Anamnestische Daten der Stichprobe	61
2.3.2	Persönlichkeitsmerkmale der Probanden - Repräsentativität der Stichprobe	64
2.3.3	Persönlichkeitsmerkmale der Stichprobe - faktorielle Beschreibung	67
2.4	Versuchsdurchführung	69
2.4.1	Placebopräparate	69
2.4.2	Organisatorischer und zeitlicher Rahmen	69
2.4.2.1	Ort und Termine	69
2.4.2.2	Anwerbung der Probanden	69
2.4.3	Voruntersuchung	70
2.4.4	Hauptuntersuchung	71
2.4.5	Laborsituation und Randbedingungen	75
2.5	Auswertung	78
2.5.1	Primärauswertung	78
2.5.1.1	Artefaktkontrolle	78
2.5.1.2	Sekundäre Artefaktkontrolle und Verteilungskennwerte	79
2.5.2	Sekundäranalyse und Auswertungsstrategien	83
2.5.3	Statistische Verfahren	86
2.6	Vergleichbarkeit der experimentellen Gruppen	88
2.6.1	Vergleichbarkeit der konstitutionellen und der Persönlichkeitsmerkmale	88
2.6.2	Vergleichbarkeit der Befindenseinstufungen vor der Applikation	90
2.6.3	Vergleichbarkeit physiologische Reaktionsmuster	90

2.6.3.1 Vergleichbarkeit der physiologischen Reaktionsmuster
vor der Applikation 90
2.6.3.2. Vergleichbarkeit der psychisch bedingten
Aktivierungskomponenten vor der Applikation...............................91
2.6.4 Vergleichbarkeit der experimentellen Gruppen -
Zusammenfassung...93
2.7 Exkurs: Physiologische Reaktionsmuster.....................................95
2.7.1 Varianzkomponenten und Reliabilität...96
2.7.2 R- und P-Korrelationen 101
2.7.3 Variabilitätsmaße: Standardabweichung und MQSD....................106
2.7.4 Variablenselektion 108
2.8 Exkurs: Aktivierungsrichtung und Varianzveränderungen...............109
2.9 Exkurs: Psychophysiologische Korrelationen -
das Kovariationsproblem..112
2.10 Exkurs: Befindlichkeitsmessung..118

3.0 Ergebnisse..121
3.1. Leistungskennwerte und Leistungsbeurteilung..............................121
3.2 Subjektive Einstufungen...125
3.2.1 Befindenseinstufungen in den Gruppen..125
3.2.2 Postexperimentelle Befindenseinstufungen in den Gruppen 131
3.2.3 Direkte Wirkungseinstufung in den Medikamentengruppen...........137
3.2.4 Placeboreaktoren vs. Placeboreaktivität...142
3.2.5 Placeboreaktivität - Definition und Faktoren der direkten
Wirkungsbeschreibung...144
3.2.6 Differentielle Befunde zur Placeboreaktivität................................147
3.2.6.1 Subjektive Placeboreaktivität und Personenmerkmale 147
3.2.7 Subjektive Einstufungen – Zusammenfassung und Bewertung........152
3.3 Physiologische Reaktionsmuster..155
3.3.1 Physiologische Reaktionsmuster in den Gruppen...........................157
3.3.2 Zufallskritische Bewertung der experimentellen Effekte 177
3.3.3. Niveaueffekt - physiologische Reaktionsmuster in den Gruppen.....180
3.3.3.1 Varianzveränderungen und experimentelle Effekte 182
3.3.3.2 Niveaueffekt: Gruppenzugehörigkeit als Moderatorvariable
korrelativer Zusammenhänge..187
3.3.3.3 Niveaueffekt: multivariate Darstellung der Blockeffekte................190
3.3.4 Placeboreaktivität und physiologische Reaktionsmuster 197

4. Diskussion 205

4.1   Leistungskennwerte – Zusammenfassung und Bewertung 205

4.2   Subjektive Einstufungen – Zusammenfassung und Bewertung 205

4.3   Physiologische Reaktionsmuster – Zusammenfassung
und Bewertung 208

4.4   Hauptfragen – in Stichworten 212

4.4   Generalisierungsaspekte – Zusammenfassung und Bewertung 213

5.   Zusammenfassung 217

Literaturverzeichnis 219

Anhang 235

1. Der Placeboeffekt

Dem Placeboeffekt wurde in den letzten fünfzig Jahren überdauerndes Interesse entgegen gebracht. Dabei paarten sich Faszination und Skepsis. Beide sind geblieben. Es gibt Ansätze, sich des Placeboeffekt konstruktiv zu bedienen. Dem stehen Publikationen gegenüber in denen die Existenz des Effekts generell bezweifelt, zumindest aber seine klinische Relevanz in Frage gestellt wird. Die einen sehen im Placeboeffekt das 'missing link' im heilenden Prozeß, die anderen ein Artefakt der klinischen Forschung.

1.1 Placebo: Geschichte, Praxis und Definitionen

1.1.1 Placebo: Etymologie

Der Begriff Placebo wird etymologisch zurückgeführt auf den Psalm 166:9 "Placebo Domino in Regione Vivorum" (Pepper, 1945). "Placebo", abgeleitet von "placere", wurde im Englischen mit "to please" übersetzt. Im Englischen lautet der Psalm „I will please the Lord in the land of the living" (Blanz, 1991). Interessant ist die Verwendung des Wortes im geschichtlichen Verlauf. Von Shapiro stammen die hierzu wohl genauesten Ausführungen. Nach seiner Darstellung (Shapiro, 1964) taucht das Wort zuerst im 12. Jahrhundert im Rahmen der Liturgie der christlichen Totenvesper auf. Einen säkularen Gebrauch erhielt "to sing a placebo" als dies von bezahlten Trauernden übernommen wurde. Im Mittelalter weitete sich der Begriff aus zu einer Bezeichnung für Schmeichler, Heuchler und Intriganten. Im medizinischen Kontext wird das Wort "Placebo" nach Shapiro (1964, S. 53) erstmals in Motherby's 1795 herausgegebenen "New English Dictionary" aufgeführt: "A commonplace method or medicine calculated to amuse for a time, rather than for any other purpose". Nach einigen Abwandlungen hieß es schließlich 1933 in Webster's New International Dictionary of the English Language: "A medicine or preperation, especially an inactive one, given merely to satisfy a patient". Neben dem Gefälligkeitsaspekt trat der Aspekt der Inaktivität nun stärker hervor. Im deutschen Sprachraum setzte sich der Begriff "Placebo" erst nach 1945 im medizinischen Sprachgebrauch durch (Lasagna, 1986, zit. n. Gauler & Weihrauch, 1997, S. 4). Zuvor behalf sich die deutsche Pharmazie mit dem Terminus "Nosokomial-Mittel" und synonymen Begriffen wie Leerpräparat, Falsum- oder Scheinpräparat, Begriffe in denen das Fehlen einer pharmakologischen Wirkung im Vordergrund stand. Als erster wissenschaftlicher Artikel, in dessen Titel der Begriff "Placebo" verwendet wird, und der sich thematisch mit dem Problem befaßt, gilt der Artikel "A note to the placebo" von Pepper (1945).

1.1.2 Placebo: Medizinhistorische Aspekte

Shapiro nennt die Geschichte der nichtoperativen Medizin als die Geschichte der Placebotherapie: "Despite the problem of bias and hazards of interpretation and the claims about the efficacy of ancient remedies, we propose that the available data support the somewhat startling hypothesis that the history of medical treatment until recently is largely the history of the placebo effect". (Shapiro & Shapiro, 1997, S. 19). Angesichts der genannten Ingredienzien wie Eidechsenblut, Exkrementen von Krokodilen, diversen Blutsorten und ähnlichem ist dies wohl eine begründete Vermutung.

Aus heutiger Sicht ist kaum zu entscheiden, welche Anteile auf ein heilendes Ritual, welche auf zweckrational begründeten Vorstellungen und welche auf gegebenen Wirkmechanismen beruhten. Hermann Boerhaave, Lehrstuhlinhaber für theoretische Medizin in Leiden, sagte bereits 1727: "Allein die allergeringste Bewegung des animalischen Geistes vermag alle Wirkungen auszulösen, die man in der ärztlichen Praxis dem Arzneimittel zuschreibt" (zit. nach Stille, 1994, S. 106). Stille ist der Auffassung, daß Boerhaave sich über Placeboeffekte durchaus im klaren war. Andererseits wurde durchaus rational und gelehrt argumentiert. Nach Stille fand dies jedoch keinen Niederschlag in den eklektischen Therapien: "Die rationalen Spekulationen über die Arzneiwirkungen waren offenbar nur Voluten und Rocaillen der barocken Ornamentik" (Stille, 1994, S. 106).

In den 50er Jahren wurde die Arzneimittelprüfung systematisch ausgebaut mit den drei grundlegenden Merkmalen therapeutischer Vergleich, Verringerung von Störquellen und Fremdeinflüssen und der Wahrscheinlichkeitsrechnung (Gauler & Weihrauch, S. 10). Die Wirksamkeit eines Verums wurde nun in Abhebung vom Placeboeffekt definiert. Aus einer verbreiten Behandlungsmaßnahme mit langer Tradition in der gesamten Heilkunde wurde nun eine "pharmakodynamisch unwirksame Substanz" (Wagner, 1990). Dieser inerten Substanz wurden jedoch im Laufe der Zeit eine Fülle von Wirkungen und Eigenschaften zugeschrieben. Zu diesen gehörten Heilungen unterschiedlichster Art, gleichfalls medikamentenspezifische Nebenwirkungen, kumulative und carryover Effekte, Dosis-Wirkungsbeziehungen und vieles mehr (Ross & Buckalew, 1985). Die inerte Imitation zeigte demnach eine Mimesis des validen Medikaments.

1.1.3 Placebo: Gegenwärtiges Verständnis

Nach der systematischen Einführung der Arzneimittelprüfung läßt sich grob unterscheiden zwischen dem Placebo als Kontrollbedingung in der Forschung und dem Placebo als Therapeutikum in der Praxis. Einige Aspekte hiervon seien im folgenden skizziert, um Praxis und gedankliche Einbettung zu umreißen.

1.1.3.1 Placebo: in der pharmakologischen Forschung

Die Verwendung von Placebos als Kontrollbedingung ist Goldstandard in der pharmakologischen Forschung und Bestandteil der Zulassungsbedingung für neue Medikamente. Dies wird gegenwärtig von den Zulassungsbehörden, insbesondere von der FDA (US Food and Drug Administration) gefordert. Diese Praxis wird aus unterschiedlichen Gründen kritisiert. Hierzu zählen ethische Bedenken, Praktikabilitätserwägungen und die Aussagekraft derartiger Studien. Die Aussagekraft der randomisierten kontrollierten Doppelblindstudie wurde insbesondere von Vertretern der Komplementärmedizin (u.a. Kiene, 1994) häufig problematisiert und in Frage gestellt.

Durch die Placebobedingung in den Studien soll naturgemäß der Placeboeffekt kontrolliert werden. Historisch ist Beechers (1955) einflußreiche Arbeit, nach der eine Besserung bei $35.2 \pm 2.2\%$ der Patienten allein unter Placebo eintritt, auch als Begründung und Legitimation für die kontrollierte klinische Studie (RCT double-blinded randomised controlled trial), und gegen den klinischen Eindruck zu werten (Kaptchuk, 1998). Neben der Placebokontrolle plädierte Beecher auch für eine Randomisierung und die statistische Auswertung. Die exakte Trennung der einzelnen Varianzquellen ("accurate portrayal") war hierbei von untergeordneter Bedeutung. Die Differenzierung von methodischen Artefakten, natürlichen Krankheitsverläufen und Spontanremissionen, Regressionseffekten und anderen Einflüssen, die zusammen den Placeboeffekt bilden, erfolgte an dieser Stelle nicht und wird erst in neuerer Zeit wieder vorgenommen. Der Placeboeffekt war zu einem mirakulösen Konglomerat geworden. Kaptchuk (1998) sieht denn auch den Placeboeffekt als "raison d'être" und "sacrificial victim" des kontrollierten randomisierten Doppelblindversuches.

1.1.3.2 Placebo: in der ärztlichen Praxis

Zu unterscheiden sind hier reine und vorsätzlich applizierte Placebos von unreinen Placebos. Unter reinen Placebos werden hierbei Medikamente verstanden, deren Unwirksamkeit bei der Applikation bekannt ist, die also als Placebos deklariert sind. Nach verbreiteter Meinung ist dies selten und wenn dann meist mißbräuchlich der Fall (Gauler & Weihrauch, 1997; Meister & Niebel, 1986). Angeführt werden hier Fälle von notorischen Nörglern und unbeliebten Patienten, sowie eine große Diskrepanz zwischen angegebenem Befund und objektiver Symptomatik. Die Verabreichung reiner Placebos ist rechtlich und ethisch problematisch und in der BRD nicht rezeptierbar.

Im Unterschied hierzu sind unreine Placebos weniger klar zu definieren. Hierunter fallen Medikamente, die zwar in irgendeiner Form eine Wirkung haben, wobei diese Wirkung aber wesentlich stärker ist, als pharmakologisch zu erwarten wäre. Zu nennen sind hier diverse Stärkungstropfen, Gesundheitsextrakte, Vitamine und dergleichen. Aber auch Antibiotika bei viralen Infektionen sind als unreine Placebos zu werten. Unreine Placebos sind in diesem Kontext nicht zwangsläufig als vorsätzliche Verschreibung eines inerten Medikamentes zu verstehen, d.h. eine Wirksamkeit kann durchaus angenommen werden (Classen & Feingold, 1985). Die Abgrenzung ist hier relativ schwierig und nicht unumstritten zwischen den einzelnen Ärzten. In der Literatur finden sich Vermutungen zwischen 15% und 60% über den Anteil an unreinen Placebos an ärztlichen Verschreibungen. In einer Pressenotiz findet sich eine jüngere Studie der Schwäbisch Gmünder Ersatzkasse GEK wie folgt zitiert: "ca. 15% aller verordneten Arzneimittel in Deutschland haben keinen nachgewiesenen therapeutischen Nutzen. Mit der Verschreibung nutzloser Arznei würden Ärzte Patienten auf Kosten der Kassen an sich binden." In der Publikation lassen sich diese Zahlen ohne die weiterreichenden Interpretationen finden (Glaeske & Jahnsen, 2001). In der Diskussion um die Positivlisten an Medikamenten wird dieser Sachverhalt immer wieder aufgenommen. Die Vermutung wird geäußert, daß in der alltäglichen ärztlichen Praxis wissentlich oder unwissentlich inerte Medikamente verabreicht werden. Medikamente, bei denen der Wirkungsnachweis noch aussteht oder nicht erbracht werden kann. Diese Praxis würde an Thomas Jefferson (1898, zitiert nach Kaptchuk, 1998) erinnern, der die Aussage eines äußert erfolgreichen Arztes überliefert, dieser "habe mehr Brotpillen, gefärbte Wassertropfen und Pulver aus Hickoryholzasche verwendet als alle anderen Arzneimittel zusammen."

1.1.3.3   Placebo: neue Perspektiven

In jüngster Zeit wird dem Placeboeffekt wieder vermehrt Interesse entgegengebracht. Shapiro und Shapiro (1997) berichten von einem steigenden Interesse in unterschiedlichen Bereichen und Professionen des Gesundheitssystem. Interdisziplinäre Tagungen und Symposien zu diesem Thema wurden (Harrington,

1997; Engel, Guess, Kleinman & Kusek, 2002) abgehalten. Zwei prominente Autoren haben Bücher verfaßt, in denen das Thema explizit in einem heilenden Kontext abgehandelt wird. Howard Brody publizierte 2000 "Der Placebo-Effekt – Die Selbstheilungskräfte unseres Körpers" (dt. 2002, Original 2000, "The placebo resonse - How you can release the body's inner pharmacy for better health"). Von Herbert Benson erschien 1997 "Heilung durch Glauben" (Original 1996, "Timeless healing"). Benson hat bereits 1996 für eine Aufwertung des Begriffs plädiert und den Neologismus "remembered wellness" (dt. "erinnertes Wohlbefinden") eingeführt. Er sieht eine teilweise Überlappung mit seinem Konzept der "relaxation response" (1975). Beide Autoren sind in früheren Jahren durch Publikationen zur Placeboproblematik in einschlägigen wissenschaftlichen Fachkreisen in Erscheinung getreten. In den therapeutischen Prozeß werden jeweils Elemente wie Glaube, Erwartungssteigerung, Beziehung als wesentlich eingebunden. Die verfügbare Literatur zum Thema Placebo wird dabei miteinbezogen. Die therapeutische Beziehung ist mehr oder weniger emanzipatorisch, gegenüber einem paternalistischem Arzt-Patient Verhältnis früherer Zeiten. Der Begriff der Selbstheilungskräfte wird verwendet.

Die neue Auseinandersetzung zeigt in Teilen eine mind-body Ausrichtung. Das Thema wurde u.a. in der Zeitschrift "Advances in Mind-Body Medicine" debattiert. Erklärtes Ziel der Zeitschrift ist es "further the investigation of the developing scientific view that thoughts and feelings can affect physical health and to explore the medical and human implications of medicine that acknowledges the mind." Die eingangs angeführten Tagungen wurden unter Beteiligung von Vertretern dieses Bereichs durchgeführt oder von diesen ausgerichtet.

Zu Wirkungsspektrum und Wirkmechanismen gibt es auch innerhalb dieses Spektrums unterschiedliche Annahmen. In einer Diskussion in der Zeitschrift "Advances in Mind-Body Medicine" wurde Winter 2000 (Editorial Dienstfrey, 2000) die Placeboproblematik eingehend abgehandelt. Innerhalb des Kontexts von Studien zur Arzneimittelprüfung wurde gefragt, ob Placeboeffekte "effects of mind on physical health" zeigen , ob sie "powerful mind-body interactions" demonstrieren. Die Frage wurde gestellt, ob es sich um ein "mind-on-mind phenomenon" oder um ein "mind-on-body phenomenon" handelt. Von acht Stellungnahmen plädierten vier für ein mind-on-body Phänomen (Ader, Biermann, Cardena & Kirsch, Reilly), drei für ein mind-on-mind Phänomen (Fisher, Price, Spiro). Als achter Autor hielt Brody ein mind-on-body Phänomen für wahrscheinlich, jedoch innerhalb von "drug studies" für nicht beantwortbar.

Robert Ader (2000) kam dabei, über die Annahme von Konditionierungsvor-
gängen und psychoneuroimmunologischen Mechanismen, zur Schlußfolgerung
"It's not all in your head, and it can make you feel better."
Spiro (2000) betonte dagegen die Notwendigkeit, bei Placeboeffekten zwischen
"illness" und "disease" zu unterscheiden. Die Wirkung des Placebos sieht er bei
"illness" aber nicht bei "disease": "The mind/brain helps people to feel better
and that is help enough, but it cannot cure diseases." Spiro (1997) betont aber
die Wichtigkeit für das praktische ärztliches Handeln, auf diesen Effekt hinzu-
wirken.
Der Grundgedanke am aufgewerteten Placebobegriff ist die konstruktive Nut-
zung des Placeboeffekts. Das Placebo selbst erfährt hier eine Ausweitung über
die "Zuckerpille" hinaus. Langer plädierte bereits 1987 für eine Aufwertung des
(pro-)therapeutischen Prinzips der "aura curare". Walach und Sadaghiani (2002)
führen aus, daß es nach der verständlichen bisherigen Betonung spezifischer Effekte in der klinischen Forschung nun darum gehe, den unspezifischen Effekten
oder Placeboeffekten eine Relevanz einzuräumen. Ein wertvoller therapeutischer
Bestandteil jeglicher Intervention sei der Effekt, der auf die subjektive Bedeutung zurückgehe, die die Intervention für einen Patienten habe. Solche unspezifischen Effekte gelte es therapeutisch zu maximieren. Verschiedene Autoren äußern sich ähnlich im Bezug auf unspezifische Effekte (Messer & Wampold,
2002; Wampold, 2001). Das Problem der unspezifischen Effekte wurde in der
Psychotherapieforschung von Frank (1961, 1969) bereits in den 60er Jahren
formuliert.
Ein positives Verständnis des Placeboeffekts findet sich auch in populärwissen-
schaftlichen oder ähnlich gelagerten Büchern und Publikationen (u.a. Kuby,
2001) und in Verbindung mit dem Selbstheilungskonzept in erstaunlicher Anzahl im Internet. Formuliert wird das Grundkonzept der Macht der Psyche auf
den Körper und die Selbstheilung durch den Geist. Der Internet Buchhändler
Amazon führt unter dem Stichwort Selbstheilung ca. 200 Titel.
Dem Placeboeffekt wird vermehrt Aufmerksamkeit zugewendet als unspezifi-
schem Faktor in einer heilenden Praxis und als Paradigma eines mind-body
Verhältnisses in einer neueren aufgewerteten Perspektive. Das Wirkungsspektrum, ob mind-on-mind Phänomen oder mind-on-body Phänomen, wird kontrovers diskutiert.

1.1.3.4   Der Noceboeffekt

In Analogie zum positiven Placeboeffekt (placere = gefallen, nützen, nocere =
schaden) werden gegenwärtig zunehmend negative Nocebo Phänomene in brei-

tem Kontext diskutiert. Dem Phänomen liegt die Hypothese zugrunde, daß die Erwartung einer Erkrankung in Verbindung mit dem affektiven Gehalt dieser Erwartung eine Erkrankung verursacht (Hahn, 1997, 1999). Das übergreifende Bestimmungsmerkmal ist ein negativer Effekt auf die Gesundheit oder den therapeutischen Prozeß aufgrund von entsprechend negativen Erwartungshaltungen.

Nocebo Phänomene werden beschrieben im Umfeld ärztlicher und zahnärztlicher Routine, sowie bei Nebenwirkungen in klinischen Medikamentenstudien. Eine rege Diskussion des Effektes findet sich im breiten Bereich moderner "Umwelterkrankung", etwa dem Krankheitsbild der MCS (Multiple Chemical Sensitivity) und Phänomen wie der Toxikopie.

Im ärztlichen Bereich (Momburg, 1999) werden ein Fülle negativer Elemente aus der therapeutischen Arzt-Patient-Beziehung als Ursache oder Ausdruck eines Nocebo Effekts genannt. Neben Elementen der therapeutischen Beziehung zählen hierzu im Konkreten auch Beipackzettel, die im Rahmen einer extensiven Produkthaftung angstinduzierend sein können, sowie die Ablehnung von Generika.

Im zahnärztlichen Bereich werden von Patientenseite Bedenken und Ängste gegenüber präventiven und restaurativen Maßnahmen registriert (Thoma, 1999, DGZMK Deutsche Gesellschaft für Zahn-, Mund- und Kieferheilkunde, 1997). Die Zahnärzteschaft sieht einen gewissen Handlungsbedarf, da zum einen die Befürchtungen auch aufgrund großer Medienresonanz breitenwirksam zu "Ängsten, Abwehr- und Verweigerungshaltungen gegenüber präventiv und therapeutisch aus wissenschaftlicher Sicht sinnvollen Vorgehensweisen" führen und da zum anderen möglicherweise "immer größere Bevölkerungskreise eine Behandlung mit 'natürlichen' Verfahren favorisieren". In der Stellungnahme der DGZMK "Komplementäre Verfahren in der Zahnheilkunde" wird angeregt, dieser Nachfrage mit medizinisch begründeten, sinnvollen und unbedenklichen Maßnahmen Rechnung zu tragen. Gedacht wird hier an die Integration einzelner Elemente der klassischen Naturheilverfahren und eventuell auch der Medizinsysteme anderer Kulturen in die zahnärztliche Aus- und Fortbildung, allerdings nur wenn deren Wirksamkeit nachgewiesen und sie einen Bezug zur Zahn-, Mund und Kieferheilkunde aufweisen würden.

Die Nebenwirkungen von Placebos wurden bereits in frühen Studien (u.a. Beecher, 1955) der Placeboforschung erwähnt. In jüngerer Zeit wurden sie explizit als Nocebo Phänomen (u.a. Barsky, Saintfort, Rogers & Borus, 2002) thematisiert. Hintergrund ist auch die Bedeutung dieser Nebenwirkungen in der Gesundheitsversorgung, inklusive der Kosten, die sie verursachen. Als Prädiktoren dieses Effekts werden neben situativen Merkmalen die Personenmerkmale Ängstlichkeit, Depressivität und die Tendenz zur Somatisierung genannt. Beim Krankheitsbild der MCS (Multiple Chemical Sensitivity) handelt es sich um eine polysymptomatische Erkrankung, von der angenommen wird, daß sie auf einer Dysregulation des Immunsystems beruht, die durch Nahrung oder Chemikalien hervorgerufen wird, welche von den meisten Menschen noch toleriert werden. Über MCS wird (umfassend Labarge & McCaffrey, 2000) auch unter den Formulierungen "chemical AIDS, chemical hypersensitivity syndrome, ecologic illness, environmental hypersensitivity disorder, environmental illness, total allergy syndrome, twentieth century disease, universal allergic reactivity" berichtet. Nach einem Workshop der WHO (1996) soll künftig der Begriff "idiopathische umweltbezogene Unverträglichkeit" verwendet werden (IEI idiopathic environmental intolerances), um Implikationen einer chemischen Ätiologie oder von Sensitivierungsmechanismen zu vermeiden. Die Erkrankung wird auf interdisziplinären Kongressen (Mücke, 1999; Dott & Saß, 1998) von Umweltmedizinern, Toxikologen, Immunologen, Neuropsychologen und Psychologen kontrovers abgehandelt. Zentraler Punkt dieser Kontroverse ist das Verhältnis von toxischen zu psychischen Faktoren in der Verursachung oder Moderierung dieses Syndroms. Die Diagnose beruht auf einer Ausschlußdiagnose, toxische oder immunologische Ätiologien müssen ausgeschlossen werden (Birbaumer & Bock, 1998). Eine psychische Verursachung wäre als Noceboeffekt zu interpretieren. Nach Birbaumer und Bock liegen dem Noceboeffekt starke kognitive Erwartungshaltungen zugrunde, die zu Änderungen im Verhalten und Denken, zu emotionalen Reaktionen und "vor allem auch zu realen endokrinen Effekten und Änderungen des autonomen Nervensystems führen." Sie sehen eine Ähnlichkeit zum Krankheitsbild der Neurasthenie. Bornschein et al. ermittelten in einer emprischen Studie an 120 MCS Patienten ein hohe psychiatrische Morbidität; bei der Hälfte der Patienten waren die Kriterien für eine somatoforme Störungen erfüllt.

Im Verhältnis zu anderen Erkrankungen zeigt MCS eine starke Überlappung mit dem "sick-building-Syndrom", einem Syndrom, in dem multiple Krankheitsbilder zusammengefaßt werden, die unter anderem durch Bestandteile der Innenraumluft hervorgerufen werden (Birbaumer & Bock, 1998). Die MCS-Patienten konnten in ihrer Persönlichkeitsstruktur nicht von Personen unterschieden werden, die an "chronic fatigue syndrome" leiden (Fiedler, Kiepen, DeLuca, Kelly-

McNeil & Natelson, 1996). Andere Autoren (Moermann, 2000) sehen diese Überlappungen ähnlich oder fassen sie noch weiter (Habermann, 1995).

Neben diesen individuell definierten Syndromen werden Noceboeffekte in Zusammenhang zu Phänomen gebracht die epidemisch auftreten. Kofler (1995) analysiert in einer, auch epistemisch interessanten Arbeit, das Phänomen der Toxicopie im Umweltbereich. Hierunter wird das Auftreten manifester Symptome verstanden die solchen bei Vergiftungen gleichen, ohne daß eine relevante Giftbelastung nachgewiesen werden kann. Bei der gleichfalls epidemisch auftretenden "mass psychogenic illness" wird zur Erklärung teilweise auch der Noceboeffekt herangezogen. Diese Erkrankungen breiten sich innerhalb von Gruppen meist schnell aus (als review, Bartholomew & Wessely, 2002; Wessley, 2000). Ausgangspunkt ist oft eine merkwürdiger Geruch. Diese schnelle Reaktion auf eine mögliche Vergiftung wird von einigen Autoren (u.a. Kofler, 1995) jedoch als biologisch sinnvoll erachtet.

Insgesamt werden eine Fülle von Phänomen in Analogie zum Placeboeffekt mit dem negativen Noceboeffekt in Verbindung gebracht. Der Begriff wird allerdings etwas unscharf verwendet. Der Effekt hat dabei einige gesundheitspolitische Bedeutung und stellt eine finanzielle Belastung für das Gesundheitssystem dar. Dies wird vor allem in der US-amerikanischen Literatur explizit erwähnt (Labarge & McCaffrey, 2000; Barsky, Saintfort, Rogers & Borus, 2002).

Das Krankheitsbild der MCS und überlappende Syndrome werden hierbei, auch wissenschaftsintern, kontrovers diskutiert was den Einfluß psychischer Faktoren auf das Syndrom angeht. In der öffentlichen Diskussion sind die Krankheiten präsent. In der Tagespresse werden sie regelmäßig abgehandelt. Prominentes Beispiel ist der Spiegelartikel (39/1995) in dem der "Ökochonder" kreiert und behauptet wurde, solche Krankheiten würden "im Kopf" entstehen (38/1999). Shorter betont im verwandtem Kontext der "modernen Leiden" den enormen Einfluß der Medien und spricht von einer "Pathoplastizität", als der Tendenz von Krankheitskonzepten und Krankheitsbildern, mit der Mode zu gehen. Erwähnenswert hierbei ist auch das Internet. Insbesondere für Umwelterkrankungen (MCS etc.) finden sich eine Vielzahl von Foren, in denen ein Austausch stattfindet, wissenschaftliche Arbeiten gesammelt und kommentiert werden und auch versucht wird, politisch wirksam zu werden.

In den formalen Definitionen gehen sowohl der Placeboeffekt als auch der Noceboeffekt auf eine psychische Ursache, die argumentativ stark an die Erwartungen gekoppelt ist, zurück. Interessanterweise findet sich in der öffentlich strategischen Diskussion – bei betroffenen Personen, in einem empfänglichen Milieu – eine Art Spiegelung. Beim Placeboeffekt wird die Macht des Psychischen reklamiert und auf Selbstheilungskräfte zurückgegriffen. Beim Noceboeffekt wird dagegen, in Extrempositionen, das Psychische negiert und auf physische Ursachen insistiert.

1.1.4 Definitionsansätze

Die weithin zitierte Definition von Placebo und Placeboeffekt stammt von Shapiro & Morris (1978):

"A placebo is defined as any therapy, or component of therapy, that is deliberately used for its nonspecific, psychologic, or psychophysiologic effect, or that is used for its presumed specific effect, but is without specific activity for the condition being treated. A placebo, when used as a control in experimental studies, is defined as a substance or procedure that is without specific activity for the condition being evaluated. The placebo effect is defined as the psychological or psychophysiological effect produced by placebos." (Shapiro & Morris, S. 371).

Shapiro hat seine Definition mehrfach angepaßt. In einer früheren Version war noch nicht von einem "nonspecific, psychological or psychophysiological effect" die Rede, sondern einfach von einem "effect" (1964, S. 57). Die Hinweise auf die vermuteten Wirkfaktoren wurden also hinzugefügt. In einer jüngeren Version (Shapiro & Shapiro, 1997, S. 12) hat er eine weitere Erklärungsmöglichkeit des Placeboeffects hinzugefügt. Der zweite Teil der Definition lautet jetzt "We define the placeboeffect as the nonspecific, psychological, or psychophysiologic therapeutic effect produced by a placebo, or the effect of spontaneous improvement attributed to the placebo."

Diese Definitionsansätze sind, besonders in der Version von 1978, von vielen Seiten kritisiert worden (vgl. Blanz, 1991). Unklarheit bestand über den Terminus unspezifisch. Ob dies sich auf die Charakteristika der Placebointervention, den vermuteten Wirkmechanismus, oder auf die Effekte bezieht, die durch Placebos hervorgerufen werden (Kirsch, 1978). Kritisiert wurde auch die Begrifflichkeit Placeboeffekt (Wilkins, 1985) als einem Oxymoron, einem Widerspruch in sich. Wie kann ein Effekt zustande kommen durch etwas, was keinen Effekt hat? Probleme bereiteten auch der mangelnde Wissensstand (Borkovec, 1985, "Defining the Unknown"), die Notwendigkeit etwas geschlossen zu definieren, von dem man wenig weiß.

Brody formulierte bereits 1980 eine Definition in der Placebos lediglich eine Teilklasse unspezifischer Therapien darstellt (Brody, 1980, S. 41).

"A Placebo effect occurs for person X if and only if

1. X has condition C

2. *X* believes that he is within a healing context,

3 *X* is administered intervention *I* as part of that context, where *I* is either the total active intervention or some component of that intervention.

4. *C* is changed

5. the change is attributable to *I*, but not to any specific therapeutic effect of *I* or to any known pharmacologic or physiologic property of *I*.

A placebo is

1. a form of medical therapy, or an intervention designed to simulate medical therapy, that at the time of use is believed not to be a specific therapy for the condition for which it is offered and that is used either for its psychological effect or to eliminate observer bias on an experimental setting.

2 (by extension of 1) a form of medical therapy now believed to be inefficacious, though believed efficacious at the time of use."

In dieser Definition wird die Rolle von symbolischen Prozessen und Glaube bei der Genesung berücksichtigt. Grünbaum (1985) macht hier darauf aufmerksam, daß die Definition eines Placebos damit abhängig ist vom kulturellen Umfeld und vom Forschungs- bzw. Therapieparadigma.

Die Bemühungen um eine Definition sind bis heute im Gange. Mit dazu trägt vermutlich der Umstand bei, daß die Diskussion aus unterschiedlichen theoretischen Perspektiven und Anwendungsperspektiven heraus geführt wird. Theoretisch ist sowohl ein streng deterministisch, kausal ausgelegtes medizinisches Modell als auch ein weniger strenges, biopsychosoziales Modell auszumachen.

In einer unlängst erschienen Arbeit von Hrobjartsson (2002) rekapituliert dieser nochmals die genannten definitorischen Probleme und den mangelnden Konsens. Er weist aber auch auf den Unterschied zwischen einer abstrakten Entität wie dem Placebo und dem Effekt einer konkreten klinischen Intervention hin. Mit einer Verlagerung von einer primär konzeptuellen Ebene hin zu einer primär methodologischen Ebene könne eine präzis definierte Intervention fruchtbar erforscht werden. Dazu sei aber zunächst eine Definition mit kausalen Implikationen notwendig, das heißt, der Term Placeboeffekt muß aufgegliedert werden in einen echten Placeboeffekt und einen Errorterm, in dem zeitliche Effekte mit enthalten sind. Placebos müssen als Treatment geprüft werden in einem randomisierten Versuch Placebo vs. unbehandelte Kontrollgruppe. Das Hauptproblem hierbei sei, daß eine derartige Studie naturgemäß nicht doppelblind durchgeführt werden kann, eine Nichtbehandlung sei leicht zu identifizieren. Gøtzsche (1994) faßt die Probleme einer logisch konsistenten Definition zusammen und fordert eine Verlagerung des Focus. Von Interesse sei die Größe eines Effekts und die

Wahl der Zielkriterien und weniger, ob eine Intervention ein Placebo sei oder nicht.

Zur formalen Definition hat sich ein Konsens gebildet, nach dem Placebo die Bedingung, das Treatment bezeichnet, Placeboeffekt den Gruppeneffekt, zumeist als Unterschiede zwischen einer Placebogruppe und einer Kontrollgruppe und Placeboreaktion die individuelle Reaktion auf ein Placebo.

1.2.1   Evidenz der Literatur

Die Literatur zu Placebo und Placeboeffekt erscheint in ihrer Anzahl zunächst schier unüberschaubar. Uexküll (1993) berichtet nach Fricke (1983) von mehr als 1500 Arbeiten aus den Jahren 1976 bis 1978 über Placebo und Placeboeffekte. Vergleichbar hohe Zahlen werden auch von anderen Autoren erwähnt. In der oft zitierten Bibliographie von Turner, Gallimore und Fox-Henning (1980) sind an die tausend Arbeiten (986) zum Placeboeffekt und verwandten Effekten aus den Jahren 1900-1974 aufgelistet. Moerman und Jonas (2002) berichten von jährlich 3972 wissenschaftlichen Arbeiten die in den letzten 10 Jahren mit den keywords "placebo", "placebos", oder "placebo effect" in der National Library of Medicine gelistet wurden. Sie schließen daraus " It's in the papers. It's in the air". Allerdings führen sie auch das Beispiel der neuen Schwimmanzüge der US Schwimmer bei der Olympiade 2000 an, die möglicherweise eine Überlegenheit ermöglichen würden. Interessanterweise sei dazu im US News and World Report erschienen "Swimming officials aren't convinced this is anything more than the placebo effect. Swimmers excel because they *think* they've got an edge". Dies zeigt zum einen das breite, und in den Alltag eingegangene Verständnis des Placebobegriffs, zum anderen ist es eventuell eine Erklärung für die recht hoch anmutenden Zahlen.

Diese Zahlen erscheinen auch innerhalb des therapeutischen Bereichs, etwas hochgegriffen, es sei denn der Begriff würde sehr weit gefaßt und auch placebokontrollierte Doppelblindstudien seien mit enthalten. Aus diesen ist in der Regel wenig zum Placeboeffekt oder zur Placebowirkung zu entnehmen. Eigene Literaturrecherchen in den einschlägigen Datenbanken erbrachten zum Stichwort Placebo (ohne placebo controlled) in den einschlägigen Literatur-Datenbanken (PsyIndex, PsyInfo, Medline) etwa 500 Arbeiten. Enthalten sind hier jedoch auch Arbeiten allgemeiner Natur zu Forschungsmethodik, Alternativmedizin, ethischen Fragen und ähnlichem. Die Zahl der Originalarbeiten, in denen Placeboeffekte untersucht werden, ist deutlich niedriger.

Festzuhalten ist aber das nach dem einflußreichen Artikel von Beecher (1955) "The powerful Placebo" eine beträchtliche Anzahl von Schriften erschienen sind. Die ca. 35% Reaktionsrate blieb dabei erhalten und lange Zitierketten bildeten sich heraus. Eine frühe und bemerkenswerte Arbeit von Haas, Fink und Härtfelder (1959), in der akribisch Placeboreaktionsraten bei unterschiedlichen Diagnosen dargestellt werden, erreichte eine gewisse Prominenz und historische Kontinuität in Übersichtsartikeln (Haas, Fink & Härtfelder, 1959; Janke, 1967; Binz, 1977; Netter, 1977; Turnheim, 1987; Meyer & Kindli, 1989).

A.K. Shapiro, der seit den 60er Jahren eine Vielzahl von Arbeiten zur Placeboproblematik (zuletzt 1997) verfaßt hat, in vielen Bücher und auch zur Monographie von Harrington (1997) Beiträgen beigesteuert hat, beurteilt den Wissenstand 1987 mit den Worten "It is known that there is no systematic approach of the placebo effect. Almost all studies are anecdotal reports, clinical impression and theoretical formulation, and post hoc extrapolation of chance significant findings from among many variables in which placebo was used as a control for study of another treatment" (Shapiro, 1997). Andere Autoren sehen dies ähnlich. Eimeren (1986) konstatiert, "unsere Vorstellungen über das Placebo ruhen mitnichten auf einer empirischen Belegung der Präzision, ..." Der beiläufige Charakter der Placeboforschung als Nebenprodukt klinischer Studien wird öfters betont (u.a. Walach, 1993). Dies betrifft nicht nur ältere Forschung, sondern erstreckt sich bis in die Gegenwart. De Craen (2002) warnt anläßlich eines unlängst erschienenen Kongreßbandes (Guess, Kleinmann, Kusek & Engel, 2002) vor allzu großer Euphorie und konstatiert: "Even data of questionable quality are commonly seen as confirmation of the placebo effect, instead of questioning its existence. As a result, all the authors selectively and uncritically cite almost exclusively positive studies." Für den neuerdings stärker diskutierten Nocebo Effekt formulierten Moermann und Jonas (2000) vergleichbares "There is very little research on the nocebo effect, and most of what was known about it is based on anecdote and guesswork".

1.2.2   Kritik an der Literatur im Detail

Neben den globalen Einschätzungen des Forschungsstandes zur Placeboproblematik gab es in jüngerer Zeit auch ausführliche Kritik im Detail. Hervorzuheben ist hier die viel beachtete Arbeit von Kienle und Kiene (1997). Die wesentlichen Punkte finden sich jedoch auch in vergleichbaren Auflistungen von Ernst und Resch (1994), Habermann (1994), Magometschnigg (1995), Turner, Deyo, Loeser, von Korff und Fordyce (1994). Es scheint sich also ein konvergentes Bemühen abzuzeichnen, den Placeboeffekt operational in seinen Elementen zu definieren. Die Arbeit von Kienle und Kiene wurde in gleicher (als Reprint) oder ähnlicher Form (1996) in unterschiedlichen Journalen, darunter auch in Zeitschriften aus dem Bereich der Komplementärmedizin, publiziert. Sie greift in Auszügen auf eine frühere Arbeit von Kienle (1995) zurück, in der die grundlegende Arbeit von Beecher (1955) ausführlich analysiert und kritisiert wurde. In einer Art narrativen Metaanalyse wurden nach einem festen Kriterienkatalog Arbeiten aus einem Übersichtsartikel von Bodem (1994) einer Kritik unterzogen. In der Arbeit von Bodem sind 41 Literaturquellen aufgeführt. Von diesen betreffen 19 klinische und experimentelle Studien, 11 sind wiederum Übersichtsarbeiten, 5 sind spekulativ-philosophische Artikel, 6 Arbeiten stammen aus dem Bereich der Homöopathie. Dies gibt in etwa auch einen nicht untypischen Einblick auf die Verteilung innerhalb der Placeboliteratur und ihrer tiefen Verwurzelung. Im einzelnen sehen Kienle und Kiene (1996, S. 123) die nachfolgend beschriebenen Faktoren, die einen Placeboeffekt vortäuschen könne. Zur Kommentierung und als weitere Belege werden zusätzliche Arbeiten herangezogen.

Natürlicher Verlauf der Erkrankung
- Spontanheilung
- Spontanschwankung
- Regression to the mean

Damit ist angesprochen, daß Krankheiten einer Fluktuation unterliegen können oder spontan ausheilen. Ohne Kontrolle des natürlichen Verlaufs ist damit der Effekt, der auf ein Placebo zurückgeht nicht zu bestimmen. Diese Kontrollgruppe ist in sehr vielen Studien nicht gegeben. Ernst und Resch (1995) konnte für den Bereich Schmerz in den Jahren 1986-1994 lediglich 12 Arbeiten mit Kontrollgruppe bestimmen. Ernst und Resch betonen die Notwendigkeit einer Unterscheidung zwischen "true and perceived" Placeboeffekt. Hrobjartsson und Gøtzsche (2001) konnten mit erweitertem Zeitraum (1946-1998) und sehr weit gefasster Indikation 114 Arbeiten bestimmen. Diese Studie wird noch unter Wirksamkeitsstudien gesondert dargestellt werden.
Die Regression zur Mitte ist im Kontext des Placeboeffekts in einer einflussreichen methodischen Arbeit von McDonald, Mazzuca und McCabe (1983) dargestellt worden. Dabei konstatierten die Autoren, daß ein wesentlicher Anteil dessen, was als Placeboeffekt interpretiert wird, auf diesen statistischen Effekt zu-

rückgeht. Dies insbesondere dann, wenn eine Selektion der Patienten vorgenommen wird oder Teilgruppen untersucht werden.

Begleitende Therapiemaßnahmen

Kienle und Kiene weisen nach, daß in einigen Studien begleitende Therapien vorlagen. Dieser Umstand klingt zunächst verwunderlich, ist aber einfach dadurch zu begründen, daß der Placeboeffekt nur beiläufig untersucht oder vielmehr dargestellt wurde. Begleitende Therapien, oft eine Standardtherapie, sind keine Seltenheit in klinischen Studien. Aufgezeigt werden soll ja die Überlegenheit einer neuen Therapie. Dies ist auch vor dem Hintergrund dessen zu sehen, daß allein aus ethischen Gründen (Lewis, Jonsson, Kreutz, Sampaio & van Zwieten-Boot, 2002) den Patienten der Kontrollgruppe eine Behandlung nicht vorenthalten werden soll.

Beobachter-Bias
- Selektionseffekte
- Skalierungseffekte

Selektionseffekte beschreiben Fehler aufgrund der Einschlußkriterien von Patienten und ähnlichen Effekten wie der Interpretation von Subgruppen und der Vernachlässigung von Drop Outs.
Skalierungseffekte beschreiben einmal Aspekte der Interpretation der Daten. Wenn in einer Studie jeweils bei einem Drittel Verbesserungen, Verschlechterungen oder keine Änderung vorliegt, ist es fragwürdig, ob von einer Verbesserung bei einem Drittel als Effekt ausgegangen werden kann.
Unter Skalierungseffekte fällt aber auch der gesamte Bereich der Erhebungsmethodik. Zu diesem Thema wurden vielfältige Überlegungen angestellt. Kohnen und Lienert (1986) berichten von unterschiedlichen Ergebnissen bei gebundener Wirkungsbeschreibung im Vergleich zur freien Wirkungsbeschreibung. Zu unterscheiden ist auch danach, ob nach der direkten Medikamentenwirkung gefragt wird ('hat das Medikament Ihnen...?') oder nach dem Symptom ('wie haben Sie geschlafen'). Janke (1986) berichtet daß der Placeboeffekt bei Direktbefragung wesentlich häufiger zu registrieren war (bei 60% aller Personen) als bei der Differenzwertbildung (20 bis 30%). Der Unterschied liegt hier auch in der Methodik begründet. Bei einer Direktbefragung übernimmt der Patient die Integration des Ergebnisses, die direkte Einstufung der Veränderung oder Wirkung. Bei der

Differenzwertbildung wird der Vergleich mathematisch vollzogen. Es ist aus unterschiedlichsten Gebieten der Psychologie und angewandter Gebiete (u.a. Konsumentenforschung, Berekoven, Eckert & Ellenrieder, 1991; Kroeber-Riel, 1999) bekannt, daß Verfahren der Direktbefragung sensitiver aber auch artefaktanfälliger sind.

Irrelevante Prüfkriterien

Hier verlangen Kienle und Kiene Kriterien, die direkt mit der Krankheit zusammenhängen. Also ein neurologischer Befund bei multipler Sklerose und keine subjektiv empfundene Euphorie oder Besserung. Diese Forderung ist zumindest insofern berechtigt, als aus Studien oder Zusammenfassungen oft nicht zu entnehmen ist, was eigentlich Zielkriterium war. Subjektive Kriterien sind als Zielkriterien durchaus denkbar, sollten aber auch genau benannt werden.

Patienten-Bias
- Gefälligkeitsauskünfte
- Konditionierte Antworten
- Neurotische oder psychotische Fehlurteile

Die Zuverlässigkeit der Patientenaussagen wird hier aus unterschiedlichen Gründen angezweifelt. Dies kann im einfachsten Fall darin begründet sein, daß der Arzt dem Patienten mit dem Placebo einen Gefallen tun will und der Patient im Gegenzug (to be polite) dem Arzt seinerseits auch einen Gefallen tut ("etwas besser Herr Doktor, aber ganz weg ist es nicht").

Fehlende Placebogabe
- Psychotherapeutische Effekte
- Psychosomatische Effekte
- Beispiele aus der Voodoo-Medizin

Kienle und Kiene akzeptieren ausschließlich Studien, in denen ein Placebo (eine Zuckerpille) verabreicht wurde. Effekte die der Beziehung entwachsen, auf sonstige psychische Intervention oder als ein psychosomatischen Effekt zu deuten sind, lassen sie gelten, klammern sie aber aus Placeboeffekten aus. Diese Definition ist nach Auffassung einiger Autoren zu eng. Insbesondere zum Psychosomatik-Argument war Kritik zu vernehmen (Brody & Weismantel, 2001). Teile der Komplemtärmedizin haben den mächtigen Placeboeffekt für sich reklamiert und sehen Gemeinsamkeiten mit psychosomatischen Wirkmechanismen.

Unkritischer Umgang mit Anekdoten

Dieser Punkt trifft sicherlich zu.

Falsches Zitieren

In der Arbeit von Kienle und Kiene wird dies insbesonder Beecher vorgeworfen und trifft wohl auch zu. Dies betrifft einige Zusammenfassungen von Prozentzahlen und Ursachenzuschreibung.

Vortäuschung von Placebonebenwirkungen durch
- *Alltagssymptome*
- *Zitiereffekte*
- *Fortbestehen der Symptome bei unwirksamer Behandlung*

Dieser Punkt wird gegenwärtig mit einem steigenden Interesse an Nebenwirkungen bei Medikamentenzulassung wieder aktuell. Alltagssymptome sind auch bei Gesunden mit einer gewissen Häufigkeit zu erwarten.

Kienle und Kiene kommen aufgrund ihrer Aufstellung zur Schlußfolgerung, daß verbreitete Angaben zur Größe und Häufigkeit des Placeboeffekts weit übertrieben seien. Diese Angaben seien Ausdruck einer irrationalen Placeboeuphorie.

Die Forderung nach Berücksichtigung von natürlichen Besserungen, Schwankungen im Krankheitsverlauf, Begleittherapien wird inzwischen weitgehend geteilt.

Anderes ist als definitorischer Kunstgriff zu werten (u.a. Becker, 1996). Dies ist vor dem Hintergrund zu sehen, daß nachgewiesen werden sollte, es gebe keine Placeboeffekte. Was Kienle und Kiene in Ansätzen nachweisen ist aber, daß alles eine "natürliche" Erklärung hat. Damit tragen sie durchaus zur Demystifizierung des Placeboeffekts bei. Der Placeboeffekt wird aufgetrennt in einen Errorterm und eine wahren Placeboeffekt mit möglichen kausalen Implikationen und damit auch einer sinnvollen Forschung zugänglich gemacht.

Als Forderung für ein Forschungsvorhaben folgt die Verwendung einer Kontrollgruppe, ein randomisiertes Vorgehen, d.h. keine Pbn selektiv auswählen, und eine angemessene Operationalisierung der Variablen.

1.3 Forschung zum Placeboeffekt

Ein möglicher Ordnungsgesichtpunkt der engeren Forschungsliteratur ist die Unterscheidung nach Wirksamkeitsstudien (efficacy) und Prozeßstudien. Wirksamkeitsstudien im Kontext klinischer Studie haben den Vorteil, daß das Zielkriterium für Placebo und Medikament identisch ist. Der therapeutische Erfolg wird erfaßt, er ist in den meisten Fällen kurativer oder symptomatischer Natur. Prozeßstudien umfassen Studien zu einzelnen Prädiktoren, Kriterien der Reaktion und Wirkmechanismen. Sie tragen in irgendeiner Weise etwas zur Erklärungen des Effekts bei.

1.3.1 Wirksamkeit

1.3.1.1 Wirksamkeit: in Anekdoten

In der Kritik an der Placeboliteratur wird des öfteren bemängelt, die Kenntnisse würden auf Anekdoten beruhen. Sicherlich richtig ist, daß eine Vielzahl von Anekdoten existieren.

Brody berichtet von einem Fall, der 1957 von Knopfler (nach Brody, 2002, S. 16) publiziert worden sei. Ein Mann litt an Lymphknotenkrebs, am ganzen Körper hätten sich mühelos zu ertastende, große Tumore gebildet. Der Mann sei in eine Studie aufgenommen worden, in der das als Wundermittel gepriesene Krebiozen getestet worden sei. Der Mann habe zugenommen, sich besser gefühlt und die Tumore seien soweit geschrumpft, daß sie kaum noch zu ertasten gewesen wären. Der Zustand habe sich fortwährend gebessert, bis die Regionalzeitung negativ über das angebliche Wundermittel berichtet hätte. Der Mann habe sofort wieder abgenommen, seine Tumore seien wieder gewachsen. Die Ärzte hätten daraufhin dem Mann Hoffnung gemacht auf eine neue, stärkere Serie des Medikaments, das in Bälde zur Verfügung stehen würde. Schließlich verkündeten sie, das neue Medikament sei eingetroffen und gaben dem Mann daraufhin Injektionen mit sterilisiertem Wasser. Der Zustand des Mannes habe sich wieder dramatisch verbessert, bis Zeitungen einhellig berichtet hätten, Berichte der American Medical Association zufolge sei Krebiozen unwirksam. Die Tumore seien wiederum sehr groß geworden, der Mann sei verstorben.

Im Buch findet sich hierzu der Hinweis, dies sei ein Einzelfall, und damit nur mit Vorsicht zu deuten, aber die Tatsachen seien so faszinierend, daß man sie kaum unberücksichtigt lassen könne. Nach Brody ist hieraus ersichtlich, welchen Einfluß die Erwartung auf den Placeboeffekt hat.

Vermutlich sind es derartige Anekdoten, die oft kritisiert werden. Es ist anzunehmen das sie zum Wissensstand über Placebo Reaktionen beigetragen haben.

Es gibt in diversen Büchern, auch neueren Datums, (z.B. Benson, 1997; Frank, 1981) eine große Zahl davon. Hier immerhin in einer Art anekdotisch dargebotenen Einzelfallanalyse (a-b-a-b). Diese Geschichte stammt aus einem Buch für ein breites Publikum; es ist nicht zu ersehen, ob die Anekdote lediglich didaktisch verwendet wird. In Publikationen in Zeitschriften gibt sich Brody (2000) eher zurückhaltend, was direkte physiologische somatische Heilungserfolge angeht. Er betont jedoch immer den Einfluß symbolischer Prozesse und der Psyche auf die Krankheitserfahrung.

1.3.1.2 Wirksamkeit: ehemals wirksame Therapiemaßnahmen.

Roberts und Mitarbeiter (Roberts, Kewman, Mercier & Hovell, 1993) untersuchten in einer Review Arbeit die Besserungsraten von Behandlungsmaßnahmen, die bei der Durchführung als wirksam angesehen wurden, sich im Laufe der Zeit aber als unwirksam herausstellten. Hierunter zählten die Behandlung von Herpes mit Levamisol, der Glomektomie bei Asthma bronchiale, die Unterkühlung des Magens bei Zwölffingerdarmgeschwüren. Die Resultate der Behandlungen wurden zu 40% als hervorragend, zu 30% als gut und zu 30% als schlecht eingestuft. Die Studien selbst waren nicht verblindet. Die Therapien waren neu, sowohl Arzt als auch Patient glaubten vermutlich daran. Die Autoren folgerten hieraus, daß im Zustand erhöhter Erwartungen die üblicherweise erwartete Placeborate überschritten wird.

Ähnlich hohe Reaktionsraten werden unter vergleichbaren Umständen von Moermann (1982, 2000) aus der Behandlung von Magengeschwüren mit dem damals neuen Medikament Cimetidin berichtet.

Die sehr oft als Paradebeispiel für chirurgische Placebos angeführte (Benson & McCallie, 1979) berühmte Operation bei Angina pectoris läßt sich ebenfalls in diese Kategorie einordnen. Eine Durchtrennung der Arteria mammaria interna wurde durchgeführt, um den Blutfluß in den Koronararterien zu erhöhen. Dies zeigte gute Erfolge, die Patienten fühlten sich besser, konnten weiter laufen, besser Treppen steigen, ohne an Brustschmerzen zu leiden. Kritische Chirurgen führten dann jedoch Operationen auf gleiche Weise durch, jedoch ohne die Abbindung der Arterie, also ohne Veränderung der Durchblutung, und erzielten mit diesen Scheinoperationen vergleichbare Erfolge.

Gemeinsam ist diesen Studien, daß sowohl Arzt und Patient an die durchgeführten Maßnahmen glaubten, zumindest aber waren die Voraussetzungen hierfür gegeben. In diesem Kontext werden die Studien auch zitiert. Wickramasekera

(2000) nennt hier das Ausmaß des Glaubens einen wesentlichen Faktor für die Placebowirksamkeit.

In neueren doppelblinden Studien mit Patientenaufklärung wissen im allgemeinen weder der Arzt noch der Patient, ob der Patient ein wirksames Medikament erhält, die Möglichkeit ein Placebo erhalten zu haben ist präsent.

1.3.1.3 Wirksamkeit: Reviews zum Placeboeffekt

Im Laufe der Jahre sind eine Vielzahl von Übersichtsartikeln mit tabellarischen Aufstellungen der Placebowirksamkeit erschienen. Prominentes Beispiel ist die folgende Tabelle von Netter (1986a).

Tab. 1: Placebo-Wirkung bei kranken Personen (nach Netter, 1986a, S. 359)

Krankheiten	Zahl der Patienten	Zahl der Untersuchungen	% positive Placebo-Reaktionen	
			Durchschnitt	kleinster/grösster Prozentsatz
Verschiedene Schmerzen	961	25	28,2	0-67
Kopfschmerzen	4588	9	61,9	46-95
Migräne	4908	5	32,3	20-58
Schlafstörungen	340	3	7	0- 8
Neurosen	135	6	34	0-61
Psychosen	828	17	19	0-75
Alkoholismus	210	5	22	10-50
Erkältungen	246	3	45	35-61
Angina pectoris	346	10	18	0-57
Magen-Darm- Störungen	284	5	58	21-56
Dysmenorrhöe	88	4	24	11-60
Rheuma	358	8	49	14-84
Hypertonie	240	9	17	0-60
Zerebrale Infekte, Paraplegien	57	3	7	0-21
Multiple Sklerose	152	3	24	0-73

Diese Tabelle hat eine historische Kontinuität erreicht und findet sich in einer Reihe von Arbeiten (Haas, Fink & Härtfelder, 1959; Janke, 1967; Binz, 1977; Netter, 1977; 1986a, Turnheim, 1987, Meyer & Kindli, 1989). Die eingehenden Originalarbeiten sind in der frühen und bemerkenswerten Arbeit von Haas, Fink und Härtfelder (1959) aufgeführt, in der akribisch Placeboreaktionsraten bei unterschiedlichen Diagnosen dargestellt werden.

Die Tabelle zeigt zunächst, welche Krankheitsbilder in welcher Häufigkeit untersucht wurden und dabei die Dominanz von Migräne und Kopfschmerzen. Der teilweise enorme Range deutet auf eine beträchtliche unterschiedliche Wirksamkeit innerhalb der Diagnosen zwischen den Studien hin. Im Unterschied zwischen den Diagnosen ist die Wirksamkeit bei Kopfschmerzen mit einem Mittelwert von 61.9% am größten. Aus der Gesamttabelle ergibt sich rechnerisch, gemittelt über Zahl der Patienten und positiven Reaktionen, ein Gesamtmittelwert von 40.6%. Dies wird allerdings dominiert durch die große Anzahl an Kopfschmerzpatienten.

Nach Netter (1986a, S. 358) läßt die Tabelle erkennen, "daß nicht nur Krankheiten mit starker psychischer oder vegetativer Komponente, sondern auch ausgesprochene Organkrankheiten auf Placebobehandlung eine Besserungsrate zeigen, ..." Sie betont jedoch auch, daß dies nicht von der Selbstheilungsrate zu trennen sei, die man aus ethischen Gründen nicht bestimmen könne. Zu Schmerzen führt Netter aus, daß bei einer symptomatischen Schmerzbekämpfung ein Placebo bei Schmerzen, die eher als "psychogen" angesehen werden, genauso gut wirke wie bei Schmerzen mit gesichertem morphologischen Substrat. Zum Wirkmechanismus formuliert sie (1986a, S. 360) "möglicherweise wird nicht die neurale Schmerzverarbeitung, sondern die Entscheidung über die Bewertung des Schmerzes verändert".

1.3.1.3   Wirksamkeit: bei Depressivität

Kirsch und Sapirstein (1998) untersuchten den Placeboanteil eines Antidepressivum in 19 randomisierten, placebokontrollierten Studien mit insgesamt 2318 Patienten. Die Studien waren zweiarmig, ohne Kontrollgruppe. In einer Annäherung wurden die Anteile in einem indirekten mathematischen Vergleich über prä-post Effektstärken bestimmt. Die Autoren schätzen dabei den Placeboanteil an der Reaktion auf 50%, den Medikamentenanteil auf 25% und den verbleibenden unspezifischen Anteil auf gleichfalls 25%. In einem Vergleich der Placeboreaktionen und Medikamentenreaktion über Studien hinweg zeigte sich eine Korrelation von .90. Die Autoren folgern hieraus, daß der Medikamenteneffekt in hohem Ausmaß durch die Placebocharakteristik bestimmt wird.

Diese Studie hat mehrere interessante Gesichtspunkte. Zunächst zeigt sie den hohen Placeboanteil in der Behandlung von Depressionen. Dann ist eine gewisse Parallelität zu Ängstlichkeit erkennbar. Schweizer und Rickels (1997) berichten, daß in den letzten 15 Jahren nur ein einziges Anxiolyticum von der US Food and Drug Administration neu zugelassen worden sei. Bei Ängstlichkeit käme es zu hohen Stimmungsschwankungen, es wäre schwierig "signal" gegen "noise" abzugrenzen. Bei Krankheiten mit hohen zeitlichen Schwankungen oder Remissionen, sei es schwierig, die Effekte zu trennen. Dies gilt vermutlich für den Medikamenteneffekt und den Placeboeffekt gleichermaßen.

Interessant ist weiter die hohe Übereinstimmung von Medikamenten- und Placeboeffekten über Studien hinweg. Bei Kirsch und Sapirstein waren diese definiert durch unterschiedliche Antidepressiva. Vergleichbare Anhängigkeiten der beiden Effekte waren bereits von Evans (1974, auch Tursky, 1985) für Schmerz berichtet worden. Im Vergleich zu Aspirin ist ein Placebo 0.54 so wirksam wie Aspirin, im Vergleich zu Morphium ist es 0.56 so wirksam wie Morphium. Kirsch und Sapirstein interpretieren dies in ihrer Analyse als Einfluß der Placebocharakteristik über Situationen hinweg. Tursky (1985) sieht daneben auch noch ungelöste methodische Probleme.

1.3.1.4 Wirksamkeit: Metaanalysen zur Klinischen Relevanz

Im Mai 2001 puplizierten Hrobjartsson und Gøtzsche vom Nordic Cochrane Center in Kopenhagen im New England Journal of Medicine den Artikel "Is the Placebo Powerless?". Herausragend an dieser Arbeit war, daß im großen Umfang Placebogruppen mit unbehandelten Gruppen verglichen wurden. Nach einer Vorauswahl wurden 114 Arbeiten aus den Jahren 1946 bis 1998 in die Analyse aufgenommen. Eingeschlossen wurden randomisierte, verblindete klinische Studien mit 40 unterschiedliche Störungen. Die Placebotherapien konnten pharmakologisch (z.B Laktose Tablette), physikalisch (z.B. vorgetäuschte transkutane elektrische Nervenstimulation) oder psychologisch (z.B. nondirektionale neutrale Unterhaltung) sein. Erfaßt wurden subjektive und objektive Zielkriterien, die entweder binären oder kontinuierlichen Charakter hatten. In 76 der 114 Studien war dies gleichzeitig das Zielkriterium der Studien. In 10 Studien war der Aufbau ein Cross Over Design, 7 hiervon wurden als Parallelstudien ausgewertet. Untersucht wurden 32 Studien mit binären Zielkriterien (3795 Patienten, Median 51 Patienten pro Studie), mit mehr als drei Studien für Seekrankheit, Raucherentwöhnung und Depression. Für kontinuierliche Zielkriterien gingen 82 Studien (4730 Patienten, Median 27 Patienten) ein, mit mehr als drei unabhängigen Studien für Schmerz, Übergewicht, Asthma, Bluthochdruck, Schlaflosigkeit und Angst. Sowohl bei binären als auch bei kontinuierlichen Variablen lag eine signifikante Heterogenität der Effekte im Vergleich der Studien vor.

Als Hauptergebnisse zeigt sich für die Studien mit binären Zielkriterien kein signifikanter Effekt in der Placebogruppe, weder bei subjektiven noch bei objektiven Kriterien. In Studien mit kontinuierlichen Zielkriterien zeigte sich ein insgesamt schwacher Effekt der Placebotherapien, signifikant bei subjektiven nicht aber bei objektiven Kriterien, im einzelnen nur zu verzeichnen in 27 Studien mit Schmerzbehandlung. Der Effekt war kleiner bei zunehmender Stichprobengröße. Den Autoren zufolge könnte dies auf einen Publikationsbias oder auf einen schlechteren methodischen Standard in den kleinen Studien zurückzuführen sein.

Hrobjartsson und Gøtzsche schließen aus der Studie, daß es wenig Hinweise auf relevante Placeboeffekte bei subjektiven und objektiven binären Kriterien gäbe und auch nicht für objektive kontinuierliche Kriterien. Signifikante Effekte seien zu finden bei kontinuierlichen subjektiven Kriterien und bei Schmerz. In Studien, in denen klar zu erkennen gewesen sei, wer behandelt wurde und wer nicht, in denen also keine zusätzliche Standardtherapie in allen Studienarmen verabreicht wurde, halten die Autoren Gefälligkeitsauskünfte in der Placebogruppe für möglich. Die Autoren beschränken ihre Ergebnisse in der Diskussion auf die untersuchten klinischen Bedingungen und Zielkriterien. Kriterien wie Wohlbefinden und Lebensqualität seien nicht involviert gewesen. Der Effekt von Placebos, nicht aber der mögliche Effekt der Arzt-Patienten-Beziehungen sei untersucht worden. Ein mögliche Konstellation von Diagnose, Art des Placebos und Zielkriterium sei denkbar, extensiv analysiert aber nicht gefunden worden. Die Möglichkeit einer solchen Subgruppe sei aber nicht auszuschließen. Insgesamt empfehlen die Autoren Placebogruppen in klinischen Studien um Störquellen unterschiedlichster Art auszuschließen. Außerhalb dieser Studien sei die Verwendung von Placebos nicht empfehlenswert.

Die Arbeit fand große Beachtung in Fach- und Tagespresse. Praktisch zeitgleich erschien ein Artikel in der New York Times. Dieser endet mit dem Statement *"that the findings call into question some mind-body beliefs. These are arguments that use the placebo effect to conclude that the mind can so profoundly affect the course of a disease that people should be able to harness this power and think themselves well".* (Kolata, New York Times 2001). Koalta nahm damit in ihrem Artikel eine Argumentationslinie auf, die vom Bailar (2001) in seinem einleitenden Editorial im NEJM angedeutet worden ist, der Angriff auf mind-body-Konzepte wird überdeutlich. Im deutschsprachigen Raum erschienen, deutlich verhaltener gehaltene, Artikel in der Tagespresse (SZ, NZZ, u. a).

In der Fachpresse meldeten sich gleichfalls eine Vielzahl von Autoren in unterschiedlichen Journals zu Wort (New England Journal of Medicine, Annals of Internal Medicine; Advances in Mind-Body Medicine; Übersicht bei Moerman & Jonas, 2002). Darunter waren eine Reihe prominenter Autoren, die sich bereits früher durch Publikation zur Problematik hervorgetan hatten. Neben genereller Zustimmung und Ablehnung, teilweise mit einiger Polemik vorgetragen, wurde auch Detailkritik geübt. Die intensivste Auseinandersetzung fand in Journal " Advances in Mind-Body Medicine" statt (Ader, 2001; Brody & Weismantel, 2001; Greene et al., 2001; Kirsch & Scoboria, 2001;Wickramasekera, 2001) mit ausführlicher Replik von Hrobjartsson und Gøtzsche (2001).

Die Detailkritik richtete sich auf Schwächen der Meta-Analyse als Methode, die Heterogenität der Placebo Implementierung, die Vielzahl der Diagnosen und auf die Definition der Kriterien. Die wesentliche Argumentationslinien waren damit im Ausgangsartikel von Hrobjartsson und Gøtzsche schon vorab dargestellt und in der Replik auch wiederholt worden.

Hrobjartsson und Gøtzsche halten ihre Schlußfolgerung aufrecht, daß es wenig Evidenz für bedeutsame Effekte von Placebointervention gäbe, beschränken dies jedoch auf die klinischen Hauptzielkriterien, auf klinische Relevanz sowie auf die untersuchten Placebointerventionen. Die Arzt-Patient-Beziehung wird explizit aus der Ergebnisinterpretation ausgeschlossen. Für denkbar halten sie einen Effekt auf subjektive oder andere (Neben-) Zielkriterien und ebenso in speziellen Subgruppen. Sie sehen jedoch die Beweislast bei denen, die bedeutsame Effekte von Placebointerventionen behaupten. Hierfür fordern sie rigoros durchgeführte systematische Forschung, ein "core belief" sei nicht ausreichend.

Etwas polemisch stimmen sie dem Vorwurf zu, die Mehrheit der Studien zum Placeboeffekt würde wesentliche Faktoren wie fehlende Kontrollgruppen, den natürlichen Verlauf und die Regression zur Mitte nicht berücksichtigen. "They imagine that 95% of the existing literature is worthless. We agree, although the percentage could be higher".

1.3.2 Prozeßstudien

Neben Wirksamkeitsstudien bieten Prozeßstudien einen Zugang zum Placebophänomen. Die Beschreibung von Faktoren, die den Placeboeffekt moderieren und determinieren tragen lassen diesen Effekt deutlicher erscheinen. Im Gegensatz zur Wirksamkeit, oder zur klinischen Relevanz, steht hier nicht die Existenzfrage im Vordergrund.

White, Turksy und Schwartz (1985, S. 442) listen in der Synthese ihrer Monographie tabellarisch die folgenden Determinanten der Placeboreaktion auf:

- Kultureller Kontext (Glaube)
- Umweltmilieu
- Instruktion (Suggestion)
- Vorbereitungscharakteristiken
- Arzt-Patient-Beziehung
- Patientenbedürfnisse
- Psychologischer Zustand
- Symptomschwere (Angst,Streß)
- Kognitive Schemata (Selbstschema)
- Selbstkontrolle
- Erwartungen (Wirksamkeit, Ausgang)
- Operantes Verhalten
- Symbolische Prozesse
- Imagination (Vorstellung)
- Verdeckte Übungen
- Emotionen
- ZNS- Einflüsse auf Physiologie (Immunsystem, Streßmechanismen, Endorphine).
- Klassisches Konditionieren
- Spontanveränderungen

White, Turksy und Schwartz betonen, daß es nicht einen einzigen Placeboeffekt gäbe mit nur einem Mechanismus und sehen in der Vielzahl der aufgelisteten Variablen und Konzepte eine Schwierigkeit für eine integrative Theorie. Sie sehen das Placeboparadigma als Spezialfall eines biopsychosozialen Effekts und favorisieren eine systemtheoretische Perspektive für Krankheit und Gesundheit. Die Auflistung dokumentiert die Vielfalt der involvierten Konzepte und Ansätze. Diese sind teilweise überlappend oder konkurrierend und einige entstammen völlig unterschiedlichen Erklärungsebenen und wissenschaftlichen Disziplinen oder Denktraditionen.

Für die Beschreibung des Phänomens hat Netter (1986) ein einfaches in Anlehnung an die Lerntheorie konzipiertes Modell vorgestellt, das eine Struktur zur Darstellung des Effekts anbietet.

Überblickschema (nach Netter, 1986, S.62)

Bedingungen	Attribute des Präparats, Farbe, Form, Größe, Anzahl, Geschmack Dosis, Dauer, Applikationsart, Art der Instruktion, Art des Präparats
Experimentelle Einflußfaktoren (Medikamente)	unterschiedliche Medikamente, Placebo
situative Einflußfaktoren	Behandlungsmilieu Merkmale des Therapeuten Einnahmebedingungen
Personen (-gruppen)	Persönlichkeitsvariablen, Vorerfahrungen, Erwartungen und Einsstellungen
Reaktionen	Symptomveränderungen Zu- und Abnahme von emotionalen, kognitiven und Leistungsvariablen
Meßmethoden	Meßmethoden z.B. Beobachtung, Messung, Selbstbeurteilung
Zeitpunkte	Meßzeitpunkte

In Anlehnung an dieses Schema werden im folgenden einige der Faktoren und Determinanten dargestellt, von denen ein Einfluß auf den Placeboeffekt beschrieben wird.

1.3.2.1   Attribute des Präparats

Der Einfluß der bloßen Beschaffenheit des Verums auf den Placeboeffekt wurde schon früh untersucht. Die implizite Annahme hierbei war, daß Patienten beim Gebrauch von Medikamenten von bestimmten, sinnlich wahrgenommenen Qualitäten auf mögliche Wirkungen schließen und daß diese Schlüsse, seien sie nun bewußt oder unbewußt, inferenziell oder attributiv vollzogen, ihrerseits wiederum bestimmte Auswirkungen auf die tatsächlichen Effekte haben können (Schonauer, 1999). Am häufigsten wurde der Einfluß der Farbe beschrieben und zitiert. Eine Übersicht geben de Craen, Roos, de Fries und Kleijnen (1996). Übereinstimmend wird darin von vier Studien berichtet nach denen Rot, Gelb und Orange eher stimulierend, Grün und Blau eher beruhigend sein sollen. Diese

Studien erfaßten jedoch lediglich die Anmutung, das heißt den ersten Teil der eingangs erwähnten Annahme, sie erfaßten die Meinung dieser Personen zur vermutlichen Wirkung des Medikaments. Studien, in denen Wirkungen experimentell oder an Patienten erfaßt wurden, sind eher selten. Erwähnt sei eine Studie von Blackwell et al. (1972) in der 100 Medizinstudenten der Placeboeffekt veranschaulicht wurde. Den Studenten wurde blaue oder pinkfarbene Placebos mit der Instruktion verabreicht das psychische und physische Effekte auftreten könnten. Bei 56 Studenten wurden psychische Effekte beobachtet, wobei die blauen Kapseln eher sedierend wirkten und die pinkfarbenen eher stimulierend. De Craen et al. referieren eine randomisiert Cross-Over-Studie (Luchelli, Cattaneo & Zattoni, 1978) an 96 Patienten, in der bei blauen im Vergleich zu orangenen (Placebo) Kapseln signifikant kürzere Einschlafzeiten und längere Durchschlafzeiten berichtet wurden.

Ein anderer Ansatz ist bei Schonauer und Klar (1999) zu finden. Sie ermittelten Farbgebungen von 2871 deutschen Oralmedikamenten und verglichen deren Farbverteilungen in verschiedenen therapeutischen Gruppen. Sie fanden dabei eine Häufung der Farbe Rot bei Bluterkrankungen und der Farbe Blau bei Atemwegserkrankungen. Sie vermuten hier diskrete Vorzeichen eine Konventionalisierung. Derartige Zuordnungen finden sich bereits in der frühen Literatur, etwa die Empfehlung als Abführmittel verordnete Placebos sollten möglichst braun sein (Kissel & Barrucand 1964, zit. n. Schonauer 1999).

Die Untersuchung des Einflusses der Farbe erscheint durchaus bemerkenswert, sowohl Schonauer, als auch de Craen et.al. konstatierten jedoch noch einen Forschungsbedarf. Interessant wäre die Beschreibung der Wirkmechanismen und der zugrundenliegenden semiotischen Prozesse und Kodierungen, dies reicht jedoch weit über die Placeboproblematik hinaus (z.B. Marketing, Küthe & Venn 1995). Die Ergebnisse deuten jedoch zumindest an, daß semiotische Prozesse beteiligt sind. Dem Produktmerkmal Farbe wird Bedeutung zugewiesen. Offen ist, in welchem Ausmaß hier Schemata über Wirkungsvermutungen, wie etwa "Rot gleich aktivierend" oder eine Relation zwischen Medikament und Indikationsbereich ("Blau wie die Luft") zugrunde liegen.

Neben Ergebnissen zum Einfluß Farbe der Präparate wurden vereinzelt weitere Produktmerkmale und Applikationsformen als bedeutsam beschrieben. Zusammengefaßt (Gauler & Weihrauch 1997, S. 26) wird die Ansicht geteilt, daß die Wirksamkeit in folgender Rangreihe abnimmt: Injektion, Dragees, Tabletten, Suppositorien.

Die unterschiedliche Wirksamkeit von Injektionen und Pillen wurde unlängst bestätigt. De Craen, Tijssen , de Gans und Kleijnen (2000) berichten aus einer Metaanalyse über 22 Studien und 1727 Migräne Patienten Unterschiede in Abhängigkeit von der Verabreichungsform eine Medikaments (Pille oder Injektion). Bei Patienten, denen das Migränemittel als Pille gegeben wurde, trat bei 25.7% völlige oder weitgehende Schmerzfreiheit ein, während es bei der Verabreichung als Spritze 32.4% waren. In derselben Analyse fanden sich noch signifikante Unterschiede zwischen der Verabreichung zuhause (27%) und im Hospital (32.1%).

1.3.2.2 Arzt-Patient-Beziehung

Die Person des Arztes und sein Auftreten, Verhalten und die Information die er übermittelt sind oft als maßgebliche Einflußfaktoren ("Droge Arzt") vermutet oder beschrieben worden (Balint 1957; Benson & Epstein 1975; Jospe 1978; Kuschinsky 1975, Liberman 1962, Schindel 1967). Dem freundlichen, entschieden und kompetent erscheinenden Arzt werden bessere Therapieerfolge zugeschrieben als seinem unsicheren, launischen und abweisenden Kollegen. Neben dem persönlichen Auftreten sind die Einstellung des Arztes zum Medikament sowie sein Interesse am Patienten wesentliche Elemente. Der Arzt mobilisiert beim Patienten Hoffnung und Vertrauen. In der Stellungnahme der Bundesärztekammer (1993) zu den besonderen Therapieverfahren findet das Arzt-Patient-Verhältnis eigens Erwähnung im Zusammenhang mit der Homöopathie und dem Placeboverdacht. Von homöopathisch arbeitenden Ärzten wird für Anamnese viel Zeit aufgebracht. Shapiro (1964) und andere Autoren (Spiro 1986, Thomas 1994) sprechen im Zusammenhang mit dem Arzt-Patient-Verhältnis von "Iatroplacebogenics".
Diese, teilweise theoretisch formulierten, Annahmen erhalten Unterstützung von einigen neueren Reviews (Crowe et al. 1999; Di Blasi, Harkness, Ernst, Georgiou & Kleijnen 2001; Turner, Deyo, Loeser, von Korff & Fordyce 1994).
Di Blasi et. al berichten u. a. davon, daß Allgemeinärzte, die eine warme und freundliche Beziehung zu ihren Patienten unterhalten und ihnen Hoffnung vermitteln, bessere Ergebnisse erzielen als ihre unbeteiligt unsicher wirkenden Kollegen. Ähnliches berichten Turner et. al. von Schmerzpatienten. Wichtig scheint unter anderem die Vermittlung von Hoffnung und das Wecken von Erwartungen zu sein.
In derartigen Untersuchungen zur Arzt-Patient Beziehung wird oft die Gesamtheit der interpersonellen Beziehung und Einflüsse von Merkmalen des Patienten,

des Arztes und des Settings einbezogen und als Kontext bezeichnet. Hrobjartsson (2002) verweist darauf, daß sich daraus spätestens dann konzeptuelle und definitorische Probleme ergeben, wenn die Arzt-Patienten-Interaktion mit einbezogen und mit dem Placeboeffekt gleichgesetzt wird. Offenkundig wird dies in der Psychotherapie, bei der Interventionseffekte kaum von Kontexteffekten zu trennen seien.

1.3.2.3 Personenmerkmale

In der Frühphase der Placeboforschung (50iger Jahre) wurden einige Anstrengungen unternommen den Personen die auf Placebos reagieren zu identifizieren und gegebenenfalls aus Studien auszuschließen. Hintergrund war die Annahme, daß ein zu hoher Anteil von Placeboreaktoren einen Subtanzunterschied verschleiern könnte (Haas et. al. , 1959, S.351), während die Aussonderung der Placeboreaktoren die Diskrimination verbessern würde (Beecher, Keats, Mosteller & Lasagna, 1953). In einer gewissen Konsequenz wurde zunächst untersucht, ob die Reaktion bei mehrmaliger Vorgabe eine Konstanz zeigt und ob die Verteilung der Reaktionsrate auf einen Reaktortyp schließen lassen.

Jellinek (1946) schloß auf der Grundlage seiner Untersuchung an 121 Kopfschmerzpatienten auf einen "Placebo Reactor". Bei fünfmaliger Verabreichung reagierten 49 in mindestens 4 der 5 Situation mit einer Schmerzreduktion, 53 konstant nicht und nur 19 mit schwankenden Angaben. In weiteren Arbeiten zur Reaktionskonstanz wurde die Reaktor Annahme enweder bestätigt (Joyce 1957) oder aber in Frage gestellt (Batterman, 1957; Wolf, 1959; Wolf, Döring, Clark & Hagans, 1957; Liberman, 1964). Liberman berichtet zwar von einem ähnlichen Prozentsatz (38% - 40%) von Placeboanalgesie bei Schwangeren über drei verschienene Schmerzsituation hinweg, dabei erwiesen sich jedoch jeweils andere Frauen als Reaktoren. Gravenstein (1957) nimmt ein Normalverteilungsmodell der Placeboreaktion an, d.h. wenige Personen reagieren konsistent immer oder nie. Die Ergebnisse zur Reproduzierbarkeit der Placeboreaktion waren soweit recht inkohärent.

Neben formalen Untersuchungen wurden Zusammenhänge der Placeboreaktivität zu weitgefaßten Personenmerkmalen untersucht. Zu den soziodemographischen Merkmalen Geschlecht, Alter, Rasse liegen inkonsistente Ergebnisse vor, desgleichen zu Intelligenz. In frühen Untersuchungen wurde nachdrücklich über die Bedeutung der Personenmerkmale Suggestibilität und Hypnotisierbarkeit als dispositionelle Eigenschaften diskutiert (u.a. Beecher 1968, Evans 1977, auch

1989). Suggestibilität wurde dabei als naheliegendes Konstrukt angesehen, die Ergebnisse zeigten jedoch keinen klaren Zusammenhang.

Jospe (1979) kommt nach einer Übersicht von nahezu 50 Publikationen zum Problem des Placebo Reaktors, zu dem Ergebnis, daß die Befunde hinsichtlich soziodemographischer Daten wie auch Persönlichkeitsvariablen wenig konsistent und kaum zu integrieren seien. Es sei dabei unerheblich, ob es sich bei der jeweils untersuchten Stichprobe um gesunde Versuchspersonen oder um kranke Patienten handle. Andere Autoren vermuten jedoch eine Zusammenhang von Placeboreaktivität mit "Neurotizismus" , "Ängstlichkeit" und "Extraversion" (Blanz, 1987; Gallimore & Turner, 1977), Erwähnung findet auch Akquieszenz.

Die Annahmen zu Neurotizismus als Prädiktor werden von Netter (1977) sowie Janke (1986) mit Einschränkungen bestätigt. Netter weist auf die Bedeutung möglicher Interaktionen zwischen Persönlichkeitseigenschaften und anderen Variablen hin, die Reaktion in einer Situation kann abhängig sein von einem Zusammenwirken des Gehalts dieser Situation und der Persönlichkeitseigenschaft. Vergleichbar äußert sich Frank (1982) hinsichtlich unterschiedlicher Reaktionen auf stimulierende oder dämpfende Bedingungen in Abhängigkeit von den Persönlichkeitsmerkmale Neurotizismus und Extraversion.

Janke (1986) nimmt funktionsspezifische und methodenspezifische Placeboreaktionen an, d.h. es müssen mehrere Kriterien erfaßt werden. Er unterscheidet zwischen allgemeinen vs. spezifischen und langfristigen vs. kurzfristigen Eigenschaften als Prädiktoren. Zu den allgemeinen Prädiktoren zählt er Neurotizismus, zu den spezifischen Prädiktoren Suggestibilität. Ein besonders wichtiges langfristiges Merkmal sei die Verbrauchshäufigkeit alle Psychopharmakaklassen sowie von Vitaminen und Genußmitteln. Weiter seien aktuelle situations- und präparatsbezogenen Einstellungen von Bedeutung. In seinen Untersuchungen konnte Janke einen Zusammenhang zwischen einem Set von Prädiktoren und einzelnen Kriterien unter Stimulansinstruktion nachweisen. Neurotizismus erwies sich hierbei als konsistentester Prädiktor. Janke belegte eine intraindividuelle Konsistenz der Reaktivität über einen Testzeitraum von drei Tagen hinweg. Dabei schätzt er selbst seine Ergebnisse als nicht sehr beeindruckend ein, wertet dies jedoch Sonderfall, Vergleichbares seien auch beim Verum zu verzeichnen. Unter bestimmten Bedingungen sei eine Vorhersagbarkeit der Placeboreaktion möglich, die Reaktivität stelle ein komplexes Verhaltensmerkmal dar und nicht ein eigenschaftstheoretisch faßbares Personenmerkmal. Ob es sich um konsistente Vorhersagen handle, sei noch offen.

Diese Fragestellung stellt als Zusammenhangshypothese relativ hohe methodische Anforderungen an die Reliabilität und Validität der Erhebung und Instrumente (Janke 1986, Price 2000). Die individuelle Placeboreaktivität muß bestimmt werden und abgegrenzt gegen mögliche störende Einflüsse, wie Spontanremissionen. Valide Persönlichkeitsdimensionen müssen verwendet werden. Dies könnte ein Grund für die relativ schwachen referierten Zusammenhänge sein. Eine Alternativerklärung wäre natürlich darin zu suchen, daß die Placeboreaktivität ein ubiquitäres Phänomen ist.

1.3.2.4   Situative Faktoren: Streß und Ängstlichkeit

Ein Abhängigkeit der Reaktion auf ein Placebo im Sinne das "die Medizin dann am besten wirkt, wenn die Not am stärksten ist" (Gauler & Weirauch 1997) wird von Beecher (1960) geschildert. Bei Patienten mit postoperativen Wundschmerzen zeigte ein Placebo die stärkste Wirkung bei der ersten von vier Verabreichungen. Es wird angenommen, daß hier auch der Schmerz am größten war. Beecher formuliert, daß die "Reaktionskomponente des Leidens" ein Ansatzpunkt der Placebowirkung sei. Evans (1985, S. 220) beschreibt eine höhere Placebowirksamkeit bei höherer situativer Angst. Brody (2002, S. 58) erwähnt gleichfalls ein höhere Wahrscheinlichkeit für eine positive Placeboreaktion bei höherer Ängstlichkeit. Derartige Annahmen sind implizit in diversen Äußerungen enthalten in denen Krankheit als eine "Form des Streß" (Binz 1977, S. 102) gesehen wird.

In einer Fortführung des Gedankens, daß Streß und Ängstlichkeit den Placeboeffekt begünstigen, wird dann von einigen Autoren angenommen, daß die Placeboreaktion auf eine Angstreduktion zurückzuführen sei (Evans 1985, S. 221). Eine Beteiligung der Streß-Entspannungs-Reaktion am Placeboeffekt, als eine von mehreren möglichen Reaktion, hält auch Brody (2002, S. 151) für wahrscheinlich.

1.3.2.5   Kriterien und Sensitivität der Kriterien

Die Abhängigkeit des Placeboeffekts von der Erhebungsmethode gab im Bereich der subjektiven Einstufungen Anlaß zu Kritik (vgl. Kap 1.2.2). Kritisiert wurde insbesondere die Artefaktanfälligkeit der Direktbefragung. Neben der Artefaktanfälligkeit wurden unterschiedliche Kriterien und Funktionsbereiche aber auch als unterschiedlich sensitiv gegenüber Placebos beschrieben. Die Annahme dabei ist, daß Reaktionen auf ein Placebo sich in unterschiedlichen Funktionssystemen unterschiedlich deutlichen zeigen.

Nach Netter (1986, S. 65) darf es als allgemeingültig angesehen werden, "daß subjektive Skalierungen am empfindlichsten, kognitive und motorische Leistungen dagegen weniger von Placebos beeinflußbar sind, während physiologische Änderungen des autonomen Nervensystems eine mittlere Position einnehmen". Janke (1986) äußert sich entsprechend. Innerhalb der subjektiven Daten seien speziell auf der Dimension Sedation-Stimulation Änderungen zu erfassen. Bei Patienten sprechen die Verbesserung der Krankheitsymptome oder Schmerzen am leichtesten an.

Innerhalb der Physiologie sieht Netter eine absteigende Empfindlichkeit von Parametern, die direkt oder indirekt mit dem autonomen Nervensystem zusammenhängen, zu zentralnervöse Maßen. Ganz unten in der Rangreihe der Beeinflußbarkeit stehen die klinisch-chemischen Parameter. Änderungen der Herzfrequenz sind nach Netter im Vergleich häufiger zu beobachten als Veränderungen von Lipoproteinen.

Ross und Buckalew erstellten 1983 eine repräsentative Übersicht von über 70 Variablen und integrierten dabei auch eine frühere Arbeit von Lehman und Knight (1960). Für subjektive affektive Maße beschreiben sie gleichfalls die Wahrnehmung von Entspannung und Aktivierung als am leichtesten beeinflußbar. Auf der physiologischen Ebene seien die Herzfrequenz, der Blutdruck und Schmerzen manipulierbar. Die absteigende Manipulierbarkeit vom autonomen zum zentralen Nervensystem wird von Ross und Buckalew ähnlich gesehen wie von Netter. Innerhalb der psychomotorischen Fähigkeiten erscheint die Reaktionszeit als sensitiv gegenüber Placebos, während komplexere Leistungen sich weniger verändern. Ross und Buckalew räumen hier jedoch ein, daß weiterreichende Aussagen aufgrund der geringen Vergleichbarkeit der Studien hinsichtlich Terminologie, Durchführung- und Erhebungsmethodik schwierig seien. Der Hinweis erscheint hier notwendig, daß dies für die gesamte Gegenüberstellung gilt. Die hier dargestellte Einschätzung der Placeboempfindlichkeit beruht auf der Zusammenstellung unterschiedlicher Studien, denn nicht alle Kriterien wurden an ein und derselben Stichprobe erhoben.

1.3.3 Wirkungsmechanismen des Placeboeffekts

Eine Reihe von Theorien und Modellen sind entwickelt oder übertragen worden, um den Placeboeffekt in seiner Entstehung und seiner Vermittlung näher zu präzisieren. Diese Modelle setzen auf psychischer und physiologischer Ebene an. Teilweise werden dabei Relationen zwischen den Ebenen formuliert. Da derartige Zusammenhänge interessanter sind, bei angenommenen Zusammenhängen, sind affirmative Positionen naturgemäß deutlicher ausformuliert.

1.3.3.1 Psychologische Wirkungsmechanismen

Der Placeboeffekt wird in der aktuellen Diskussion in den genuin psychologischen Modellen der Erwartung und der Konditionierung abgehandelt. Brody und Brody (2000) fügen diesen beiden Modellen noch eine Theorie der Bedeutung hinzu.

Die Erwartung als vermittelnder Mechanismus wird dabei unterschiedlich prägnant ausformuliert. In den meisten Übersichtsartikeln wird Erwartung als maßgebliches Element für die Placeboreaktion genannt (u.a. Walach & Sadaghiani 2002). Die Erwartung wiederum wird von den gesamten Kontextvariablen beeinflußt (Blanz, 1993). Bereits Frank (1981, S. 196) hebt die Fähigkeit des Arztes hervor, dem Patienten "Erwartungsvertrauen" einzuflößen und greift seinerseits auf Freud und die von "Hoffnung und Glauben getönte Kraft" zurück. Lundh (1987) verwendet in seinem kognitiv-emotionalen Modell den Begriff "belief" in ähnlicher Weise ("This treatment will cure me"). In diesem Modell nehmen Personen Anzeichen eine Erkrankung wahr, interpretieren sie und reagieren emotional auf diese Interpretation. Eine Placeboapplikation führt über den Glauben an die Behandlung zu einer selektiven Aufmerksamkeit gegenüber Anzeichen der Besserung. Zeichen der Besserung des Krankheitszustandes werden dann auf die Therapie attribuiert, dies verstärkt im Sinne einer positiven Rückkoppelung den Glauben an die Therapie. Lundh (1987, S. 128) nimmt an, daß ein Placebo zu emotionalen Reaktionen führt ("hope, calm, etc.") und damit Kognitionen entgegenwirkt, die zu Angst und Depressivität führen. Und weiter: "if anxiety and depression tend to affect a person's physical health, placebo beliefs may be expected to have a positive effect on physical health." Der Gedanke der (Fehl-) Attribution ist von mehreren Autoren aufgegriffen und dargestellt worden (Übersichten bei Blanz, 1993; Ross & Olson, 1981).

Während in den bislang dargestellten Modellen und Theorien der Gedanke von Fehlwahrnehmungen und Fehlattributionen mit enthalten war, formuliert Kirsch dies in seinem Ansatz mit anderer Akzentuierung

Kirsch (1999) hat den Aspekt der Reaktionserwartung beim Placeboeffekt, und bei diversen anderen Phänomen, in den Vordergrund gestellt. Reaktionserwartungen sind Antizipationen eigener automatischer Reaktionen auf bestimmte Situationen oder bestimmtes Verhalten hin. Die Erwartungen führen zu temporären Wahrnehmungs-Sets. Dies führt zu Fehlwahrnehmungen, insbesondere bei mehrdeutigen Stimuli. Innere Zustände sind, nach Kirsch, besonders mehrdeutig. Aus diesem Grund sind sie anfällig für langandauernde Erwartungseffekte. Bei der Introspektion fallen die Wahrnehmung und das Wahrgenommen zusammen. Wird also die Wahrnehmung verändert, so wird auch das Wahrgenommene verändert. Nach Kirsch sind Reaktionserwartungen also selbstbestätigend. Wenn man davon ausgehe, daß es ein physiologisches Substrat für jeden Erfahrungszustand gäbe, dann sei eine Änderung der Perzeption immer auch eine Änderung in der Physiologie. "For that reason, expectancy-induced changes in experience are always accompanied by at least some physiological changes." (Kirsch 1999, S. 7). Dies ist eine relativ deutliches Statement. Im Hinblick auf die Placeboanalgesie formulieren Cardena und Kirsch (2000, S.18): "Taken together, these data leave little room for doubt about the ability of placebo-induced expectancies to alter physiology in clinically significant ways. The question should no longer be whether these effects occur, but rather how they occur" (dies ist eines der vier von acht Statements aus Kap. 1.1.3.3 in dem ein mind-body Zusammenhang angenommen wurde, vgl. auch Kap. Leib-Seele-Problem).

Kirsch (1999, S.4; Montgomery & Kirsch) vertreten denn auch die Ansicht, daß Erwartungen bei klassischen und operanten Konditionierungen vermittelnd beteiligt sind. Ähnliches referieren Schönpflug und Schönpflug (1997, S. 350) von den kognitivistischen Autoren und deren Kritik an Experimenten zur Konditionierung: "Eine Verbindung zwischen Reizen und Reaktionen kann nur als Sinnzusammenhang gestiftet sein; die Auslösung eines Reizes beruhe auf einer aus dem Sinnzusammenhang abgeleiteten Erwartung".

Modelle aus der Lerntheorie werden, ähnlich wie Modelle zur Erwartung, in eher allgemeiner Form und in präziserer Form vertreten. Im Allgemeinen wird konstatiert, daß frühere Erfahrungen eine Rolle spielen. Zwei Autoren haben sich des öfteren speziell zur Konditionierung geäußert: Wickramasekera (u.a. 1985, 2000) und Ader (u.a. 1985, 2000).

In einem strengen Modell der klassischen Konditionierung löst ein ursprünglich neutraler Reiz (S) durch mehrmalige zeitliche Kopplung mit dem unkonditionierten Reiz (UCS) dieselbe Reaktion (UCR) aus, wie der UCS. Der ursprünglich neutrale Reiz ist dann zum konditionierten Stimulus für eine konditionierte Reaktion (CR) geworden. Ursprünglich neutrale Reize, wie das Behandlungsprocedere, ein Arzt eine Spritze oder eine Pille, können nun den Medikamenteneffekt auslösen.

Die Stärke des Modells liegt darin, daß konditionierte physische Reaktionen bekannt sind. Eine Schwäche liegt in der Erklärung von Effekten bei Personen ohne Vorerfahrung. Diese Schwäche sehen sowohl Wickramasekera als auch Ader. Wickramasekera (2000, S.211) greift zur Erklärung zurück auf "implicit (unconscious) and explicit (conscious) psychophysiological memories of actual prior healing experiences in childhood or adolescence".

Ader führt als Beleg Placeboeffekte in Cross-Over-Designs an. In derartigen Studien würde sich bei Patienten, denen zuerst eine Medikament und dann ein Placebo verabreicht werde, eine residualer Medikamenteneffekt zeigen. Dieser Placeboeffekt könne als Lernvorgang beschrieben werden. Damit knüpft Ader an seine einflußreiche Forschung auf dem Gebiet der Psychoneuroimmunologie an. Ader war es in den 70er Jahren gelungen einen Nachweis der Konditionierbarkeit des Immunsystems bei Ratten zu erbringen. In den 80er Jahren wurde dieser Nachweis auch für den Menschen erbracht (u.a. Buske-Kirschbaum, 1995). Ader ist maßgeblich in der Begründung der "Psychoneuroimmunologie" und transferiert hier in Teilen sein Modell auf den Placeboeffekt.

Brody und Brody (2002) führen als dritten Wirkmechanismus die Bedeutung ("meaning perspective") an. Sie illustrieren dies (2002, S. 115) am Beispiel schwer verwundeter Infanteristen. Obwohl schwer verletzt, hätten diese weniger gelitten, als Zivilisten in vergleichbaren Situationen. "But one may not be suffering very much and the other may be suffering terribly. The difference is the story that each person constructs around the pain". Ein positiver Placeboeffekt wäre wahrscheinlicher, wenn sich die Bedeutung verändert, die die Krankheitserfahrung für den Patienten hat. Diese Veränderung ist dann wahrscheinlich, wenn man dem Patienten eine verständliche und einleuchtende Erklärung für die Krankheit gibt, wenn der Betroffene wahrnimmt, daß seine Umgebung Anteilnahme und Sorge bekundet und wenn drittens der Betroffene ein gestärktes Gefühl hat, die Situation zu meistern und die Krankheit oder ihre Symptome besser zu kontrollieren.

Dieser universelle Mechanismus ließe sich so in vielen Beschreibungen zum heilenden Ritual und seinen Wirkmechanismen aufzeigen. Brody (2000) nimmt positive Placeboeffekte auf die körperliche Gesundheit an, ist hier jedoch weniger direkt in seinen Formulierungen. Den vielsagenden Begriff der "inneren Apotheke" sieht er als Metapher (Brody & Brody, 2002, S. 67).

1.3.3.2 Physiologische Wirkungsmechanismen

Die Vermittlung der Placebowirkung durch physiologische Mechanismen ist am umfassendsten für den Bereich Schmerz beschrieben worden. Der Grundgedanke dabei ist, daß eine Placeboanalgesie durch die Aktivierung endorphinerger Systeme eintritt. Diese Annahme basiert auf Experimenten, in denen die analgetische Wirkung des Placebos durch den Opiatantagonisten Naloxon aufgehoben wurde.

Der wissenschaftliche Hintergrund hierfür ist die Entdeckung von speziellen Opiatrezeptoren im Gehirn im Jahr 1973, der Nachweis der Endorphine im menschlichen Organismus (Herz, 1982) und die sich anschließende Forschung. Endorphine sind endogene opiatartig wirksame Peptide, die eine Analgesie verursachen und die Schmerzwahrnehmung reduzieren. Die Gabe von Naloxon hebt ihre Wirkung auf (Birbaumer & Schmidt 1999, S. 87, S.355). Opiatrezeptoren finden sich im ZNS vor allem im limbischen System, in der Medualla oblongata und im Rückenmarkhinterhorn (Brune, 2001).

Die Annahme einer Placeboanalgesie durch die Aktivierung endorphinerger Systeme nahm 1978 in dem klassischen Experiment von Levine, Gordon und Fields (1978) ihren Ursprung. Im Experiment erhielten 23 Patienten zwei Stunden nach der Extraktion eines Weisheitszahns ein Placebo. Eine Stunde später wurde Naloxon (20 mg) verabreicht. Für die Analyse wurde, definiert nach der Placebowirksamkeit, die Gruppen der non-responder mit der Gruppe der responder verglichen. In der responder Gruppe stieg der Schmerz signifikant stärker an. Die Autoren zogen hieraus die Schlußfolgerung, daß diese Ergebnisse "are consistent with the hypothesis that endorphin release mediates placebo analgesia for dental postoperative pain" (Levine, Gordon & Fields, 1978, S. 654). Diese Studie hatte großen und überdauernden Einfluß und verhalf dem Placebo zu einer "instant respectability in 20th century terms" (Wall, 1993, S. 197), d.h. dem Placebo wurde nun eine gewisse Seriosität zugebilligt.

In der Folge kamen jedoch neue Fragen auf und auch Kritik am Ausgangsexperiment. Der erste Kritikpunkt bezog sich darauf, daß der Schmerz nach einer Zahnextraktion keinen konstanten Verlauf hat, sondern Schwankungen unterliegt, die für die Ergebnisse verantwortlich sein könnten. Als zweites stellte sich heraus, daß die Wirkung von Naloxon dosisabhängig ist und unter Umständen zu einer Hyperalgesie führen kann (Levine, Gordon & Fields 1979). Gracely, Wolksee, Deeter und Dubner (1982) fanden dann, ebenfalls bei postoperativen Schmerzen, daß Naloxon zwar ein Schmerzmittel blockiert aber nicht das Placebo. Grevert und Goldstein (1983) beschreiben dagegen wieder eine hemmende

Wirkung von Naloxon auf den Placeboeffekt bei experimenteller ischämischer Schmerzinduktion. Dieselben Autoren (1985) fassen die bis dahin erfolgte Forschung zusammen und kommen zu der Schlußfolgerung, daß es einige experimentelle Evidenz für die vermittelnde Rolle von endogenen Opioiden bei der Analgesie gäbe, weitere sorgfältig kontrollierte Studien jedoch notwendig seien. Diese Beurteilung wird acht Jahre später von Wall (1993) noch geteilt.

In einer jüngeren Metaanalyse wurden von der holländischen Arbeitsgruppe ter Riet, de Craen, de Boer und Kessels (1998) sechs Studien einbezogen, drei Studien mit postoperativem Schmerz, drei mit experimentellem Schmerz. Der experimentelle Studienaufbau umfasste jeweils die verdeckte intravenöse Injektion von Naloxon nach vorausgehender Placeboverabreichung. In den Studien waren Kontrollgruppen enthalten. Die Fallzahlen lagen zwischen 12 und 107 (MW=50). Den eingehenden Studien wurde eine hohe methodische Qualität bescheinigt. In fünf der sechs Studien zeigte sich dabei ein signifikanter Effekt des Naloxons auf die Analgesie. Die Autoren ziehen hieraus den Schluß "that placebo analgesia may exist and that endogenious opioids play a role in the mechanism".

In dieser Metaanalyse waren zwei Arbeiten einer italienischen Arbeitsgruppe enthalten (Benedetti, Amanzio & Maggi, 1995; Benedetti, 1996), in der anstatt des Antagonisten Naloxon, Proglumid als indirekter Endorphinsynergist verwendet wurde. Dabei zeigte sich erwartungsgemäß eine Verstärkung des Placeboeffekts.

Aus dieser Arbeitsgruppe kamen weitere Arbeiten mit ausdifferenzierten Fragestellungen und komplexen Designs. Es wurde unterschieden nach spezifischen Subsystemen der Analgesie, von denen eines durch Erwartungen und das andere durch Konditionierung aktiviert wird (Amanzio & Benedetti, 1999). Dabei lösten Erwartungen den Mechanismus Placeboanalgesie via endogener Opioide aus, während ein nonopioider Wirkmechanismus der durch Konditionierung vermittelten Schmerzreduktion zugrunde liegt.

Der Annahme eines opioiden Wirkmechanismus' in der Placeboanalgesie wird weiter gestützt durch eine Arbeit von Petrovic, Kalso, Petersson und Ingvar (2002; auch Petrovic & Ingvar, 2002). Mit dem Verfahren der Positronen-Emissions-Tomographie (PET) wurden Gemeinsamkeiten zwischen einer Opioidanalgesie und einer Placeboanalgesie beobachtet. Die Autoren schließen daraus auf eine gemeinsames neuronales Netzwerk. Die Rolle des cingulären Cortex bei der emotionalen Schmerzwahrnehmung wird auch von Roth (2001) beschrieben.

Eine Rolle des Dopamins beim Placeboeffekt wird von de la Fuente-Fernandez und Stoessel (2002) angenommen. Sie stützen dies auf PET Registrierungen an Parkinsonpatienten nach einer Placeboapplikation. Sie vermuten, daß der Placeboeffekt dabei mit einem Belohnungsmechanismus verknüpft ist. Die Erwartung einer Belohnung (z.b. ein klinischer Nutzen) sei relevant für den Effekt. Dieses Erwartungsmodell wird in einem Leserbrief von Ramsay und Woods (2001) als zu einfach kritisiert. Sie verweisen auch auf die extensive Medikamentenerfahrung der Patienten und auf mögliche konditionierte Reaktionen. Die charakteristische Rolle des Neuromodulators Dopamin bei der Registrierung und Verarbeitung natürlicher Belohnungsereignisse ist als Zusammenhang bekannt (Roth 2001).

Die Rolle einer allgemeinen Streßreaktion wird mit Zusammenhang zur Placeboreaktion öfters erwähnt. Eine positive Korrelation zwischen dem ACTH-Plasmaspiegel als Streßindikator und Endorphinen verweist darauf (Guillemin, Vargo & Ross, 1977), daß Streß die Aktivierung endorphiner Bahnen beeinflussen kann. Bereits in frühen Arbeiten (Beecher, 1984) wurde eine allgemeine Streßreduktion zur Placeboreaktion in Beziehung gesetzt. In ähnlicher Form wurde eine Reduzierung der Ängstlichkeit (Evans, 1985) als vermittelndes Element der Placeboreaktion gesehen.

Insgesamt sind physiologische Wirkungsmechanismen bei der Placeboreaktion am besten bei Schmerz beschrieben. Schmerz ist gleichzeitig das Symptom, für das der Placeboeffekt am häufigsten beschrieben wurde. Für die Placeboanalgesie durch die Aktivierung endorphinerger Systeme gibt es empirische Evidenz, die in der allgemeinen Beurteilung zumindest für möglich, wenn nicht für wahrscheinlich angesehen wird. Dieser Wirkmechanismus stellt jedoch ein Mechanismus unter mehreren dar. Dies wird auch von den Autoren der Originalarbeiten so gesehen (Amanzino & Benedetti, 1999). Neben opioiden Mechanismen, die durch Erwartungen vermittelt werden, werden nonopioide Mechanismen angenommen, die über Konditionierung aktiviert werden. In der Hirnforschung wird mit Hilfe moderner Verfahren, wie der Positronen-Emissions-Tomographie (PET), ein Transfer bekannter Modelle auf das Placebophänomen geleistet.

1.4   Placeboproblem im erweiterten Kontext

1.4.1   Das Leib-Seele-Problem

Im Placeboproblem ist mit einem formulierten Wechselverhältnis von Psychischem und Körperlichem das Leib-Seele-Problem angedeutet. Es wird gefragt nach dem Verhältnis von mentalen zu körperlichen Konstrukten, Prozessen und

Ereignissen. In der Philosophie hat diese Frage eine lange Tradition. Die Extrempositionen bewegen sich zwischen "kategorial unterschiedlich" und "unabhängig voneinander" in einer streng dualistischen Formulierung und "völliger Einheit" als eine monistische Konzeption.

Bei dualistischen Positionen stellt sich die Frage nach den Wirkrelationen der beiden Bereiche zueinander. Eine breite Spanne an Auffassungen wurde hier bezogen von keinerlei gegenseitiger Beeinflussung (Autonomismus), über Einfluß des Psychischen auf das Körperliche aber nicht umgekehrt (Animismus). Die umgekehrte einsinnige Kausalrelation des Körperlichen auf das Psychische ist im Epiphänomenalismus beschrieben. Körperliche Prozesse sind hier untereinander kausal verknüpft, das Psychische ist eine Begleiterscheinung. Wechselseitige Beeinflussungsmöglichkeiten werden schließlich im Interaktionismus angenommen.

Die monistischen Konzeptionen gehen von einem Gemeinsamen aus. In der extremen Position des Idealismus ist alles psychisch, in der Doppelaspekt-Lehre stellen Psychisches und Physisches Manifestationen einer dritten unbekannten Entität dar und haben damit denselben Bezugspunkt. In weiteren materialistischen Konzeptionen kommt der physischen Ebene die Priorität zu. Diese Konzepte sind auch unter dem Einfluß neuerer Erkenntnisse aus den Kognitionswissenschaften und der Neurophysiologie entstanden. Beim eliminativen Materialismus ist nichts mental, alles wird künftig neurophysiologisch beschreib- und erklärbar sein. Diese Position zweifelt an der Verläßlichkeit und wissenschaftlichen Dignität der alltagspsychologischen Formulierungen mit ihrem intentionalen Begriffsapparat und eliminiert sie daher. Im reduktionistischen Materialismus wird Psychisches dagegen auf Physisches zurückgeführt. Ein Ausdruck oder eine Theorie wird durch einen anderen Ausdruck oder Theorie ersetzt. Im Gegensatz zur Elimination wird der ersetzten Ebene ein Realitätsbezug zugestanden. Im emergenten Materialismus entstehen psychische Phänomene auf physischer Grundlage und lassen sich nicht vollständig aus der physischen Struktur heraus erklären. Emergente Eigenschaften werden von den zugrundeliegenden Basiskomponenten bestimmt, sind aber nicht auf diese rückführbar. Neben diesen Ansätzen oder als Weiterentwicklung derselben existieren noch weitere Konzeptionen (ausführlich bei Bierri, 1981; Brüntrup, 1996; Bunge, 1984; Carrier & Mittelstraß, 1989; Goller, 1992; Seifert, 1989). Carrier und Mittelstraß plädieren aus pragmatischen Gründen für einen Dualismus als angemessene philosophische Haltung: "Was verschieden aussieht, ist solange als verschiedenartig zu behandeln, bis das Gegenteil gezeigt ist." (1988, S. 293).

Auf der Grundlage des gesicherten Wissens sei "ein (pragmatischer interaktionistischer) Dualismus ... die am besten gestützte Option". Damit fordern Carrier und Mittelstraß ein größeres Maß an Nüchternheit, insbesondere den Verzicht auf "kühne apriorische Konstruktionen" und "fiktiv-phantastische Neurophysiologien".

Für den Bereich der erfahrungswissenschaftlichen Methodik hat Fahrenberg (1989, auch 1979) als epistemisch neutralen Zugang ein Komplementaritätsmodell formuliert. Dieses bezieht sich auf die Eigengesetzlichkeiten der Beschreibungsweisen und Bezugssysteme, die zur vollen "adäquaten Erfassung psychophysischer Prozesse notwendig sind." (Fahrenberg, 1992, S. 67). Das Modell ist sparsam in seinen Vorannahmen, es bezieht sich auf "Entscheidungen, diesseits der fundamentalen ontologischen Überzeugungssysteme, Substanz- und Kausalitätsannahmen" (S. 69). Nach Fahrenberg (1989, S .20) sind "die beiden in ihrer Kategorialstruktur grundverschiedenen Bezugssysteme physiologisch-verhaltenspsychologisch und erlebnispsychologischer Analyse ... zur adäquaten Beschreibung und zum vollen Verständnis der höheren Lebensprozesse gleichermaßen notwendig, sie sind nicht äquivalent oder isomorph."

In der Literatur zur Placeboproblematik sind implizit des öfteren Stellungnahmen zum Leib-Seele-Problem enthalten. Im allgemeinen beschränken sich diese auf die Zurückweisung des Descarte'schen Dualismus. d.h. eine strikte Trennung von Leib und Seele wird abgelehnt. Eine explizite Ausformulierung des Problems findet sich bei Cardena und Kirsch (2000). Diese sehen den Substanzdualismus nach Descartes als widerlegt an. In vorherrschenden Konzeptionen würde von einem physischen Substrat für ein mentales Ereignis ausgegangen, ohne daß notwendigerweise das eine auf das andere reduziert würde. Im einzelnen werden der emergente Interaktionismus, die Doppelaspekt-Lehre, und unbestimmte Formen des Materialismus angeführt. Damit stellt sich nach Cardena und Kirsch (2000, S.16) die Frage "if mental events are associated with brain states, then the question is whether these states can bring about clinically significant changes in the brain or other parts of the body." Die Autoren verweisen hier darauf, daß mentale Ereignisse multi-referentiell zu sehen sind, nicht notwendigerweise bewußt sind und führen im einzelnen Gedanken, Gefühle, damit verbundene Konotationen, aber auch Erwartungen an. Diese psychischen Momente wären dann mit körperlichen Veränderungen verbunden. In dieser Konzeption wird also von einem Einfluß des Psychischen auf das Körperliche ausgegangen. Gleichzeitig erscheint nun als Verschiebung das Problem der Erfassung des Psychischen. Dieses neue Problem wurde in unterschiedlicher Weise in der Forschungsliteratur bearbeitet. Im engeren psychologischen Kontext wird es in der Methodenlehre der Psychologie angegangen. Fahrenberg (1992, S. 62) vermerkt hierzu in verwandtem Kontext: "hier ist die Validität von introspektiven Aussagen angesichts der bekannten semantischen Probleme, Urteilsfehler und Selbsttäuschungen, naiven Kausalschemata, Metaphern und Stereotypien aus den Massenmedien und der "Volkspsychologie" durchaus eine aktuelles Thema der Auseinandersetzung." Im philosophischen Umfeld wird dieser Sachverhalt als Seele-Seele Problem von Carrier und Mittelstraß (1989, S. 254) thematisiert.

1.4.2   Befund und Befinden

Betrachtungen zu Placebos und Placeboreaktion beschränken sich im allgemeinen auf einen engen Zeitraum. Im einfachsten Fall wird dabei eine Veränderung der Beschwerden beobachtet. Ob diese mit einer Veränderung der Krankheit einhergeht wird kontrovers diskutiert und stellt eine, wenn nicht sogar die, Hauptfrage an die Problematik dar.

Mit der Annahme der Wirkungslosigkeit des Placebos auf die Krankheit tritt in der Veränderung der Beschwerden die Unverhältnismäßigkeit zwischen der Reaktion und der zugrundeliegenden Ursache zutage. Setzt man voraus, daß Beschwerden durch Krankheiten verursacht werden, dann muß sich auch die Krankheit verändert haben. Ist dies nicht der Fall, dann war das Verhältnis vor der Placeboapplikation, nach der Applikation, oder vor und nach der Applikation unangemessen. Logisch kann das Verhältnis von Beschwerden und Krankheit bei veränderten Beschwerden und konstanter Krankheit nicht in beiden Fällen das gleiche sein. Es stellt sich die Frage nach dem Verhältnis von Beschwerden und Krankheit, nach der Relation von Befund und Befinden.

Mit der Annahme einer Wirkungsmöglichkeit des Placebos stellt sich diese Frage nicht. Bei gleichbleibender Relation könnten sich sowohl Befund als auch Befinden geändert haben.

Das Verhältnis von Befund und Befinden, von physiologischen und psychologischen Daten wurde in der Forschung auf unterschiedlichen Ebenen und mit unterschiedlichen Bezügen thematisiert.

Für des Bereich das Krankheitsverhaltens hat Myrtek (1998) in umfangreichen Studien aufgezeigt, daß Krankheitsverhalten, als Diskrepanz zwischen somatischem Befund und subjektiven Beschwerden, ein Kontinuum darstellt. Das Verhältnis von Befund und Beschwerden ist also keineswegs immer angemessen. Myrtek identifiziert hat folgende Determinanten der Diskrepanz: Genauigkeit der Wahrnehmung von Körpervorgängen, Dimension der Persönlichkeit wie emotionale Labilität und Lebenszufriedenheit, subjektive psychosoziale Belastungen (Streß), Attributionen über die Krankheitsursachen, soziales Lernen, Chronizität der Erkrankung und sozioökonomische Daten. Sowohl bei Gesunden als auch bei Patienten sei hierbei Interozeption von körperlichen Vorgängen nur sehr gering ausgeprägt. Körperliche Vorgänge würde im Rahmen von kognitiven Schemata interpretiert.

Zweifel daran, ob berichteten Körperempfindungen valide Interozeptionen zugrunde liegen, wurden auch von anderen Autoren vorgetragen. Pennebaker und Epstein (1983) verweisen in ihrem Konzept der "impliziten Psychophysiologie" auf die Wechselbeziehung zwischen subjektiven Annahmen über und den tatsächlichen Wahrnehmungen von physiologischen Veränderungen. Die Wahrnehmung von Körperempfindungen hänge sowohl vom physiologischen Zustand als auch vom subjektiven Konzept über den Körper ab. Bei vielen Körperwahrnehmungen wird es sich eher um situationsabhängige, kontextuelle Interferenzen und Attributionen handeln als um valide Interozeptionen.

Im Bereich der Grundlagenforschung hat die psychophysiologische Aktivierungsforschung erkennen lassen, daß auch aktuell, d.h. während bestimmter belastender Aufgaben unter Laborbedingungen, in der Regel kein verläßlicher Zusammenhang zwischen Selbsteinstufungen von Befindlichkeit, Beanspruchung, Körperwahrnehmungen und den vegetativen, endokrinen und neuromuskulären Aktivierungsparametern besteht (u.a. Fahrenberg, Walschburger, Foerster, Myrtek & Müller, 1983).

Die Ergebnisse aus Untersuchungen an Gesunden und körperlich erkrankten Patienten lassen demnach einen starken Zusammenhang zwischen Befund und Befinden nicht erwarten.

Daneben gibt es den großen Bereich der somatoformen Störungen, bei denen per definitionem (ICD 10) die Darbietung von Symptomen nicht körperlich begründbar ist. Konstruktionen wie "idiopathische Umweltintoleranz" weisen in eine ähnliche Richtung.

Eine Abweichung von Befund und Befinden erscheint vielfach belegt. Sollte sich der Placeboeffekt als eine unverhältnismäßige Veränderung von Befund und Befinden beschreiben lassen, wäre das vor diesem Hintergrund gut integrierbar und verhältnismäßig wenig verwunderlich.

1.5 Zusammenfassung des Problems und Forschungsstands

Dem Placebophänomen wird gegenwärtig einiges an Interesse entgegengebracht. Es wird diskutiert unter ethischen Gesichtspunkten in der Arzneimittelforschung, im Themenkreis einer Positivliste verschreibbarer Medikamente im ärztlichen Alltag, als ein interessantes Paradigma innerhalb einer mind-body orientierten Komplementärmedizin und nicht zuletzt, in seiner negativen Ausprägung, im Zusammenhang mit modernen Erkrankungen.

Die Vielzahl involvierter Felder spiegelt sich in einer definitorischen Unschärfe wieder. Kritik an diesem mirakulösen Konglomerat, das unter anderem den natürlichen Verlauf und andere Störeinflüße enthält, wird massiv geäußert. Die Existenz des Placeboeffekts überhaupt wird in Frage gestellt.

In der Wirksamkeitsforschung berichteten (und berichten noch) Anekdoten und überlieferte Übersichtsartikel von einem imposanten Placeboeffekt. Eine große Metaanalyse zeigte Effekte im subjektiven Bereich und bei Schmerz, aber nicht bei objektiven Kriterien. Die klinische Relevanz des Placeboeffekts wird in Frage gestellt. Erbitterte Auseinandersetzungen werden geführt.

Im Bereich der Prozeßforschung zeichnet sich für viele Determinanten des Placeboeffekts ein ähnliches Bild ab. Ein gewisses Mißverhältnis zwischen der Häufigkeit des Zitierens und dem Fundament der Zitate deutet auf ein großes Interesse an der Problematik hin. Der Einfluß der Präparatfarbe auf die Placeboeffekte etwa wird sehr oft zitiert, mehr als die Hälfte der Studie prüft aber lediglich die Anmutung. Praktisch alle Reviews enden mit der Forderung nach systematischer Forschung. Angesichts der referieren Resultate scheint dies über einen rhetorischen Automatismus hinauszugehen. Eine systematische Forschung scheint sich jedoch anzuzeichnen.

Forschungen zu Wirkungsmechanismen sind am besten dokumentiert zum Symptom Schmerz und dem Einfluß von Endorphinen.

Psychobiologische Konstrukte und Ansätze werden als hilfreiche Beiträge zur Demystifizierung des Placeboeffekts angesehen.

Die Grundfragestellung ist, ob das Placebophänomen als mind-on-mind oder als mind-on-body Phänomen aufzufassen ist. In dieser Fragestellung liegen Berührungspunkte zu einer Vielzahl von Bereichen aus Praxis, Grundlagenforschung und Theorie.

1.6 Zusammenfassung und Einordnung planungsrelevanter Aspekte

Das Placeboproblem zeigt sich in vielen Facetten. Es stellt ein Paradigma dar, in dem sich unterschiedliche theoretische Konzeptionen und unterschiedliche praktische Disziplinen in einem Gegenstand treffen. Hierin liegt die Vielzahl und Breite von Publikationen begründet. Dem steht ein konstatierter Mangel an empirischer Evidenz im Hinblick auf Wirksamkeit und Wirkmechanismen gegenüber.

In einer einfachen Hierarchie kann der Placeboeffekt gesehen werden als:

1) Ein reines Artefakt, das auf Meßfehler oder Fehlinterpretation beruht. Dies kann zurückgehen auf spontane Remission, Fluktuation, die Regression zur Mitte, Begleitmedikationen, Skalierungseffekte. Ein Sachverhalt wird beobachtet und dem Placebo zugeschrieben.

2) Ein Artefakt im Sinne eines sozialpsychologischen Artefakts. Hierunter sind bestimmte Arten von experimentellen Effekten zu fassen, wie etwa Gefälligkeitsauskünfte und der Hawthorne Effekt. Ein Effekt ist gegeben, ist jedoch als situatives Artefakt zu bewerten.

3) Ein Effekt der sich nur auf der subjektiven Ebene zeigt und keine somatische Entsprechung hat.

4) Der Effekt zeigt sich sowohl auf subjektiver als auch auf objektiver Ebene.

Ausgeklammert sind hier schlichte Fehler, wie falsches Zitieren, falsche Berechnungen.

Ein Placeboeffekt ist hierbei unter 1) nicht gegeben. Mögliche Effekte sind hier allein als koinzidentes Geschehen zu interpretieren. Die Rückführung auf die Placeboapplikation ist ein reines Artefakt. Die Realität des Placeboeffekts nimmt von 2) nach 4) zu. Unter 2) liegt ein Effekt ohne substantielle Bedeutung vor. In der Abgrenzung gegenüber diesem Artefakt liegt die Frage nach der Existenz des Placeboeffekts begründet.

Von Interesse ist, jenseits dieser Artefakte, die Unterscheidung zwischen 3) und 4). Dies ist die Unterscheidung, ob es sich beim Placeboeffekt um ein mind-on-mind Phänomen oder um ein mind-on-body Phänomen handelt. Bei strikter Anlegung physiologischer Zielkriterien geht es auch hier im Sinne klinischer Relevanz um die Existenz des Placeboeffekts. Dies ist aber eine Frage der Zielkriterien und vermutlich läßt sich auch die Relevanz eines mind-on-mind Problems begründen (vgl. Kap. 1.1.3.3, Spiro; Kap 1.4.2 Befund und Befinden). Auf einer grundlagenwissenschaftlicher Ebene ist dies die Frage, ob sich Placeboeffekte im Körperlichen und Psychischen manifestieren oder ob sie auf den Bereich des Psychischen beschränkt sind.

In der aktuellen Forschung wird die Problematik zunehmend erkannt und Forschungsansätze skizziert (u.a. Brody, 2000; Moermann, 2000), die Beiträge zur Fragestellung liefern können:

- Dreiarmige Studien in denen ein Medikament, ein Placebo und eine unbehandelte Kontrollgruppe untersucht werden. Dieses Design scheint jedoch eher akademischen Charakter zu haben. Es wäre weder praktikabel, noch ethisch vertretbar, noch finanzierbar.

- Interventionsstudien in denen unterschiedliche Placebos untereinander oder unterschiedliche Placebos im Vergleich zu einer Intervention verglichen werden. Derartige Studien sind in der Nähe von psychosozialen Interventionsstudien zu suchen. Hier stellt sich die Frage der definitorischen Abgrenzung von Interventions- und Kontexteffekten.

- Studien, die biopsychologischen Wirkmechanismen nachgehen und/oder physiologische und psychologische Kriterien gleichzeitig erfassen. Hierunter sind Studien zu subsumieren, die physiologische Modelle direkt prüfen, wie etwa die Endorphin-Hypothese, oder aber Endpunkte der Placeboreaktion auf psychologischer und physiologischer Ebene erfassen.

Neben diesen Varianten wird (Moermann, 2000) im klinisch-therapeutischen Bereich, in dem sich das Problem des Wirksamkeitsnachweises und der Kontrollgruppe vielfältig stellt, intensiv an weiteren methodologischen und praktischen Forschungsstrategien zur Problematik gearbeitet. Grundlegende Forderungen sind die Kontrolle koinzidenter Effekte und die adäquate Erfassung der Zielkriterien.

Im Kontext dieses Forschungstandes ist die Planung der vorliegenden Studie zu sehen. Die Frage nach der Kovariation von psychischen und physiologischen Reaktionsmustern ist eine der nahezu klassischen psychophysiologischen Fragestellungen. Innerhalb dieses Forschungsparadigmas werden Effekte der Placeboapplikation auf psychischer, physiologischer und der Ebene der Leistungskennwerte untersucht und beschrieben. Die Beschreibung der Kovariation ist von wesentlicher Bedeutung für die Interpretation des Placebophänomens.

1.7   Fragestellungen und Versuchsplanung

In der vorliegenden Studie wird der Einfluß unterschiedlicher Erwartungshaltungen im psychophysiologischen Kontext untersucht. Die unterschiedlichen Erwartungshaltungen werden über eine Placeboapplikation induziert.
Im einzelnen sind folgende Fragen zu formulieren:

1. Zeigt die Placeboapplikation Auswirkungen auf die Konzentrationsleistung?
2. Zeigt die Placeboapplikation Auswirkungen auf das subjektive Befinden?
3. Zeigt die Placeboapplikation Auswirkungen auf die physiologischen Reaktionsmuster?
4. Welche Prädiktoren der Placeboreagibilität lassen sich bestimmen?
5. Welche Konvergenz zeigt die Placeboreaktivität im subjektiven Befinden mit derjenigen der physiologischen Reaktionsmuster?

Wahl des Studiendesigns
Zur Untersuchung der skizzierten Fragestellung wurde folgendes experimentelle Gruppendesign mit Wiederholungsmessung gewählt.

	Block 1	Pause	Block 2
Weckmittel	vorher X11	*Applikation*	nachher X12
Schlafmittel	vorher X21	*Applikation*	nachher X22
Kontrolle	vorher X31		nachher X32

Jede Person wird zufällig einer der drei Treatment-Bedingungen Weckmittel, Schlafmittel oder Kontrolle zugewiesen. Unter jeder Bedingung werden zwei identische Blöcke durchlaufen. Zwischen den beiden Blöcken erfolgt die Applikation des Placebos. Der experimentelle Effekt wird als Interaktion Gruppe x Block geprüft, die Veränderungen zwischen den Gruppen werden verglichen.
Diesem Design wurde der Vorzug gegeben gegenüber einem reinen Messwiederholungsdesign, in dem jede Person alle drei Treatmentbedingungen an einem gesonderten Termin durchläuft und die Abfolge der Bedingungen permutiert wird. Im reinen Messwiederholungsdesign würde sich bei einer vergleichbaren statistischen Teststärke die Probandzahl auf ein Drittel und die benötigte Registrierdauer im Labor auf etwa 70% reduzieren. Gemessen am Aufwand erschiene dieses Design daher günstiger. Es birgt jedoch einige kaum kalkulierbare Nachteile in sich. Ein gravierender Nachteil ist die intraindividuelle Konfundierung der Faktoren Termin und Treatment. Eventuelle Positions- und symmetrische Sequenzeffekte (Lüer, 1987.S.106) sind nur bei einer vollständi-

gen Permutation der Treatmentabfolgen kontrollierbar und der Treatmenteffekt ist dann als Haupteffekt zu berechnen. Die allfällige Überprüfung differentieller Effekte erscheint jedoch aufgrund der Konfundierung zumindest als problematisch. Darüber hinaus wäre die differentielle Varianz, aufgrund der insgesamt geringeren Personenzahl, mit einiger Wahrscheinlichkeit kleiner. Der Bearbeitung differentieller Fragestellungen wären auch von daher Grenzen gesetzt. Auf der Grundlage dieser Überlegungen wurde dem experimentellen Gruppenplan der Vorzug gegeben. In diesem Design sind mögliche Positions- und Sequenzeffekte kontrolliert und die differentiellen Effekte besser zu überprüfen.

Versuchsplanung

Die Placeboapplikation wird eingebettet in ein psychophysiologisches Laborsetting. Die Untersuchung ist aufgeteilt in eine Voruntersuchung und eine Hauptuntersuchung. In der Voruntersuchung werden Fragebogen ausgefüllt, eine Laborführung findet statt und die Aufgaben werden geübt. Die Hauptuntersuchung findet an einem der folgenden Tage statt. Der Verlauf der Hauptuntersuchung ist in Abb.1 (Kap. 2.2.2) abgebildet. Die Hauptuntersuchung ist in drei Versuchsblöcke untergliedert. An zwei strukturell identische Versuchsblöcke schließt sich ein dritter Block mit den Standardsituationen Cold-Pressor-Test und Ergometrie an. In den beiden direkt vergleichbaren Blöcken werden zwei unterschiedliche Konzentrationsaufgaben vorgegeben. In der Pause zwischen den Blöcken erfolgt die Applikation der Placebos.

2. Methodik

2.1 Die Belastungen

In diesem Kapitel werden die Stimulusseite sowie die direkt daraus abgeleiteten Variablen und der Versuchsaufbau beschrieben. In der Hauptuntersuchung wurden die vier expliziten Belastungen "Kopfrechnen", "Matrizen", "Cold-Pressor-Test" und "Ergometrie" verwendet. Aufgrund der Fragestellung sind die gesamten psychophysiologischen Reaktionsmuster nach der Applikation des Placebos von Interesse. In diesem Sinne sind die Ruhephasen gleichfalls als Belastungen aufzufassen.

2.1.1 Mentale Belastungen

Vorgegeben wurden die beiden mentalen Belastungen "Kopfrechnen" und "Matrizen". In Vorversuchen waren auch Vigilanzaufgaben getestet worden. Bei der angestrebten Dauer der Belastungsphasen sind bei derartigen Aufgaben die kritischen Ereignisse zu selten und die Leistung ist damit nicht hinreichend abbildbar. Auf eine Aufnahme in die Untersuchung wurde deshalb verzichtet.

2.1.1.1 Aufgabe "Kopfrechnen"

Bei der Belastung "Kopfrechnen" wurden die Probanden instruiert, so schnell und so korrekt wie möglich, einzelne Kopfrechenaufgaben zu bearbeiten. Vorgegeben wurden einfache Additions- und Subtraktionsaufgaben mit drei Summanden. Zwei Typen wurden verwendet:

Typ 1: $Y = X1 + X2 - X3$
Typ 2: $Y = X1 - X2 + X3$

Aufgabe des Probanden war es, zu berechnen, ob das Ergebnis größer oder kleiner als 5 ist, und jeweils eine entsprechende Taste zu drücken. Die Lösungsalternativen und Aufgabentypen waren ausbalanciert und kamen in einem Set von 24 Aufgaben gleich häufig vor. Die Aufgaben wurden ohne zeitliche Beschränkung und ohne Feedback dargeboten.

2.1.1.2 Aufgabe "Matrizen"

Bei der Belastung "Matrizen" wurden die Probanden instruiert, so schnell und so korrekt wie möglich, einzelne Items eines Konzentrationstests zu bearbeiten. Um trotz interindividueller Leistungsunterschiede allen Probanden die gleiche Erfolgs-/Misserfolgs-Relation zu vermitteln, wurde für alle Probanden über einen speziellen Algorithmus ein individuell standardisiertes Erfolg/Misserfolg-Verhältnis realisiert. Dieses Erfolgskriterium bestimmt die Aufgabenschwierigkeit. Die Aufgabenschwierigkeit wird über eine fehlerabhängige Darbietungszeit realisiert und ist definiert über das Erfolgskriterium "70% richtige Lösungen".

Ein Aufgabenelement besteht aus einer Matrix von 6x6 zweistelligen Zahlen. Aufgabe des Probanden ist es herauszufinden, ob in dieser Matrix die Ziffern 43 und 63 enthalten sind, und dann eine von vier Tasten zu drücken. Wird eine Taste gedrückt oder ist die Vorgabezeit überschritten, wird die nächste Aufgabe vorgegeben etc. Die vier Lösungsalternativen - "nur 43", "nur 63","43 und 63", "weder 43 noch 63" - kommen in der verwendeten Serie von 60 Matrizen gleich häufig vor. Die Entwicklung dieser Aufgabe geht auf Arbeiten von Kuhmann (vgl. Kuhmann, Lachnit & Vaitl, 1985; Walschburger, Lachnit & Meinardus, 1980) zurück. Dieser benutzte als Ausgangspunkt den Konzentrations-Verlaufs-Test von Abels (1965).

Während der Aufgabenbearbeitung wurde akustisch und optisch rückgemeldet, ob eine richtige oder falsche Reaktion oder eine Zeitüberschreitung vorlag. Bei einer richtigen Reaktion ertönte ein hoher Piepston, gleichzeitig erschien der Schriftzug "richtig" auf dem unteren Bildschirmrand, bei einer falschen Reaktion ertönte ein tiefer Ton, und der Schriftzug "falsch" wurde eingeblendet. Darüber hinaus wurden bei einer falschen Reaktion die eventuell vorhandenen gesuchten Ziffern kurz eingerahmt. Bei einer Zeitüberschreitung ertönte eine abfallende kurze Tonfolge, und der Schriftzug "Zeit vorbei" erschien.

2.1.1.3 Leistungskennwerte

Die Bearbeitung der Aufgaben wurde als Verhalten der Probanden in den Komponenten Leistungsmenge und Leistungsgüte erfasst.

In beiden Aufgaben sind als Tempo- oder Niveaumaße folgende Variablen konzipiert: die Reaktionszeit, die Anzahl der bearbeiteten und die der richtigen Aufgaben. Diese Maße beschreiben, wie schnell, bzw. bei vorgegebener Zeit, wie viel der Proband arbeitet. Variabilitätsmaße sind die Standardabweichung der Reaktionszeit, sowie das Quadrat der sukzessiven Differenzen der Reaktionszeit. Der Prozentsatz richtiger Aufgaben stellt ein Maß für den Erfolg dar. Dieses Erfolgskriterium wird in der Aufgabe "Matrizen" als experimentelle Variable festgesetzt, und müsste konstant und unabhängig von den individuellen Leistungen sein.

Die in der Aufgabe "Matrizen" zusätzlich erhobenen Variablen sind zur Beschreibung des Arbeitsstils des Probanden konzipiert. Unter Arbeitsstil ist hier die Art zu verstehen, wie die Aufgaben bearbeitet werden. Denkbar ist, dass sich die Probanden darin unterscheiden, ob sie Zeitüberschreitungen hinnehmen oder selbst aktiv Fehler machen. Zur Beschreibung dieses Aspektes dienen die Prozentsätze der unterschiedlichen Reaktionen. Unter der Annahme eines optimalen Funktionierens des Algorithmus müssten der Anteil an Zeitüberschreitungen (Z/MAT, vgl. Übersicht 1) und der Anteil an Fehlern (F/MAT) sich umgekehrt proportional verhalten und unabhängig vom Anteil richtiger Lösungen (R/MAT) sein.

Die Variablen enthalten eine gewisse Redundanz, zeichnen sich aber durch unterschiedliche mathematische Charakteristika aus. Das Ausmaß an Redundanz ist abhängig davon, wie der Vorgabe-Algorithmus über die Zeit und die Probanden hinweg arbeitet.

Übersicht 1: Leistungskennwerte

Kopfrechnen

1	REA M	Reaktionszeit	Mittelwert	sec
2	REA S	Reaktionszeit	Standardab	sec
3	REA Q	Reaktionszeit	MQSD	sec
4	N-AUF	Anzahl bearbeiteter Aufgaben	Anzahl	
5	N-RIC	Anzahl richtiger Lösungen	Anzahl	
6	R/AUF	Proz Richtige N-RIC*100/N-AUF	%	

Matrizen

1	REA M	Reaktionszeit	Mittelwert	sec
1	REA S	Reaktionszeit	Standardab	sec
2	REA Q	Reaktionszeit	MQSD	sec
3	VOR M	Vorgabezeit	Mittelwert	sec
5	DIF M	Diff VOR - REA Mittelwert	sec	
6	N-MAT	Anzahl bearbeiteter Matrizen	Anzahl	
7	N-RIC	Anzahl richtiger Lösungen	Anzahl	
8	R/MAT	Proz Richtige N-RIC*100/N-MAT	%	
9	F/MAT	Proz Fehler N-FEH*100/N-MAT	%	
10	Z/MAT	Proz Zeit vorbei N-Z*100/N-MAT	%	

Eine statistische Variablenanalyse und -selektion nach den Kriterien Abhängigkeit und Varianzkomponenten wird notwendig sein.

2.1.1.4 Apparativer Aufbau "Matrizen" und "Kopfrechnen"

Die Aufgaben "Kopfrechnen" und "Matrizen" wurden auf einem Personal Computer AMIGA der Firma Commodore implementiert und auf dem dazugehörigen 14-Zoll-Bildschirm dargeboten. Die Ziffern waren schwarz auf lindgrünem Hintergrund. Während der Aufgabenphasen waren Matrizen und Feedback-Schriftzüge zu sehen, in den Ruhephasen der Schriftzug "Ruhephase". In den Zwischenphasen (Befindensskalierung und Blutdruckmessung) erschien nur der monochrome Hintergrund.

Die Tastatur bestand aus vier 5 cm x 5 cm großen, quadratisch angeordneten Drucktasten.

2.1.2 Cold-Pressor-Test

Aus Gründen der Vergleichbarkeit mit früheren Untersuchungen der Freiburger Forschungsgruppe, wurde der Cold-Pressor-Test als zusätzliche, im Versuchsablauf letzte Belastung vor der Ergometrie mit in den Versuchsaufbau aufgenommen. Der Cold-Pressor-Test gilt als Prüfverfahren für die Reagibilität des Vasomotoriums (Lovallo, 1975) und stellt in psychophysiologischen Laboruntersuchungen eine Standardbelastung dar. Der Proband wird hierbei gebeten, die offene Hand bis zum Handgelenk in 4°C kaltes Wasser zu halten. Das Wasser wird durch einen Magnetrührer ständig in leichter Bewegung gehalten, um die Bildung eines Wärmemantels an der Hautoberfläche zu verhindern. In der Versuchsdurchführung variierte die Dauer des Tests zwischen einer und drei Minuten, in Abhängigkeit vom Probanden. Diesem wurde mitgeteilt, der Test würde maximal drei Minuten dauern. Die Hand könne jedoch bei großer Schmerzhaftigkeit selbstverständlich jederzeit aus dem Wasser genommen werden. Eine Minute Datenaufnahme sei jedoch für eine Auswertung mindestens notwendig. Die jeweils erreichte Zeitdauer wurde notiert.

2.1.3 Ergometrie

Die Ergometrie wurde an einem drehzahlunabhängigen, wirbelstromgebremsten, programmierbaren Ergometer (Fa. Mijnhardt, Holland) durchgeführt. Bei der Belastungsart handelt es sich um Fußkurbelarbeit im Liegen. Die Belastung wurde stufenweise alle 2 Minuten erhöht, bis der Proband eine Pulsfrequenz von 140 Schlägen/Minute oder die maximale Wattstufe erreicht hatte. Es wurden folgende Wattstufen vorgegeben: 50, 100, 125, 150, 175, 200 und 225 Watt. Aus den erhobenen Variablen wurde die Pulse-Working-Capacity 170 (PWC_{170}) bestimmt.

2.2 Untersuchungsmethoden

Im folgenden werden die Messinstrumente, die Variablen und der apparative Aufbau dargestellt. Die Leistungskennwerte wurden bereits in Kap 2.1.1.3 beschrieben.

2.2.1 Personenmerkmale

Zur Erfassung von habituellen Persönlichkeitsmerkmalen und ausgewählter anamnestischer Daten wurden die unten aufgeführten Fragebogen vorgelegt. Diese Informationen dienten zum einen der allgemeinen Beschreibung der Stichprobe (und deren Repräsentativität), zum anderen wurden sie aufgrund ihrer eventuellen Bedeutung für die vorliegende Fragestellung eingesetzt. Mit Ausnahme des Fragebogens zum Versuchserleben sind sie daher als Kontrollvariablen oder als Prädiktorvariablen zu verstehen.

2.2.1.1 Standardisierte Fragebögen und Tests

Verwendet wurden die nachfolgend beschriebenen Messinstrumente Freiburger Persönlichkeitsinventar (FPI), Freiburger Beschwerdeliste (FBL), Leistungsmotivationstest (LM20), Fragebogen zur Kontrollüberzeugung (IPC), State-Trait-Angstinventar (STAI), Fragebogen zur Erfassung der Handlungskontrolle (HAKEMP 88). Diese Instrumente sind publiziert oder in der Literatur dargestellt, für einige Instrumente liegen Vergleichsdaten vor. Auf die intuitiv naheliegende Erfassung der Suggestibilität wurde verzichtet. Entsprechende Verfahren (Gheorghiu, Grimm & Hodapp, 1978; auch Evans, F.J., 1989, Gheorghiu et al, 1989; Netter, 1980) erscheinen relativ leicht in ihrer Intention erkennbar zu sein. Eine Verwendung bei Studenten wurde daher im gegebenen Kontext nicht als sinnvoll erachtet.

Freiburger Persönlichkeitsinventar FPI-R (Fahrenberg, Hampel & Selg, 1984). Der FPI ist ein mehrdimensionaler Persönlichkeitstest, der in der vorgelegten Form mit 138 Items 10 Standardskalen und 2 Zusatzskalen umfasst. Die einzelnen Skalen, nebst den beschreibenden Eigenschaftsbegriffen für ihre hohe Ausprägung, sind:

FPI-LEBE : Lebenszufriedenheit: lebenszufrieden, gute Laune, zuversichtlich
FPI-SOZI : Soziale Orientierung: sozial verantwortlich, hilfsbereit, mitmenschlich
FPI-LEIS : Leistungsorientierung: leistungsorientiert, aktiv, schnell handelnd, ehrgeizig - konkurrierend

FPI-GEHE	: Gehemmtheit: gehemmt, unsicher, kontaktscheu
FPI-ERRE	: Erregbarkeit: erregbar, empfindlich, unbeherrscht
FPI-AGGR	: Aggressivität: aggressives Verhalten, spontan und reaktiv, sich durchsetzend
FPI-BEAN	: Beanspruchung: angespannt, überfordert, sich oft "im Stress" fühlend
FPI-BESC	: Körperliche Beschwerden: viele Beschwerden, psychosomatisch gestört
FPI-GESU	: Gesundheitssorgen: Furcht vor Erkrankungen, gesundheitsbewußt, sich schonend
FPI-OFFE	: Offenheit: offenes Zugeben kleiner Schwächen und alltäglicher Normverletzungen, ungeniert, unkonventionell
FPI-EXTR	: Extraversion: extravertiert, gesellig, impulsiv, unternehmungslustig
FPI-EMOT	: Emotionalität: emotional labil, empfindlich, ängstlich, viele Probleme und körperliche Beschwerden

Freiburger Beschwerdeliste FBL (Fahrenberg, 1975). Die Liste erfasst in der Originalform unterschiedliche körperliche Beschwerden. Diese können Folgen von Organerkrankungen sein oder Ausdruck einer übertriebenen Neigung sein, Beschwerden zu äußern ("Klagsamkeit"). Vorgelegt wurden die beiden Skalen 1 und 3, "Allgemeinbefinden" und "Herz-Kreislauf".

Leistungsmotivationstest LM 20 (Ehlers & Merz, 1966, überarbeitet Myrtek, M., 1980). Der Test enthält in der vorgelegten Form 20 Items zur Leistungsmotiviertheit. Hohe Werte kennzeichnen hohe Leistungsmotivation.

Fragebogen zu Kontrollüberzeugungen IPC (Krampen, 1979,1981): Das Instrument erfasst mit 24 Items in 3 Skalen Aspekte der Kontrollüberzeugung.

IPC I	: Internalität, d.h. die subjektiv bei der eigenen Person wahrgenommene Kontrolle über das eigene Leben und über Ereignisse und Verstärker in der personenspezifischen Umwelt
IPC P	: Sozial bedingte Externalität, die subjektiv erlebte Machtlosigkeit und Abhängigkeit von anderen, mächtigeren Personen.
IPC C	: Fatalistische Externalität, die Überzeugung das Leben und Ereignisse seien weitgehend vom Zufall, Schicksal, Pech oder Glück bestimmt.

State-Trait-Angstinventar STAI (Laux, Glanzmann, Schaffner & Spielberger, 1981). Das Inventar erfasst in der Originalform "Angst als Zustand" und "Angst als Eigenschaft". Vorgelegt wurde der Teil zur Erfassung der habituellen Ängstlichkeit mit 20 Items.

Fragebogen zur Erfassung der Handlungskontrolle HAKEMP 88 (Kuhl, 1988). Der Fragebogen erfasst Lage und Handlungsorientierung (Kuhl, 1983, 1988, Sack & Witte, 1990). Unter Handlungsorientierung wird hierbei die Tendenz verstanden, bei der Ausführung einer Absicht inadäquate Kognitionen abzuschütteln und sich gedanklich auf die relevanten Teile einer Aufgabenstellung zu konzentrieren. Lageorientierung beschreibt die Tendenz, sich selbst durch dysfunktional perseverierende Bewusstseinsinhalte zu blockieren. In der vorliegenden Studie wurden 2 von 3 Skalen des Originalfragebogens mit je 16 Items vorgelegt:

HOM   : Handlungsorientierung nach Mißerfolg
HOP   : Handlungsorientierung bei der Handlungsplanung

2.2.1.2   Anamnestische Daten

Lebensgewohnheiten LGW. Der LGW ist ein innerhalb der Freiburger Forschungsgruppe Psychophysiologie (Fahrenberg et al., 1979) entwickelter und für die vorliegende Fragestellung erweiterter Fragebogen, der anamnestische Daten der Probanden zu folgenden Themenkreisen erfasst:

Allgemeine Daten: Studienrichtung, Semesterzahl, Körpergröße, Gewicht;

Gesundheitszustand: Anzahl der Krankenhausaufenthalte, Arztbesuche, Medikamentenverwendung, frühere Erkrankungen, Allgemeinbefinden, Gesundheitseinstufung;

Ernährungsgewohnheiten und Körperfunktionen: Flüssigkeitsaufnahme, Kaffee-, Tee-, Alkohol- und Zigarettenkonsum, etc.;

Schlafgewohnheiten und Tagesablauf: Schlafstörungen, Schlafdauer, Tageszeit der optimalen Leistungsfähigkeit;

Tagesablauf in den Bereichen berufliche Fortbildung, körperliche Betätigung, Freizeitgestaltung und Alltagtätigkeiten.

Fragebogen "Augenblickliches Befinden vor der Untersuchung". Der Bogen wurde ebenfalls in der Forschungsgruppe entwickelt und ermittelt ein aktuelles Bild der körperlichen und psychischen Verfassung vor Versuchsbeginn. Erfasst werden Auskünfte über Schlafdauer, Frühstück, Kaffee-, Tee- und Zigarettenkonsum, sowie Selbsteinstufungen der Erwartungsspannung vor dem Versuch.

2.2.2   Subjektive Befindlichkeit

Zu Beginn und Ende jedes experimentellen Blocks bzw. nach jeder experimentellen Phase wurden die Probanden gebeten, verschiedene Aspekte ihrer Befindlichkeit einzustufen. Der erste Block umfasste dabei die vier Phasen vor der Applikation, der zweite Block die vier direkt vergleichbaren Phasen nach der Applikation (zur Definition s. Kap. 1.7, zum Ablauf Abb. 1, Kap. 2.2.2). Der Versuchsablauf und die Messpunkte sind in Abbildung 1 (folgende Seite) dargestellt. Die detaillierte Darstellung des Untersuchungsablaufs erfolgt in Kap. 2.4. Verwendet wurden in der Forschungsgruppe entwickelte Skalen und Listen, die auf der Basis von publizierten Instrumenten (Janke, 1978; Hampel, 1971, 1979; Zerssen 1976) und Hinweisen zur Globaleinstufung der Befindlichkeit (Abele-Brehm & Brehm, 1986; Rösler, Baumann & Marake, 1980) konstruiert wurden. Bei der Einstufung nach den einzelnen Phasen wurden wegen der während des Versuchs zu tragende Atemmaske graphische Schätzskalen (s. Anhang C) vorgegeben, auf die die Probanden mit dem Finger deuten sollten.

Befindenseinstufungen nach jeder Phase

Nach der ersten Ruhephase wurden die Probanden gebeten, den Grad ihrer Anspannung absolut auf einer 7-stufigen, verbal verankerten Skala einzustufen."1" bedeutet überhaupt nicht angespannt, "7" vollkommen angespannt. In jeder der folgenden Phasen wurde das Befinden im Vergleich zu dieser "anfänglichen Ruhe" auf einer 21-stufigen verbal verankerten Skala eingestuft. Plus 10 und minus 10 bedeuten hier die maximal vorstellbaren Befindensänderungen. Entsprechende Skalen wurden für die subjektive Wachheit vorgelegt.

Dieses Verfahren der Befindensskalierung wurde den Probanden in der Voruntersuchung erläutert und dort auch angewendet. Nach dem Cold-Pressor-Test wurden die Probanden zusätzlich gebeten, das Ausmaß der Schmerzhaftigkeit dieses Tests auf einer 20-stufigen verbal verankerten Skala anzugeben (20 = äusserst schmerzhaft, 10 = deutlich schmerzhaft, 1 = gar nicht schmerzhaft).

	Dauer	Befindenseinstufung
Aufwärmen	ca. 12 Min	Fragebogen 'Augenblickliches Befinden'
Übung	ca. 7 Min	
Vorbereitung	ca. 12 Min	
Eichung	ca. 6 Min	
Block 1		ADJEKTIVE
Ruhe 1.1	2 + 1 Min	PSY MUE
Kopfrechnen 1.1	4 + 3 Min	PSY MUE ANS
Ruhe 1.2	2 + 1 Min	PSY MUE
Matrizen 1.2	4 + 3 Min	PSY MUE ANS ERF
		ADJEKTIVE
Applikation	ca. 5 Min	
Pause	ca. 15 Min	
Vorbereitung	ca. 7 Min	
Block 2		ADJEKTIVE
Ruhe 2.1	2 + 1 Min	PSY MUE
Kopfrechnen 2.1	4 + 3 Min	PSY MUE ANS
Ruhe 2.2	2 + 1 Min	PSY MUE
Matrizen 2.2	4 + 3 Min	PSY MUE ANS ERF
		ADJEKTIVE
Ruhe 2.3	2 + 1 Min	PSY MUE
CP 2.3	1 + 0..2 Min	PSY MUE SCH
Ergometrie		
50 Watt	2 Min	
100 Watt	2 Min	
125 Watt	2 Min	
150 Watt	2 Min	
175 Watt	2 Min	
200 Watt	2 Min	
225 Watt	2 Min	
		Fragebogen 'Versuchserleben'

Anmerkung

Physiologische Datenregistrierung		
ADJEKTIVE	Adjektivliste, 9 Items	[0..6]
PSY	Anspannung	[1..7,bzw, -10..+10]
MUE	Müdigkeit/Wachheit	[1..7,bzw, -10..+10]
ANS	Anstrengung	[1..7]
ERF	Erfolg	[0..100]
SCH	Schmerzhaftigkeit	[1..20]

Abbildung 1: Ablauf der Hauptuntersuchung

Nach jeder Aufgabenphase stuften die Probanden auf einer 7-stufigen, verbal verankerten Skala den Grad ihrer Anstrengung ein (1 = gar nicht, 4 = ziemlich, 7 = maximal).

Nach jeder Aufgabenphase "Matrizen" schätzten die Probanden ihren subjektiven Erfolg ein. Hierzu wurde eine in 5%-Schritte eingeteilte 21-stufige Skala vorgelegt, auf der der subjektive Erfolg in Prozent angegeben werden sollte. Ebenfalls nach jeder Aufgabenphase stuften die Probanden auf einer 7-stufigen, verbal verankerten Skala den Grad ihrer Anstrengung ein (1 = gar nicht, 4 = ziemlich, 7 = maximal).

Befindensskalierung Adjektivliste
Zu Beginn und Ende jedes Blocks (vgl. Abb.1) wurde das subjektive Befinden auf einer 7-stufigen Adjektivliste (0 = überhaupt nicht zutreffend, 6 = vollkommen zutreffend) mit 9 Adjektivpaaren eingestuft (vgl. Anhang C). Dieses Vorgehen sollte eine differenzierte Darstellung eventueller Befindensänderungen ermöglichen. Die Adjektivliste enthält folgende Items: ruhig/entspannt, gereizt/verärgert, aktiv/energiegeladen, nervös/kribbelig, freudig/unbeschwert, träge/energielos, bedrückt/betrübt, aufmerksam/konzentriert, müde/erschöpft.

2.2.3   Fragebogen zum Versuchserleben
Dieser Fragebogen wurde postexperimentell vorgelegt. Er enthält neben Standardfragen zu den äußeren Versuchsbedingungen Items, die für die dargestellte Untersuchung entworfen wurden und erfasst folgende Themenkreise: Einstufung der eigenen Leistung und des Erfolgs, Einfluss des "Medikaments" auf Leistung, Befinden und körperliche Verfassung, Befinden während der Untersuchung und Bewertung der Untersuchung. Erfragt wurden hier auch Aspekte der direkten Medikamentenwirkung.
Bei der Konstruktion des Fragebogens standen zwei Aspekte im Vordergrund. Der Fragebogen sollte zum einen die Placeboreaktivität möglichst differenziert abbilden, zum anderen sollte der Eindruck vermieden werden, dass lediglich ein Placebo verabreicht wurde. Eine Kommunikation unter den Probanden war nicht auszuschließen und ein vermittelter Placeboeindruck hätte die interne Validität der Studie empfindlich gefährden können.

2.2.4 Physiologische Untersuchungen

Übersicht 2: physiologischen Variablen

1	HF	M	Herzfrequenz	Mittelwert	Schl/Min
2	HF	S#	Herzfrequenz	Standardab.	Schl/Min
3	HF	Q	Herzfrequenz	MQSD	Schl/Min
4	SV	M	Schlagvolumen	Mittelwert	ml
5	SV	S#	Schlagvolumen	Standardab.	ml
6	SV	Q#	Schlagvolumen	MQSD	ml
7	HMV	M	Herzminutenvolumen	Mittelwert	l/Min
8	HMV	S#	Herzminutenvolumen	Standardab.	l/Min
9	HMV	Q#	Herzminutenvolumen	MQSD	l/Min
10	CI	M#	Herzindex	Mittelwert	l/min/m**2
11	CI	S#	Herzindex	Standardab	l/min/m**2
12	CI	Q#	Herzindex	MQSD	l/min/m**2
13	PEP	M	Anspannungszeit	Mittelwert	msec
14	PEP	S#	Anspannungszeit	Standardab	msec
15	PEP	Q#	Anspannungszeit	MQSD	msec
16	LVET	M	Austreibungszeit	Mittelwert	msec
17	LVET	S#	Austreibungszeit	Standardab	msec
18	LVET	Q#	Austreibungszeit	MQSD	msec
19	P/L	M	Quotient PEP/LVET	Mittelwert	
20	P/L	S#	Quotient PEP/LVET	Standardab	
21	P/L	Q#	Quotient PEP/LVET	MQSD	
22	RZ	M	RZ-Zeit	Mittelwert	msec
23	RZ	S#	RZ-Zeit	Standardab	msec
24	RZ	Q#	RZ-Zeit	MQSD	msec
25	HI	M	Heather-Index	Mittelwert	Ohm/sec**2
26	HI	S#	Heather-Index	Standardab	Ohm/sec**2
27	HI	Q#	Heather-Index	MQSD	Ohm/sec**2
28	AF	M	Atemfrequenz	Mittelwert	1/min
29	AF	S#	Atemfrequenz	Std 10 sec	1/min
30	AZV	M	Atemzugvolumen	Mittelwert	ml
31	AZV	S#	Atemzugvolumen	Standardab	ml
32	AMV	M	Atemminutenvolumen	Mittelwert	l/min
33	AMV	S#	Atemminutenvolumen	Std 10 sec	l/min
34	VO2	M	Sauerstoffaufnahme	Mittelwert	ml/min
35	VO2	S#	Sauerstoffaufnahme	Std 10 sec	ml/min
36	RQ	M	Respiratorischer Quotient	Mittelwert	
37	RQ	S#	Respiratorischer Quotient	Std 10 sec	
38	EO2	M	Atemaequivalent	Mittelwert	ml/ml
39	EO2	S#	Atemaequivalent	Std 10 sec	ml/ml
40	PS		Blutdruck systolisch		mmHg
41	PD		Blutdruck diastolisch		mmHg

Anmerkung: # Variablen nach Variablenselektion (Kap 2.7.4) nicht in der Ergebnisdarstellung

Die Herztätigkeit wurde mittels der Impedanzkardiographie (IKG) erfasst. Verwendet wurde ein Gerät "Modell 400" der Firma "Instrumentation for Medicine Inc.(IFM)", Greenwich, Connecticut, USA. Das Verfahren beruht auf der Messung von transthorakalen Impedanzänderungen. Hierzu werden am Hals, sowie unter dem Rippenbogen fingerbreit unter dem Prozessus Xiphoideus, je zwei ringförmige Klebebandelektroden im Abstand von 3 cm angelegt. Zwischen den äußeren Elektroden wird ein definiertes hochfrequentes Wechselstromfeld errichtet. Von den inneren Elektroden wird die Impedanzänderung abgeleitet, die synchron mit der Herztätigkeit verläuft. Der erste Differentialquotient der Widerstandsänderung (dZ/dt) wird registriert. Außerdem wird die Basisimpedanz (Z_0) aufgezeichnet. Zwischen den äusseren Elektroden wird außerdem das Elektrokardiogramm (EKG) abgeleitet. Neben IKG und EKG wird als Hilfsgröße (vgl. Foerster, 1984, S. 29) das Phonokardiogramm (PKG) registriert. Hierzu wird über dem Sternum ein Herzschallmikrophon angelegt. Die Signale Z_0, dZ/dt, EKG, PKG werden zur Bestimmung der kardialen Parameter verwendet. Das Schlagvolumen wird bestimmt nach der Formel von Kubicek, Patterson und Witsoe (1974) (nach Myrtek 1980, S. 97, weiter zur Methodik Fahrenberg & Foerster, 1989, S. 79f, auch Miller & Horvath, 1978). Der Blutdruck wurde mittels Oberarm-Manschette mit einem Standmessgerät nach Riva-Rocci gemessen.

Die Ventilationsgrößen wurden mit einem offenen System gemessen, die Gasanalysen wurden mit dem O_2-Analysator und dem CO_2-Analysator des Geräts EOS Sprint (Fa. Jäger, Würzburg) vorgenommen. Mit Ausnahme des Blutdrucks, der jeweils am Ende einer Phase gemessen wurde, liegen die Variablen auf 10-Sekunden-, Minuten- und Phasenebene vor. Die angeführten Variablen wurden gemäß den Forschungsstandards der Forschungsgruppe im Hinblick auf weitergehende Auswertungen routinemäßig erfasst und parametrisiert.

Alle simultan abgeleiteten physiologischen Analogdaten wurden über ein Interface weitergeleitet, analog-digital gewandelt und von einem Personal-Computer auf Festplatte gespeichert. Zur visuellen Kontrolle während der Registrierung wurden ausgewählte Ausgangssignale auf dem Monitor dieses Rechners dargestellt.

Die Versuchssteuerung erfolgte über einen zweiten Personal-Computer. Die einzelnen Phasen wurden manuell gestartet. Der Steuerrechner startete mit einer Verzögerung von 5 Sekunden die Datenaufnahme auf dem Aufzeichnungsrechner und die Aufgabendarbietung auf dem AMIGA.

2.3 Die Stichprobe

2.3.1 Anamnestische Daten der Stichprobe

An der Untersuchung nahmen 129 männliche Studenten teil. Ein Teilnehmer wurde wegen technischer Probleme bei der Registrierung von der Auswertung ausgeschlossen. Das Durchschnittsalter betrug 24.1 Jahre (s=2.3) mit einer Spannweite von 18 bis 31 Jahren. Die mittlere Körpergröße lag bei 182,4 cm (s=7.1), das mittlere Körpergewicht bei 73.1 kg (s=8.0). Die mittlere Semesterzahl betrug 5.6 Semester (s=3.8). Die Teilnehmer verteilten sich wie folgt auf die einzelnen Fakultäten:

Rechtswissenschaftliche Fakultät	32 Pbn
Medizinische Fakultät	16 Pbn
Wirtschaftswissenschaftliche Fakultät	6 Pbn
Geisteswissenschaftliche Fakultäten	38 Pbn
Naturwissenschaftliche Fakultäten	36 Pbn

Im Vergleich mit der Statistik des Studentenwerks ist die rechtswissenschaftliche Fakultät überrepräsentiert, die übrigen Fakultäten entsprechend etwas unterrepräsentiert.

Die Probanden haben im Mittel in ihrem Leben 2.2 Krankenhausaufenthalte hinter sich (0= 22 Pbn, 1= 36 Pbn, 2= 35 Pbn, 3= 15 Pbn, 4 und mehr = 20 Pbn, Maximum 15).

Krankenhausaufenthalte und Erkrankungen

In den letzten 12 Monaten waren 54 Probanden (42.2%) nie in ärztlicher Behandlung, 66 Probanden (51.6%) gelegentlich kurzzeitig, 5 Probanden (3.9%) vorübergehend länger als 4 Wochen und 3 Probanden (2.3%) regelmäßig in Behandlung. Von 4 Personen wurde eine länger zurückliegende ernsthafte Organerkrankung angeben. Kontakt zu einer psychologisch-therapeutischen Institution gaben 3 Probanden an (124 Pbn keinen Kontakt, 1 Pb keine Angabe).

Medikamenteneinnahme und Medikamentenverträglichkeit

Eine Hausapotheke zur Behandlung von Alltagsbeschwerden geben 49 Probanden (38.3%) an.

In den letzten 12 Monaten verwendeten die Probanden im Mittel "gelegentlich" (MW 1.6, s 0.75) Medikamente gegen körperliche Krankheiten und Beschwerden (62 Pbn nie, 58 Pbn gelegentlich, 1 Pbn häufig, 6 Pbn regelmäßig, 1 Pbn keine Angabe). Von medizinischer Seite wurde bei 8 Probanden eine Medikamentenunverträglichkeit festgestellt.

Im Mittel werden am häufigsten Vitaminpräparate verwendet, gefolgt von Schmerzmitteln und Naturheilmitteln. Dabei werden Schmerzmittel von insgesamt mehr Personen niederfrequent und Vitaminpräparate von etwas weniger Personen hochfrequent verwendet. Die Verwendung von Schlaftabletten und Beruhigungsmitteln ist selten und auf wenige Personen beschränkt. Insgesamt haben 88 Probanden (68.8%) wenigstens eines der fünf Medikamente mindestens zweimal im Jahr verwendet, 40 Probanden (31.2%) keines der vier Medikamente. Werden Medikamente gegen körperliche Erkrankungen mit berücksichtigt, haben 101 Probanden in den letzten 12 Monaten irgendein Medikament verwendet.

Tab. 1: Medikamentenkonsum

	MW	SD	nie	ca. 2x Jahr	ca. 2x Monat	ca. 3x Woche	fast täglich
				Häufigkeiten			
Schlaftabletten	1.02	0.15	125	3	-	-	-
Beruhigungstabletten	1.01	0.09	127	1	-	-	-
Schmerztabletten	1.44	0.61	80	40	8	-	-
Vitaminpräparate	1.60	1.00	85	22	9	11	1
Naturheilmittel	1.38	0.68	91	27	8	2	-
Mittelwert	1.29	0.29					

Die Probanden greifen im Mittel "selten" (MW 4.02, s 0.73, 4=selten) zur Selbstmedikation bei auftretenden Krankheitssymptomen (33 Pbn 5=nie, 66 Pbn 4=selten, 27 Pbn 3=manchmal, 2 Pbn 2=oft, 0 Pbn 1=immer). Häufige Selbstmedikation geht einher mit dem Vorhandensein einer Hausapotheke (r .35 p<.001), hohem Gebrauch von Schmerzmitteln (r .32, p<.001), Naturheilmitteln (r .32, p<.001), und der Verwendung von Medikamenten gegen körperliche Beschwerden (r .22, p<.050). Letzteres zeigt einen positiven Zusammenhang zur Häufigkeit der Arztbesuche (r .44, p<.001). Bei der Verwendung von Vitaminen findet sich kein Zusammenhang zur Selbstmedikation. Vitaminsubstitution wird demnach vermutlich nicht als Medikation verstanden.

Genussmittelgebrauch und Schlaf
Die Probanden schlafen im Mittel zwischen 8 und 9 Stunden pro Nacht (< 8 Stunden 10 Pbn, 8 Std. 61 Pbn, 9 Std 61 Pbn, ≥ 10 Std. 11 Pbn). Die individuellen Leistungsmaxima wurden in Intervallen zwischen 9 und 22 Uhr erfasst. Das erste Leistungsmaximum am Tag wird von der Mehrzahl der Probanden (66 von

128) zwischen 9 und 11 Uhr vormittags erreicht, 5 Probanden erreichen dieses Leistungsmaximum vor 9 Uhr. In der Zeit zwischen 11 und 13 Uhr haben 32 Probanden ihr Leistungsmaximum. Die restlichen 25 Probanden erreichen ihr Leistungsmaximum in den übrigen Intervallen des Tages. 81 Probanden geben ein zweites Leistungsmaximum an, die Mehrzahl (30 von 81) zwischen 20 und 22 Uhr, 19 Probanden zwischen 18 und 20 Uhr, 15 Probanden zwischen 16 und 18 Uhr.

Die Probanden nehmen im Mittel 2.85 Liter Bier (s=2.3, Median 2.2 Liter) in der Woche zu sich (0 Liter 18 Pbn, 0 bis 2 Liter 46 Pbn, 2 bis 5 Liter 52 Pbn, >5 Liter 12 Pbn; Wein und etwaige Spirituosen wurden entsprechend dem Alkoholgehalt in Biereinheiten umgerechnet).

Achtzig Probanden sind Nichtraucher, 24 Probanden rauchen bis zu 10, 24 Probanden mehr als 10 Zigaretten täglich. Der durchschnittliche Zigarettenkonsum der Raucher liegt bei 11.3 (s=7.53) Zigaretten pro Tag. Von den 48 Rauchern bezeichnen sich 13 Probanden als Stressraucher. Der durchschnittliche Kaffee- und Teekonsum liegt bei 2.72 Tassen Kaffee oder Tee am Tag (s= 1.85, Median 2.0 Tassen) und schwankt zwischen 0 Tassen (11 Pbn) und 8 Tassen.

Tagesablauf

Im Mittel verwenden die Teilnehmer 36.4 Stunden in der Woche auf ihr Studium. Davon entfallen 13.1 Stunden auf Lehrveranstaltungen, 11.6 Stunden auf Arbeiten in der Bibliothek, 10.5 Stunden auf Arbeiten zuhause und 1.32 Stunden auf sonstige Arbeiten im Rahmen des Studiums.

Pro Woche werden im Mittel 9.6 Stunden körperliche Betätigungen angegeben. Davon sind 4.0 Stunden Ballspiele, 2.30 Stunden Spazieren gehen, 1.0 Stunden Dauerlauf, 1.0 Stunden Tischtennis und 0.5 Stunden Schwimmen. Die gewichtete Sportsumme liegt im Mittel bei 35.77 mit einer erheblichen Varianz (s=25.21).

Neben diesen Tätigkeiten werden im Mittel 42.5 Stunden pro Woche für Freizeit- und Alltagstätigkeiten angegeben. Der größte Teil hiervon nimmt "Geselligkeit/Familie" mit 12.7 Stunden in Anspruch, gefolgt von "Lesen/Musizieren" (MW 6.9), "Haushalt" (MW 5.0) und "Fernsehen" (MW 4.1, Stunden). Auf den weiteren Plätzen folgen die Tätigkeiten "Disco/Kino/Theater" (MW 3.57), "Besorgungen/Reparaturen" (MW 3.38), "Jobs" (MW 3.09), "Basteln/Sammeln/-Spiel" (MW 1.54), "Computer" (MW 1.02), "Vereinstätigkeit/Politik/Ehrenamt" (MW 0.81), "Sonstige Betätigungen" (MW 0.36). Über Studium, Sport und Freizeit summiert, werden insgesamt 88.5 (s= 24.8, Median 82.5) Stunden an Aktivitäten angegeben.

Die angegebene Belastung durch das Studium liegt auf einer 5-stufigen Skala (5 = gering) im Mittel bei 2.6 (s=0.98), zwischen "mittel" und "groß", die Belastungen durch Jobs bei "eher gering" (MW 3.9, s=0.91). Im Mittel schildern sich die Teilnehmer als "ziemlich zufrieden" mit ihrem Studium (MW 2.4, s=0.92) (sehr: 6 Pbn, ziemlich: 56 Pbn, teils/teils: 47, ziemlich unzufrieden: 16 Pbn, sehr unzufrieden: 3 Pbn).

Das durchschnittliche Allgemeinbefinden in der Zeit vor der Untersuchung lag, ebenfalls auf einer 5-stufigen Skala (5 = schlecht), mit 2,23 (s=0,85) bei "eher gut" (sehr gut: 9 Pbn, gut: 85 Pbn, mittelmäßig: 29, eher schlecht: 5 Pbn, schlecht: 0 Pbn). Der Gesundheitszustand während der letzten Zeit wird mit "gut" (MW 2.0, s=0.63) (sehr gut 23 Pbn, gut 84 Pbn, mittelmäßig 19 Pbn, eher schlecht 2 Pbn, schlecht 0 Pbn) beurteilt, verglichen mit anderen Studenten gleichen Alters wird dieser Zustand als "etwas besser als der Durchschnitt" bis "durchschnittlich" eingestuft (MW 2.5, s=0.64). Mit Blick auf die Zukunft wird die Gesundheit auf einer fünfstufigen Skala als "eher optimistisch" (MW 2.2, s=0.60, 2 eher optimistisch, 3 teils/teils) eingestuft.

2.3.2   Persönlichkeitsmerkmale der Probanden - Repräsentativität der Stichprobe

In der Literatur finden sich uneinheitliche Hinweise (u.a. Frank, 1982; Fahrenberg et al., 1979, S. 37; Broeren, 1970; Lasagna, 1954) darauf, dass sich Personen, die an Medikamentenversuchen oder psychophysiologischen Experimenten teilnehmen, durch besondere Persönlichkeitszüge auszeichnen. Zur Überprüfung dieses Sachverhalts wurde für die Instrumente FPI, FBL, Leistungsmotivation LM20 und Ängstlichkeit STAI die Stichprobe der vorliegenden Studie mit Stichproben aus früheren Arbeiten der Forschungsgruppe und, soweit vorhanden, mit Angaben aus den jeweiligen Testmanualen verglichen. In Tab. 1 sind Mittelwerte und Vergleiche mittels t-Tests aufgeführt. Alle Stannine-Werte für den FPI liegen im unauffälligen Bereich zwischen 4 und 6. Im Vergleich der habituellen Ängstlichkeit mit Stichproben aus dem Manual des STAI zeigt sich gleichfalls kein Unterschied. Im Vergleich zu einer früheren Studie (s. Vgl.1, Tab. 2) ist die vorliegende Stichprobe weniger ängstlich.

Im selben Vergleich zeigt die vorliegende Stichprobe im FPI eine größere Lebenszufriedenheit, weniger körperliche Beschwerden, eine geringere Aggressivität und eine geringere Emotionalität. In den vier Vergleichen der FBL zeigen sich einmal signifikant weniger Beschwerden auf der Skala Herz-Kreislauf. Die

drei weiteren Befunde deuten in die gleiche Richtung, sind jedoch nicht signifikant.
Im Vergleich zu den Testmanualen liegt die vorliegende Stichprobe im Normbereich, im Vergleich zu früheren Untersuchungen zeigt sie ein tendenziell eher

Tab. 2: Grundstatistik der Persönlichkeitsvariablen und Vergleich mit früheren
Studien und Referenzstichproben aus Manualen

	Studie		Vergleichsstudien				
	mw	sd	n	mw	sd	t	Vgl
FPI-LEBE	6.59	3.33	60	5.12	3.48	2.79 **	Vgl 1
FPI-SOZI	7.52	2.38	60	7.38	2.44	0.37	Vgl 1
FPI-LEIS	6.75	2.76	60	7.00	2.73	0.58	Vgl 1
FPI-GEHE	4.70	2.80	60	5.40	2.95	-1.58	Vgl 1
FPI-ERRE	5.40	3.00	60	6.23	3.37	-1.70	Vgl 1
FPI-AGGR	4.42	2.57	60	5.62	2.59	-2.99 **	Vgl 1
FPI-BEAN	4.65	2.97	60	5.08	3.02	-0.92	Vgl 1
FPI-BESC	2.07	1.79	60	2.95	2.34	-2.85 **	Vgl 1
FPI-GESU	4.10	2.62	60	4.57	2.37	-1.18	Vgl 1
FPI-OFFE	7.95	2.47	60	8.48	2.24	-1.42	Vgl 1
FPI-EXTR	8.33	2.95	60	7.62	3.08	1.52	Vgl 1
FPI-EMOT	5.68	3.46	60	7.05	3.86	-2.45 *	Vgl 1
STAI	39.15	9.04	60	43.30	11.00	-2.74 **	Vgl 1
STAI	39.15	9.04	171	40.45	8.54	-1.27	Vgl 4.1
STAI	39.15	9.04	27	39.74	6.36	-0.32	Vgl 4.2
FBL-ALLG	19.55	4.47	60	20.83	4.62	-1.82	Vgl 1
FBL-ALLG	19.55	4.47	125	20.40	5.70	-1.32	Vgl 2
FBL-HEKR	11.39	3.49	60	12.00	4.34	-1.04	Vgl 1
FBL-HEKR	11.39	3.49	125	13.90	5.20	-4.53 ***	Vgl 2
LM20	31.48	3.82	60	31.30	3.47	0.31	Vgl 1
LM20	31.48	3.82	125	30.20	4.17	2.55 *	Vgl 3

Anmerkung :   * $p < .05$ ** $p < .01$ *** $p < p .001$

Vgl   1   : Vergleichsstudie Dieterle, 1989
Vgl   2   : Vergleichsstudie Myrtek, 1980
Vgl   3   : Vergleichsstudie Fahrenberg et al., 1979
Vgl   4.1   : Vergleich STAI Manual S.32
Vgl   4.2   : Vergleich STAI Manual S.35

besseres Allgemeinbefinden. Die Befunde untermauern jedenfalls nicht die Hypothese, dass es bei einem Medikamentenversuch zu einer Präselektion emotional labiler Personen kommt, sondern weisen eher in die gegenteilige Richtung. Für den vorliegenden Medikamentenversuch scheinen sich eher weniger ängstliche und emotional stabilere Teilnehmer gemeldet zu haben. Dies sind Personenmerkmale für die in der Literatur Zusammenhänge zur Placeboreaktivität berichtet werden. In der vorliegenden Studie ist damit möglicherweise der Wertebereich dieser Prädiktoren eingeschränkt. Die Wahrscheinlichkeit für den Nachweis entsprechender Zusammenhänge zwischen Ängstlichkeit und Placeboreaktivität ist damit eher herabgesetzt.

2.3.3 Persönlichkeitsmerkmale der Stichprobe - faktorielle Beschreibung

Tabelle 3 fasst die Ergebnisse einer Faktorenanalyse mit den erhobenen Persönlichkeitsskalen zusammen. Die Faktorenanalyse ergab sieben Faktoren die zusammen 72.5% der Varianz aufklären.

Tab. 3: Faktorenanalyse der Persönlichkeitsvariablen

		1	2	3	4	5	6	7	h^2
FBL HEKR	Herz-Kreislauf	83	.	.	.	-25	.	.	79
FPI_BESC	Körperliche. Beschwerden	78	.	.	.	.	.	.	69
FBL ALLG	Allgemeinbefinden	75	.	.	.	.	.	.	59
FPI-EMOT	Emotionalität	64	50	33	.	.	.	.	79
STAI	Habit. Ängstlichkeit	56	33	52	-35	.	.	.	83
FPI-BEAN	Beanspruchung	48	42	23	.	21	28	27	66
FPI-OFFE	Offenheit	.	76	.	.	.	.	.	66
FPI-ERRE	Erregbarkeit	25	69	.	.	.	.	.	62
HAK-HOM	Handlungsorient. n. Mißerfolg	.	-61	.	49	.	.	.	67
HAK-HOP	Handkungsorient. b. Handlungsplanung.	-23	-58	.	27	38	.	.	65
FPI-AGGR	Aggressivität	.	56	.	32	.	-55	.	77
IPC-FATA	Fatalismus	.	.	79	.	.	.	.	71
IPC-INTE	Internalität	.	.	-65	20	22	.	.	55
IPC-EXTE	Externalität	.	.	59	-38	.	.	38	67
FPI-LEBE	Lebenszufriedenheit	-47	-35	-48	.	20	.	.	68
FPI-EXTR	Extraversion	.	.	.	84	26	.	.	81
FPI-GEHE	Gehemmtheit	.	22	28	-76	.	.	.	73
LM20	Leistungsmotivation	.	.	.	.	89	.	.	84
FPI-LEIS	Leistungsorientierung	.	.	.	30	82	.	.	84
FPI-SOZI	Soziale Orientierung	.	.	.	.	.	88	.	81
FPI-GESU	Gesundheitssorgen	.	.	.	.	.	.	93	87
	Aufgeklärte Varianz in %	15	14	11	11	9	7	6	

Anmerkung : Ladungen > .30 aufgeführt, Ladungen multipliziert mit 100

Auf dem ersten und varianzstärksten Faktor laden die Skalen "körperliche Beschwerden" (FBL Herz-Kreislauf und Allgemeinbefinden, FPI Beschwerden), "Neurotizismus", "Ängstlichkeit" (trait) und "Beanspruchung". Hohe Werte auf diesem Faktor kennzeichnen Personen mit starken Ausprägungen in diesen Dispositionen. Der Faktor beschreibt Facetten eines herabgesetzten Allgemeinbefindens, eventuell auch einer allgemeinen Klagsamkeit (Fahrenberg, Hampel & Selg, 1984, S. 29).

Hohe Werte auf dem zweiten Faktor weisen auf hohe Offenheit, Erregbarkeit, Aggressivität und niedrige Handlungsorientierung bei Misserfolg und Handlungsplanung hin. Der dritte Faktor ist ein Faktor "Attribution". Hohe Werte deuten auf hohe externale, fatalistische Attribution auf der einen Seite und geringe internale Attribution sowie geringe Lebenszufriedenheit auf der anderen Seite. Die übrigen Faktoren enthalten im wesentlichen jeweils nur die spezifische Varianz einer Skala: Extraversion, Leistungsmotivation, soziale Orientierung und Gesundheitssorgen.

2.4 Versuchsdurchführung

2.4.1 Placebopräparate

Das Schlafmittelplacebo wurde in Form von weißen Tabletten (Durchmesser 8 mm, Farbe weiß, 90 mg Lactose 1 H_2O) der Firma Liechtenstein Pharmazeutica verabreicht. Das Weckmittelplacebo wurde in Form von Dragees (Durchmesser 9 mm, Farbe gelb, 250 mg Lactose 1 H_2O) derselben Firma verabreicht. Aussehen und Form zeigten große Ähnlichkeit mit den Originalpräparaten Luminal® (Schlafmittel) und AN1® (Weckmittel).

2.4.2 Organisatorischer und zeitlicher Rahmen

2.4.2.1 Ort und Termine

Die dargestellte Untersuchung wurde in den Räumen der Forschungsgruppe Psychophysiologie der Universität Freiburg durchgeführt. Die Fragebogenvoruntersuchung wurde jeweils am Dienstag und Donnerstag Nachmittag um 14.00 Uhr durchgeführt. Hierzu wurden Gruppen bis zu 6 Personen einbestellt. Die Hauptuntersuchung, zu der die Pbn einzeln erschienen, fand an einem der folgenden Tage vormittags statt. Termine für die Hauptuntersuchung waren jeweils 9.00 Uhr und 10.45 Uhr. Die Untersuchung wurde vom Verfasser geleitet. Die Medizinisch-Technischen-Assistentin (MTA) der Forschungsgruppe nahm die Blutdruckmessungen vor.

2.4.2.2 Anwerbung der Probanden

Das Procedere sollte sicherstellen, dass die Teilnehmer zu einer bestimmten Altersgruppe von gesunden Studenten gehörten, in der Lage waren, Fragebogen zu verstehen und die Aufgaben am Bildschirm zu lösen (deutsche Muttersprache, keine starke Fehlsichtigkeit) und daß die Messung der Atemtätigkeit mittels einer Atemmaske artefaktfrei möglich war (kein Vollbart). Darüber hinaus sollte durch gezieltes Fragen nach Gesundheitszustand, bestehenden Krankheiten und gegenwärtiger Medikamenteneinnahme das Setting eines Medikamentenversuches geschaffen werden.

Die Teilnehmer wurden universitätsöffentlich per Handzettel (s. Anhang) angeworben. Dieser enthielt Informationen über den Inhalt der Untersuchung (psychophysiologische Untersuchung zum Einfluss unterschiedlicher Grade von Wachheit auf mentale und physiologische Funktionen, Messung von EKG, Blutdruck, Atmung), die Zielgruppe (gesunde männliche Studenten mit deutscher Muttersprache, keine starke Fehlsichtigkeit, kein Vollbart) und über das Honorar (40.- DM für ca. 3 1/2 Std.). In den Semesterferien wurden außerdem in einem Kleinanzeiger zwei Anzeigen gleichen Inhalts aufgegeben.

In einem kurzen standardisierten Telefoninterview (s. Anhang B) wurde ein Überblick über die Studie gegeben, die Einnahme von Medikamenten wurde angekündigt, und es wurde abgeklärt, ob der Anrufer zur Zielgruppe gehört. Darüber hinaus wurden Fragen zu den Stichwörtern des Handzettels beantwortet. War der Anrufer bereit teilzunehmen und erfüllte er die Eingangskriterien, wurde er zum Vortermin einbestellt.

2.4.3 Voruntersuchung

Die Voruntersuchungen wurden in Gruppen von etwa sechs Probanden durchgeführt. Nach der Begrüßung und Vorstellung des Versuchsleiters sowie einigen allgemeinen einführenden Worten zum Forschungsgegenstand der Forschungsgruppe Psychophysiologie, wurde die vorliegende Studie und ihr organisatorischer Rahmen kurz erläutert. Coverstory war die "Untersuchung von Konzentrationsleistungen und physiologischer Prozesse auf unterschiedlichem Wachheitsniveau".

Anschließend wurden Fragen zum Informationsblatt (s. Anhang B) und zum Probandenvertrag (s. Anhang B) beantwortet. Auf diesen Blättern sind Informationen über den Versuch, Beschreibungen der Medikamente AN1® und Luminal®, sowie Verhaltensregeln für die Hauptuntersuchung bzw. deren Vorabend und den Zeitraum von zwei Stunden nach dem Versuch aufgeführt. Der Inhalt des Vertrags wurde erläutert, die Genehmigung durch die Ethik-Kommission ausdrücklich erwähnt und Anonymität zugesichert. Anschließend wurden die ersten Instruktionen zum Ausfüllen der Fragebogen gegeben. Die Fragebogen wurden in der folgenden Reihenfolge vorgegeben :

1.	LGW	Lebensgewohnheiten
2.	Übung	Befindensskalierung absolut
3.	Übung	Befinden Adjektivliste
4.	d2	Konzentrationstest
5.	LM 20	Leistungs-Motivationstest
6.	FBL	Freiburger Beschwerdeliste
7.	STAI	State-Trait-Angstinventar (Teil Trait)
8.	IPC	Fragebogen zu Kontrollüberzeugungen
9.	Übung	Befindensskalierung Vergleich
10.	FPI-R	Freiburger Persönlichkeitsinventar

Nach dem ersten Fragebogen wurde das Verfahren der Befindensskalierung erklärt und die Pbn stuften, als Übung für den Hauptversuch, ihr Befinden ein. An den Konzentrationstest d2, der als Gruppentest durchgeführt wurde, schlossen sich Laborführungen an. Hierbei wurde den Probanden einzeln der Untersuchungsraum gezeigt und die verschiedenen Messaufnehmer erläutert. Nach dieser Einführung folgten die Übungsphasen der Aufgaben "Kopfrechnen" und "Matrizen". Zum Schluss der Führung wurde der Ablauf der Hauptuntersuchung skizziert, ein Termin hierfür wurde vereinbart und der Probandenvertrag unterzeichnet. Die Laborführung dauerte, je nach Fragen der Probanden 10 bis 15 Minuten, die gesamte Voruntersuchung ca. 1 1/2 Stunden.

2.4.4 Hauptuntersuchung

Nach Eintreffen des Probanden und Vergleich von VP-Nr. und Geburtsdatum mit der VPN Liste wurde der Fragebogen "Augenblickliches Befinden vor der Untersuchung" mit folgender mündlicher Instruktion vorgelegt.

:: Füllen Sie nun bitte diesen Fragebogen aus. Der Fragebogen richtet sich auf Ihr augenblickliches Befinden, darauf, wie Sie geschlafen haben, was Sie gefrühstückt haben, und so weiter.

Nach dem Ausfüllen dieses Fragebogens schloss sich die (nach der Voruntersuchung) zweite Übungsphase an. Der Proband setzte sich in den Untersuchungsstuhl, die Aufgabeninstruktion wurde vorgelegt und eine mündliche Instruktion gegeben.

:: Es folgen jetzt zwei Übungsphasen, von der Struktur her dieselbe wie nachmittags. Lesen Sie nun bitte noch einmal die Aufgabeninstruktion durch.

:: Zuerst die Übung der Aufgabe "Kopfrechnen". Die Übungsphase umfasst 15 Aufgaben, Sie haben dafür insgesamt maximal 3 Minuten Zeit.

:: Es folgt jetzt die Übungsphase "Matrizen". Die Übungsphase umfasst 12 Aufgaben, es besteht jetzt während der Übungsphase keine Zeitbeschränkung für die einzelnen Aufgaben. Insgesamt haben Sie jetzt maximal 3 Minuten Zeit zu üben.

Nach der Übungsphase wurde der Ablauf der Untersuchung skizziert

:: Wir legen Ihnen jetzt die Elektroden an und überprüfen die Signale. Wenn alles bereit ist, beginnen wir mit der Registrierung. Es folgt zuerst eine Ruhephase, dann die Aufgabe "Kopfrechnen", wieder eine Ruhephase und die Aufgabe "Matrizen". Alle Aufgabenphasen dauern genau 4 Minuten, die Ruhephasen circa 5 Minuten. Nach jeder Phase messen wir Ihren Blutdruck. Nach diesem ersten Block kommt dann eine größere Pause, in der Sie zu Beginn eventuell ein Medikament bekommen. Der zweite Block beginnt dann nach ca. 25 Minuten. Er ist genauso strukturiert wie der erste Block: Ruhephase, Kopfrechnen, Ruhephase, Zahlensuchen. Danach folgt noch eine Ruhephase und dann der Kaltwassertest und zuletzt die Fahrradergometrie.

:: Den Kaltwassertest und die Ergometrie habe ich Ihnen ja bereits in der Voruntersuchung erklärt. Beim Kaltwassertest werde ich Sie bitten, Ihre Hand in kaltes Wasser zu tauchen und ruhig zu halten. Der Test dauert maximal 3 Minuten, das kommt etwas auf Sie an. Sie können die Hand natürlich herausnehmen, wenn es zu kalt oder schmerzhaft wird. Eine Minute bräuchten wir aber mindestens. Bei der Fahrradergometrie beginnen wir mit 50 Watt, das ist eine geringe Belastung. Die Belastung wird dann alle zwei Minuten erhöht, maximal bis 225 Watt. Das Radfahren wird abgebrochen, wenn Sie eine Pulsfrequenz von 140 Schlägen oder die maximale Wattzahl erreicht haben.

In der folgenden Vorbereitungsphase wurden die Probanden gebeten, die Harnblase zu entleeren. Größe und Gewicht wurden gemessen, die IKG-Elektroden im Stehen angelegt. Begleitet wurde dies von einer freien Instruktion darüber, wozu die verschiedenen Aufnehmer dienen. Danach nahm der Proband wieder Platz, Blutdruckmanschette, Herzschallmikrophon und Atemmaske wurden angelegt. Letzteres geschah mit dem Hinweis, mit aufgesetzter Maske nicht mehr zu reden. Ein Signalcheck wurde durchgeführt.

:: Bevor wir mit der eigentlichen Untersuchung beginnen, müssen wir erst noch die Geräte überprüfen und richtig einstellen. Wir sagen Ihnen dann Bescheid, wenn wir mit der Registrierung Ihrer Ruhewerte beginnen. Sitzen Sie bis dahin bequem und versuchen Sie, sich zu entspannen.

Die Befindensskalierung Adjektivliste wurde vorgelegt :

:: Stufen Sie nun bitte Ihr momentanes Befinden auf dieser Liste ein. Dies ist die gleiche Liste, die Sie bereits am Nachmittag ausgefüllt haben.

:: Unsere Geräte sind jetzt geeicht. Es dauert jetzt noch einen Moment, bis Ihre Atemluft im Gerät anlangt.
Versuchen Sie, sich zu entspannen. Sitzen Sie so bequem wie möglich.

Der Versuch wurde gestartet, nachdem der Respiratorische Quotient einen steady state erreicht hatte.

:: Wir beginnen jetzt mit der Registrierung Ihrer Ruhewerte. Versuchen Sie, sich so tief wie möglich zu entspannen. Sitzen Sie bitte ganz ruhig. Entspannen Sie sich.

Nach dem Ende der Ruhephase wurde der Blutdruck gemessen und das Befinden mittels Deuten auf die Skala eingestuft.

:: Die Ruhephase ist nun zu Ende. Wir messen nun Ihren Blutdruck.
Wie haben Sie sich jetzt gefühlt während der Ruhephase?
Wie sehr waren Sie psychisch angespannt?

Zeigen Sie bitte mit dem Finger auf das entsprechende Feld.
Bitte nicht sprechen. Dies ist dieselbe Skala wie beim Nachmittagstermin.
Wie wach oder wie schläfrig waren Sie jetzt während der Ruhephase ?

:: Prägen Sie sich bitte Ihr Befinden während dieser anfänglichen Ruhephase gut ein.
In den nächsten Phasen sollen Sie Ihr Befinden im Vergleich zu dieser anfänglichen
Ruhephase einstufen.

Nach dieser Zwischenphase mit Befindlichkeits-Skalierung und Blutdruckmessung folgte die 1. Aufgabenphase.

:: Es folgt jetzt die erste Aufgabenphase Kopfrechnen. Versuchen Sie bitte, die Aufgaben so schnell wie möglich, aber natürlich auch ohne Fehler zu lösen
Die Aufgabenphase beginnt jetzt.

Nach dem Ende der Aufgabenphase erfolgte die erste Veränderungsskalierung
des Befindens.

:: Die Aufgabenphase ist jetzt zu Ende. Wir messen nun Ihren Blutdruck. Wie haben
Sie sich jetzt gefühlt in dieser Phase, wie war der Grad Ihrer psychischen Anspannung im Vergleich zur anfänglichen Ruhe? Plus 10 und minus 10 bedeuten die
größten Befindensänderungen, die Sie sich vorstellen können. Und wie wach oder
wie schläfrig waren Sie im Vergleich zur anfänglichen
Ruhe?

Das Ausmaß der Anstrengung wurde angegeben.

:: Wie sehr haben Sie sich bei der Lösung der Aufgaben eingesetzt, wie sehr haben Sie
sich bei der Bearbeitung der Aufgaben angestrengt?

Es folgte die zweite Ruhephase.

:: Es folgt jetzt wieder eine Ruhephase. Versuchen Sie, sich zu entspannen. Sitzen Sie
bitte wieder ganz ruhig. Entspannen Sie sich.

Nach Ende der Ruhephase

:: Die Ruhephase ist nun zu Ende.
Wir messen nun Ihren Blutdruck. Wir haben Sie sich jetzt gefühlt, wie angespannt
waren Sie im Vergleich zur anfänglichen Ruhe?
Und wie wach oder wie schläfrig waren Sie im Vergleich zur anfänglichen Ruhe?

Die 2. Aufgabenphase.

:: Es folgt jetzt die Aufgabenphase "Matrizen" in der Sie jetzt nicht mehr unbe-
schränkt viel Zeit für die einzelnen Aufgaben zur Verfügung haben. Versuchen Sie
bitte, die Aufgaben so genau wie möglich und so schnell wie möglich zu lösen.
Die Aufgabenphase beginnt jetzt.

Ende der Aufgabenphase

:: Die Aufgabenphase ist jetzt zu Ende. Wir messen nun Ihren Blutdruck.
Wie haben Sie sich jetzt gefühlt in dieser Phase, wie angespannt waren Sie im Ver-

gleich zur anfänglichen Ruhe?
Wie wach oder wie schläfrig waren Sie im Vergleich zur Anfangsruhe ?

:: Wie sehr haben Sie sich bei der Lösung der Aufgaben eingesetzt, wie sehr haben Sie sich bei der Bearbeitung der Aufgaben angestrengt ?

Einschätzung des subjektive Erfolgs

:: Versuchen Sie nun bitte, Ihren relativen Erfolg möglichst genau einzuschätzen. Wie viel Prozent der Aufgaben haben Sie richtig gelöst?

Nach einer kurzen Pause wurde die Adjektivliste Befindensskalierung vorgelegt

:: Stufen Sie jetzt bitte wieder Ihr Befinden auf dieser Liste ein

Die Atemmaske wurde abgenommen. Der Proband blieb im Untersuchungsstuhl sitzen. Je nach Gruppe erfolgte jetzt die Applikation des Placebos. In den Placebogruppen wurde dem Proband das Medikament auf einem Medikamentenlöffel mit einem Glas Heilwasser zusammen gereicht.

:: Sie gehören zu einer Medikamentengruppe. Nehmen Sie jetzt bitte dieses Medikament ein.

Das Medikament wurde unter Beobachtung eingenommen.

:: Dies ist das AN1, das Weckmittel.

oder

:: Dies ist das Luminal, das Schlafmittel.

:: Wir machen nun eine Pause von 20 Minuten. Wünschen Sie etwas zu lesen ?

Eine Auswahl von Zeitschriften wurde überreicht.
In der Pause verließ die MTA den Raum, der Versuchsleiter blieb an einem Schreibtisch sitzen und verhielt sich ruhig. Nach ca. 10 Minuten wurde nachgefragt, ob alles in Ordnung sei. Nach Ablauf der Pause wurde der zweite Block angekündigt, die Atemmaske wieder angelegt und die Signale überprüft. Die Befindensskalierung "Adjektivliste" wurde vorgelegt. Die Instruktionen im zweiten Block erfolgten nach dem gleichen Schema wie im ersten Block.

Nach der fünften Ruhephase erfolgte die Instruktion zum Cold-Pressor-Test

:: Es folgt jetzt der Kaltwassertest, den ich Ihnen ja bereits am Nachmittagstermin gezeigt habe. Tauchen Sie bitte Ihre Hand bis zum Handgelenk hinein und halten sie Sie ruhig, wenn ich es Ihnen sage. Wir brauchen eine volle Minute Datenaufnahme, mindestens. Maximal kann der Test drei Minuten dauern. Ich sage Ihnen, wenn eine Minute vorüber ist.

:: Tauchen Sie jetzt bitte Ihre Hand hinein.

:: Eine Minute ist jetzt vorüber, wir messen jetzt Ihren Blutdruck.

Gegebenenfalls

:: Drei Minuten sind vorüber, nehmen Sie jetzt bitte Ihre Hand heraus.

Ein Handtuch wurde gereicht und die Befindensskalierungen zur Anspannung und Wachheit wurden durchgeführt. Die Schmerzhaftigkeit des Cold-Pressor-Test wurde angegeben.

:: Wie schmerzhaft fanden Sie den Kaltwassertest?

Anschließend wurde die Position auf der Ergometerliege eingenommen. Es wurde erklärt, in welchem Bereich der Zeiger der Drehzahlkontrolle sich befinden sollte. Nach einem Signalcheck wurde die Phase gestartet.

:: Beginnen Sie bitte jetzt zu treten.

Während der Phase wurden Herzfrequenz und Drehzahl beobachtet. Wenn eine Herzfrequenz von 140 Schlägen erreicht war, wurde die Phase zum Ende eines vollen Zwei-Minuten-Intervalls abgebrochen. Anschließend wurden die Messaufnehmer abgenommen, der Proband kleidete sich wieder an. Der Fragebogen zum Versuchserleben wurde vorgelegt.

:: Zum Schluss habe ich noch einige Fragen an Sie. Es ist für die Beurteilung der Untersuchung und Ihrer Ergebnisse wichtig für uns zu erfahren, wie Sie persönlich die Untersuchung erlebt und empfunden haben und wie Ihre persönliche Einstellung dazu war. In diesem Fragebogen werden sie danach gefragt.

Es folgte die Ausbezahlung der Aufwandsentschädigung, der Dank für die Teilnahme an dem Versuch und die Verabschiedung.

2.4.5   Laborsituation und Randbedingungen

Im Untersuchungszeitraum betrug die durchschnittliche Raumtemperatur im Kreislauflabor 19.8 °C, die mittlere relative Luftfeuchtigkeit lag bei 39.8 % und der mittlere korrigierte Luftdruck betrug 740 mmHG. Die Klimadaten wurden jeweils vor Versuchsbeginn abgelesen. Die Anordnung des apparativen Versuchsaufbaus war so gewählt, dass ein Maximum an Blendfreiheit des Bildschirms gewährleistet war. Zusätzlich zum Tageslicht brannte eine Glühbirne.

Während des eigentlichen Experiments befand sich die MTA rechts etwas hinter dem Probanden, der Autor hinter dem Probanden zwischen zwei Terminals, beide außerhalb des Blickfelds der Vpn.

Der Proband saß während des Experiments etwas zurückgelehnt im Untersuchungsstuhl. Um diese Körperhaltung zu ermöglichen, war der Bildschirm erhöht angebracht. Die Messapparatur befand sich hinter dem Probanden.

Die Probanden hatten in der Nacht vor der Untersuchung im Mittel 7.3 Stunden geschlafen. Dies wurde auf einer 5-stufigen Skala (5: ausreichend) im Mittel als knapp ausreichend (MW 4.18) bezeichnet (59 Pbn ausreichend, 42 knapp ausreichend, 19 etwas zu kurz, 7 zu kurz, 1 viel zu kurz). Seit der letzten Mahlzeit waren im Mittel 2.4 Stunden vergangen. Bei 14 Probanden waren mehr als acht Stunden seit der letzten Mahlzeit vergangen. Diese Personen hatten vermutlich nicht gefrühstückt.

Am Morgen der Untersuchung hatten die Probanden im Mittel 0.95 Tassen Kaffee zu sich genommen und 0.30 Zigaretten geraucht. 108 Personen hatten vor der Untersuchung nicht geraucht. Sechs Personen hatten am Tag der Untersuchung ein Medikament eingenommen.

Am Abend vor der Untersuchung hatten die Probanden im Mittel 0.33 Liter Bier (Wein und etwaige Spirituosen wurden entsprechend dem Alkoholgehalt in Liter Bier umgerechnet) konsumiert.

Elf Personen gaben an, es habe am Tag vor der Untersuchung besondere Ereignisse, Belastungen oder Aufregungen gegeben, die noch nachwirken würden.

Die Probanden stuften auf einer 7-stufigen Skala (7: völlig) ihre "nervöse Erwartungsspannung" mit "ein bisschen" ein (MW 2.09, s= 0.72). Das Allgemeinbefinden wurde vor der Untersuchung auf einer 4-stufigen Skala (4: eher schlecht) mit gut bezeichnet (MW 2.16, s= 0.57). Am Morgen der Untersuchung hatten 6 Personen bereits Sport getrieben. Zwischen Sport und Untersuchung waren bei diesen Personen im Mittel 0.33 Stunden vergangen. Einige Probanden fassten auch die Anfahrt mit dem Fahrrad in die Räume der Forschungsgruppe als Sport auf.

Vor der ersten Ruhephase stuften die Probanden ihr Befinden auf einer 7-stufigen Adjektivliste (0 überhaupt nicht, 6 vollkommen zutreffend) ein. Es ergaben sich folgende Mittelwerte und Standardabweichungen: aufmerksam/konzentriert 4.47 (s= 0.95), ruhig/entspannt 3.57 (s= 1.29), aktiv/energiegeladen 3.29 (s= 1.14), freudig/unbeschwert 2.84 (s= 1.37), nervös/kribbelig 2.26 (s= 1.42), träge/energielos 1.16 (s= 1.18), müde/erschöpft 0.93 (s= 1.15), gereizt/verärgert 0.74 (s= 1.12), bedrückt/betrübt 0.74 (s= 1.04). Demnach lässt sich das Befinden unmittelbar vor der Untersuchung als sehr wenig bedrückt, gereizt und müde, ziemlich aufmerksam, ruhig und aktiv, bei geringer Ausprägung von freudig, nervös und träge charakterisieren. Dieselbe Adjektivliste war auch in der Voruntersuchung vorgelegt worden. Im Vergleich zur Voruntersuchung (t-Test, ohne Tabelle) schilderten sich die Probanden zu Beginn der Hauptuntersuchung nervöser, aktiver sowie weniger müde, träge, bedrückt und ruhig.

Nach der ersten Ruhe schilderten sich die Probanden auf einer 7-stufigen Skala (1: sehr schläfrig, 7: sehr wach) als "etwas" wach (MW 4.86, s=1.56), ebenfalls auf einer 7-stufigen Skala als "ein bisschen" bis "etwas" angespannt (MW 2.62, s=1.07).

Die Randbedingungen der Untersuchung wurden auf 4-stufigen Skalen (1: nein, 2: etwas, 3: ziemlich, 4: stark) eingestuft. Die Probanden empfanden Bandelektroden, Atemmaske oder Blutdruckmessen "etwas" bis "ziemlich" (MW 2.53) unangenehm. Sie wurden durch den Untersuchungsraum nicht verunsichert (MW 1.2, s=0.44), und Licht, Luft und Temperatur waren nicht unangenehm (MW 1.37), die Technik wirkte nicht verunsichernd (MW 1.23). Die Probanden hatten keine Schwierigkeiten im Umgang mit dem Versuchsleiter (MW 1.03). Es fiel ihnen im Mittel "etwas" bis "ziemlich" leicht (MW 2.41), die wiederholten Fragen nach ihrem Befinden zu beantworten.
Die Beurteilung und Bewertung des Versuches wurden auf der gleichen Skala vorgenommen. Die Probanden haben sich demnach "etwas" (MW 2.13) Hypothesen über den Zweck der Untersuchung und vermutliche Ergebnisse gebildet, die Erwartungen an das Experiment wurden "ziemlich" erfüllt (MW 2.97). Die Probanden hatten "kaum" Zweifel oder Misstrauen gegenüber dem mitgeteilten Untersuchungsziel (MW 1.31). Die Untersuchung wurde als "ziemlich" sinnvoll (MW 2.74) eingeschätzt. Die Bereitschaft, den Versuch zu wiederholen, ist "ziemlich" hoch (MW 3.21). Insgesamt fühlten die Probanden sich weder psychisch (MW 1.23) noch körperlich (MW 1.20) beeinträchtigt.

2.5 Auswertung

2.5.1 Primärauswertung

Nach Ablauf der Datenregistrierung lagen folgende Datenblöcke vor: Fragebogen, Befindensskalierungen, Aufgabenkennwerte und physiologische Daten. Die Fragebogendaten wurden via Tastatur eingegeben.

Die Primärdaten der Leistungskennwerte, die auf den 3 1/2 Zoll Disketten des Personalcomputer Commondore AMIGA abgespeichert waren, wurden auf einen Laborrechner (AT 286) transferiert. Mit speziell entwickelten Programmen wurden die Leistungskennwerte berechnet.

Die physiologischen Daten wurden nach der Registrierung über eine SUN Workstation auf dem Speichermedium "Exabyte" abgespeichert. Die Datenaufbereitung erfolgte auf einem Laborrechner (AT 286). Die Programme zur Datenaufbereitung erstellte Herr Dipl. Math. G. Brügner. Das Zusammenführen der einzelnen Datenblöcke zu Statistik-Files erfolgte auf dem Laborrechner HP 1000. Auf diesem Laborrechner erfolgten auch die ersten Sekundäranalysen.Weitere Auswertungen wurden auf Personalcomputern (AT 486, Pentium II) mit den Programmpaketen SAS, SPSS/PC+ und SPSS for Windows durchgeführt. Die Auswertungen mit SAS führte Herr Dipl. Math. F. Foerster durch, die SPSS Auswertungen der Verfasser.

2.5.1.1 Artefaktkontrolle

Die Primärauswertung und Artefaktkontrolle der physiologischen Daten erfolgte in folgenden Schritten :

1. Interaktive Kontrolle der Rohdaten mit dem Programm "kontrohd". Die physiologischen Variablen wurden in 20 Sekundenabschnitten am Bildschirm dargestellt. Je 3 Variablen aus dem kardiovaskulären und dem respiratorischen Bereich wurden getrennt überprüft. An kardiovaskulären Variablen wurden das EKG, dz/dt und das Phonokardiogramm dargestellt, an respiratorischen Variablen das Atemzugvolumen, sowie O_2 und CO_2 Gehalt der ausgeatmeten Luft. Artefaktbehaftete Zeitabschnitte wurden Missing Data gesetzt.

2. Bestimmung der Schwellen für die R-Zacken-Erkennung mit dem Programm "vorl54". Für die anschließende Auswertung wurden zwei aufeinanderfolgende, für die Person typische, artefaktfreie R-Zacken bestimmt. Die Form wurde parametrisiert und in einem Parameter-File abgespeichert.

3. Sekundäranalyse der Daten mit dem Programm "ausw54". In diesem Lauf wurden 39 Variablen berechnet und in unterschiedlicher zeitlicher Auflösung abgespeichert. Pro Personen wurden maximal 204 10-Sekunden-Werte 34 Minutenwerte und 11 Phasenwerte abgespeichert.

Im nächsten Auswertungsschritt wurden die Daten zu Gesamtfiles mit unterschiedlichen zeitlichen Auflösungen (10-Sek, Minuten, Phasen) zusammengestellt. Ein Gesamtdatenfile mit Fragebogen, Befindensskalen, Leistungskennwerten und physiologischen Daten wurde geschaffen. Auf diese Files wurde bei der weiteren Auswertung zugegriffen

2.5.1.2 Sekundäre Artefaktkontrolle und Verteilungskennwerte

Neben der Artefaktkontrolle während der Datenaufbereitung wurde für die aufbereiteten acht Phasenmittelwerte aus Block 1 und Block 2 eine statistische Datenkontrolle durchgeführt. Tabelle 4 zeigt Verteilungsmerkmale für diese Phasenmittelwerte.

Tab. 4: Verteilungskennwerte der Daten und Häufigkeit von Extremwerten für die physiologischen Variablen der Phasen Ruhe 1 bis Matrizen 2

			nval	nmd	npva	KURT	SKEW	nd	ndp1	ndp2	ndp3
1	HF	M	1023	1	127	0.88	0.41	0	0	1	0
2	HF	S	1023	1	127	31.39	3.70	5	2	2	0
3	HF	Q	1023	1	127	38.36	4.55	11	5	8	1
4	SV	M	1020	4	125	-0.03	-0.01	0	0	2	0
5	SV	S	1020	4	125	7.24	1.95	8	5	4	1
6	SV	Q	1020	4	125	4.39	1.66	8	6	5	0
7	HMV	M	1020	4	125	0.74	0.35	0	0	0	0
8	HMV	S	1020	4	125	7.23	2.00	12	7	4	0
9	HMV	Q	1020	4	125	18.01	2.85	7	4	0	0
10	CI	M	1020	4	125	0.53	0.28	0	0	0	0
11	CI	S	1020	4	125	7.96	2.05	9	4	4	0
12	CI	Q	1020	4	125	15.67	2.68	9	4	1	0
13	PEP	M	1020	4	125	-0.13	0.02	0	0	0	0
14	PEP	S	1020	4	125	10.60	2.01	6	4	4	1
15	PEP	Q	1020	4	125	1.51	0.88	1	1	0	0
16	LVET	M	1020	4	125	0.96	0.50	0	0	0	0
17	LVET	S	1020	4	125	5.81	1.81	11	2	1	0
18	LVET	Q	1020	4	125	9.87	2.37	14	2	2	0

Anmerkung : nval Anzahl vorliegende Daten, nmd Anzahl Datenpunkte Missing Data, npva komplette Personen, nd Anzahl extremer Datenpunkte interindividuell, ndp Anzahl Personen mit extremen Datenpunkten, ndp1 interindividuell, npd2 intraindividuell, ndp3 intra- und interindivduell

Tab. 4, Forts. : Verteilungskennwerte der Daten und Häufigkeit von Extremwerten für die physiologischen Variablen der Phasen Ruhe 1 bis Matrizen 2

			nval	nmd	npva	KURT	SKEW	nd	ndp1	ndp2	ndp3
19	P/L	M	1020	4	125	-0.00	0.07	0	0	5	0
20	P/L	S	1020	4	125	10.86	2.04	7	5	18	1
21	P/L	Q	1020	4	125	0.54	0.70	0	0	13	0
22	RZ	M	1023	1	127	0.12	-0.03	0	0	1	0
23	RZ	S	1023	1	127	1.33	0.80	2	2	2	1
24	RZ	Q	1023	1	127	25.82	2.40	1	1	2	1
25	HI	M	1020	4	125	3.12	1.25	7	1	0	0
26	HI	S	1020	4	125	31.64	4.23	16	5	3	1
27	HI	Q	1020	4	125	31.14	4.12	11	4	1	0
28	AF	M	1012	12	123	0.40	0.39	0	0	2	0
29	AF	S	1012	12	123	12.81	2.86	18	15	10	7
30	AZV	M	1012	12	123	1.15	0.82	0	0	1	0
31	AZV	S	1012	12	123	3.54	1.73	6	2	6	0
32	AMV	M	1012	12	123	0.37	0.20	0	0	0	0
33	AMV	S	1012	12	123	4.21	1.80	11	10	8	3
34	VO2	M	982	42	118	0.51	-0.09	0	0	1	0
35	VO2	S	982	42	118	4.47	1.77	9	8	5	2
36	RQ	M	982	42	118	0.63	0.25	0	0	2	0
37	RQ	S	982	42	118	5.14	1.78	6	6	5	0
38	EO2	M	982	42	118	3.53	1.00	4	2	0	0
39	EO2	S	982	42	118	5.21	1.82	7	4	2	0
40	PS	M	1024	0	128	0.28	0.48	0	0	2	0
41	PD	S	1024	0	128	0.86	0.30	1	1	1	0

Anmerkung : nval Anzahl vorliegende Daten, nmd Anzahl Datenpunkte Missing Data, npva komplette Personen, nd Anzahl extremer Datenpunkte interindividuell, ndp Anzahl Personen mit extremen Datenpunkten, ndp1 interindividuell, npd2 intraindiviuduell, ndp3 intra- und interindivduell

Insgesamt wurden 41984 Datenpunkte (41 Variablen x 128 Personen x 8 Situationen) überprüft. Davon waren 414 Datenpunkte (0.99%) Missing Data (vgl. Spalte nmd). Missing Data traten am häufigsten in den Variablen der Atmung, insbesondere in den abgeleiteten Variablen des Gasstoffwechsels auf. Pro Variable liegen mindestens 118 komplette Personendatensätze vor. Über alle Variablen und alle acht Situationen hinweg (Ruhe 1..Matrizen 2) liegen 116 vollständig komplette Datensätze vor.

Die Mehrzahl der Variablen sind steilgipflig (KURT>0) und linkssteil (SKEW>0) verteilt. Eine extreme Kurtosis (KURT > 10) zeigen einige kardiovaskulären Variabilitätsmaße und die Variabilität der Atemfrequenz. Extremwerte in Schiefe und Kurtosis gleichzeitig (SKEW > 3, KURT > 10) sind in der Variabilität der Herzfrequenz und des Heather-Index zu beobachten.

Zur Bestimmung eventueller Extrempersonen oder Extremwerte wurden inter- und intraindividuell Ausreißerkontrollen durchgeführt. Die interindividuelle Ausreißerkontrolle erfolgte anhand von Boxplots auf der Basis eines Datensatzes mit 128 Personen, 8 Situationen und 41 Variablen. Als Extremwerte wurden, in Anlehnung an die SPSS Prozedur EXAMINE (Kähler 1991,S.114), Werte mit einer Abweichung von mehr als 3 Interquartilabständen vom 3. Quartil nach oben definiert. Der Interquartilabstand bezeichnet hierbei den Abstand zwischen dem ersten und dritten Quartil. Dieser Bereich enthält bei Normalverteilung exakt die zentralen 50% der Beobachtungen. Bei dieser Überprüfung zeigten sich 207 Extremwerte (0.50%), die sich auf 26 Variablen und 41 Personen verteilen (Spalte nd, ndp1). Am häufigsten sind Extremwerte in der Variabilität der Atemfrequenz (18 Extremwerte, 1.78%, verteilt auf 15 Probanden), gefolgt von der Standardabweichung des Heather-Index (16, 1.57%, 5 Pbn). Insgesamt zeigen sich in den Atmungsvariablen 61 Extremwerte (4 Mittelwerte, 57 Standardabweichungen) und in den kardiovaskulären Variablen 146 Extremwerte (8 Mittelwerte, 76 Standardabweichungen, 62 MQSD). Unter Berücksichtigung der Anzahl eingehender Variablen sind Extremwerte am häufigsten in der Variabilität der Atmung, gefolgt von den Standardabweichungen und den MQSD der kardiovaskulären Variablen. Vergleichsweise selten sind Extremwerte in den Mittelwerten.

In der interindividuell erstellten Extremwert-Matrix Probanden x Variablen waren für einzelne Variablen und Personen bis zu 8 Extremwerte zu beobachten (vgl. auch Spalte nd, ndp1). Eine derartige Häufung von Extremwerten würde eher für extreme Personen als für einzelne Extremwerte sprechen. Um diesen Punkt weiter abzuklären, wurden im zweiten Schritt intraindividuelle Ausreißerkontrollen pro Person für alle physiologischen Variablen durchgeführt. Verwendet wurde ein Verfahren in Anlehnung an Dixon (1950, nach Sachs 1992, S.362). Pro Person wurden hierbei die 8 Phasenwerte nach Größe geordnet in die Rangreihe X1,X2, .. ,Xn gebracht. X1 bezeichnet den eventuellen Extremwert. Für diesen Wert wurde die Prüfgröße $M^\wedge$ berechnet ($M^\wedge := |(X1-X2)/(X1-X7)|$), die für unterschiedliche Signifikanzschranken tabelliert (Sachs 1992, S. 363) ist. Den dargestellten Berechnungen wurde eine Signifikanzschranke von 1% zugrunde gelegt. Von 5248 überprüften Variablensätzen (Variable x Situationen), waren 5089 (97.0%) komplett. Dabei zeigten sich kritische Werte in 128 Variablensätzen (2.52%, Spalte ndp2), die sich auf 75 Personen verteilten. Am häufigsten sind Extremwerte in der Variabilität des Quotienten PEP/LEVT. Hierbei ist jedoch zu berücksichtigen, dass die Werte dieser Variablen numerisch sehr klein sind und Quotienten damit möglicherweise unzuverlässig werden. Wird die Variabilität des Quotienten PEP/LVET ausgeklammert, reduziert sich die Anzahl kritischer Datensätze auf 97 (1.91%) verteilt auf 30 Variablen und 62 Probanden. Die meisten Extremwerte sind zu beobachten in der Variabilität der Atemfrequenz (10 Probanden), gefolgt von der Variabilität des Atemminutenvolumens (8 Pbn) und der MQSD der Herzfrequenz (8 Pbn).

In einem dritten Schritt wurde in einer Doppelbetrachtung überprüft, bei welchen Probanden intra- und interindividuelle Ausreißer zusammenfallen. Zum größten Teil liegen die Extremdaten entweder inter- oder intraindividuell vor. Bei 19 Variablensätzen (Spalte ndp3) ist ein intraindividueller Extremwert gleichzeitig als interindividueller Extremwert zu werten. Betroffen sind hiervon 10 Variablen und 14 Probanden. Am meisten doppelte Extremwerte weist die Variable Variabilität der Atemfrequenz (7 Pbn) auf.

Insgesamt ist der Datensatz als gut zu bewerten. Für die acht Situationen Ruhe 1 bis Matrizen 2 ist der Datensatz, bezogen auf einzelne Datenpunkte zu 99 % vollständig. Bezogen auf komplette Variablensätze über die 8 Phasen hinweg, ist der Datensatz im Variablenblock Herzfrequenz zu 99 % (127 Pbn) vollständig, im Variablenblock abgeleitete Variablen der Herzfrequenz zu 98% (125 Pbn), im Variablenblock Atemfrequenz zu 96% (123 Pbn) und im Variablenblock abgeleitete Variablen der Atmung zu 92% (118 Pbn).

Ebenfalls bezogen auf den Gesamtdatensatz der Situationen Ruhe 1 bis Matrizen 2 zeigen sich, interindividuell betrachtet, Extremwerte in 0.50 % der Datenpunkte. Die Extremwerte finden sich gehäuft in den Variabilitätsmaßen, kaum in den Mittelwerten. Bei intraindividueller und bei gleichzeitiger inter- und intraindividueller Betrachtung zeigen sich die meisten Extremwerte in den Variablen der Variabilität der Atmung. Alles in allem sind Extremwerte bei der Doppelbetrachung jedoch eher selten.

Die dargestellten Befunde erbrachten keine Hinweise auf einzelne Personen, die möglicherweise die Ergebnisse verfälschen könnten und bei denen eine eventuelle Sonderbehandlung zu diskutieren gewesen wäre. Die Befunde verweisen jedoch auf unterschiedlich große Fehleranteile in den einzelnen Variablen. Auf diesen Punkt wird in Kap.2.7.1 noch näher eingegangen.

2.5.2   Sekundäranalyse und Auswertungsstrategien

Die Sekundäranalyse erfolgte im ersten Stadium auf dem Laborrechner HP 1000 mit Programmen der Forschungsgruppe. Weitergehende Auswertungen wurden auf Personalcomputern (AT 386, 486, Pentium) mit den Statistikprogrammpaketen SAS, SPSS/PC+ und SPSS for Windows durchgeführt.

Im ersten Schritt erfolgten 4-faktorielle Varianzanalysen mit den Faktoren Gruppen (G: 3 Medikationsgruppen, Weckmittel, Schlafmittel, Kontrollgruppe; Between subject) und den Meßwiederholungsfaktoren Block (B: vor vs. nach der Applikation), Aufgabenblock (A: Kopfrechnen vs. Matrizen, einschließlich vorausgehender Ruhephase) und Reaktivität (R: Ruhe vs. Aufgabenphase) für die acht direkt vergleichbaren Phasen aus Block 1 und Block 2.

Alle Varianzanalysen mit Messwiederholungen wurden als MANOVAs durchgeführt. Die folgende Aufstellung verdeutlicht die Auswertungsstrategie bezogen auf die Messwiederholungsfaktoren. Der Gruppenfaktor und Interaktionen dieses Faktors sind hierin implizit enthalten.

Ausgangspunkt der Ergebnisdarstellung ist jeweils die 4-faktorielle Varianzanalyse mit den Faktoren Gruppe, Block, Aufgabe und Reaktivität.

Der Faktor Block erfasst, wie bereits beschrieben, die generelle Niveauunterschiede zwischen den Blöcken, der Faktor Aufgabenblock gibt den Verlauf innerhalb eines Blockes wieder. Der Faktor Reaktivität beschreibt den Unterschied zwischen Ruhe und Aufgabenphasen. Zur weiteren Aufklärung der Interaktionen wurden Varianzanalysen mit geringerer Faktorenzahl oder einfaktorielle Varianzanalysen mit den Veränderungswerten durchgeführt. Zur näheren Bestimmung der Reaktivitätseffekte wurden dreifaktorielle Varianzanalysen, für Ruhephasen und für Aufgabenphasen getrennt, mit den Faktoren Gruppen, Block und Aufgabenblock gerechnet (Schema f, g). Weiter wurden dreifaktorielle Varianzanalysen für die Aufgabenblöcke getrennt mit den Faktoren Gruppen, Block und Reaktivität durchgeführt (Schema d, e).

Zur Aufklärung von Gruppenunterschieden vor der Applikation und von Verlaufsunterschieden zwischen den Blöcken wurden 3-faktorielle Varianzanalysen mit den Faktoren Gruppen, Aufgabenblock und Reaktivität für beide Blöcke getrennt berechnet (Schema b, c). Für alle korrespondierenden Situationen und Messpunkte wurden ergänzend jeweils zweifaktorielle Varianzanalysen mit den Faktoren Gruppe und Block gerechnet.

Auswertungsschema Varianzanalysen - Messwiederholungen

	Phasen										Faktoren		
	R1	K1	R2	M1	R3	K2	R4	M2	R5	CP	BLO	AUF	REA
Block	1	1	1	1	2	2	2	2	3	3			
Aufgabe	1	1	2	2	1	1	2	2	3	3			
Reaktivität	1	2	1	2	1	2	1	2	1	2			
a Gesamt	●	●	●	●	●	●	●	●			4 ●	●	●
b Block1	●	●	●	●							3	●	●
c Block2					●	●	●	●			3	●	●
d Kopfrechnen	●	●			●	●					3 ●		●
e Matrizen			●	●			●	●			3 ●		●
f Ruhephasen	●		●		●		●				3 ●	●	●
g Aufgabenphasen.		●		●		●		●			3 ●	●	●
h 1.Ruhe	●				●						2 ●		
i Kopfrechnen		●				●					2 ●		
j 2.Ruhe			●				●				2 ●		
k Matrizen				●				●			2 ●		
l 2/5.Ruhe			●						●		2 ●		
m 2.Ruhe/CP			●							●	2 ●		

Zur näheren Bestimmung der Interaktionseffekte wurden alle beschriebenen Berechnungen als paarweise Gruppenvergleiche gerechnet. Für die Situationen aus Block 3 (Ruhe 5, Cold Pressor), für die es keine direkt vergleichbare Phase aus Block 1 gibt, wurde zur behelfsmäßigen Bestimmung einer Wechselwirkung die Phase Ruhe 2 als Referenz verwendet und damit eine zweifaktorielle Varianzanalyse mit den Faktoren Gruppen und Block gerechnet. Dieser Ruhephase wurde gegenüber der Phase 1 der Vorzug gegeben, da sie ebenfalls vor der Applikation liegt, mögliche Initialeffekte aber vermutlich geringer ausgeprägt sind.

Zur genaueren Beschreibung der Gruppenunterschiede sowie zur Identifizierung differentieller Effekte wurden die wichtigsten Effekte und Interaktionen in individuelle Veränderungswerte transformiert. Die Transformationen erfolgten analog zur Transformationsmatrix (s. u.) aus der oben erwähnten 4-faktoriellen Varianzanalyse.

Der Haupteffekt Block (s. u.) beschreibt den generellen Niveauunterschied zwischen den vergleichbaren beiden Blöcken vor und nach der Applikation des Placebos. Die Ergebnisse aus der 1-faktoriellen Varianzanalyse für diesen Veränderungswert sind identisch mit dem Ergebnis für den Faktor "Block" aus der 4-faktoriellen Varianzanalyse. Die weiteren Bestimmungen des Haupteffekts Gruppen erfolgte über 1-faktorielle Varianzanalysen mit anschließendem Scheffé-Test. Der Scheffé-Test wurde jeweils auf dem 5% und dem 10% Niveau durchgeführt.

Transformationsmatrix 4-faktorielle Varianzanalyse

				R1	K1	R2	M1	R3	K2	R4	M2
BLO				-	-	-	-	+	+	+	+
BLO	X	AUF		-	-	+	+	+	+	-	-
BLO	X	REA		-	+	-	+	+	-	+	-
BLO	X	AUF X	REA	-	+	+	-	+	-	-	+

Für die Berechnung des Haupteffekts Block gilt demnach :

Haupteffekt Block $\quad$ = Mittelwert Block 2 - Mittelwert Block 1
$\quad\quad\quad$ = (R3+K2+R4+M2)/4 - (R1+K1+R2+M1)/4

Die Auswertung erfolgte wie erwähnt für Phasen- und Minutenwerte. Auf Minutenebene zeigten sich jedoch keine systematischen und signifikanten Interaktionen, die auf systematisch unterschiedliche Verläufe der experimentellen Gruppen während der Phasen schließen lassen. Eine Einschränkung der Ergebnisdarstellung auf die Phasenebene erschien daher legitim und sinnvoll.

Darstellung der Effekte im Text
Die eventuell notwendige Darstellung der Effekte im Text erfolgt unter Verwendung der oben eingeführten Abkürzungen nach folgendem Muster ([Effekt:], [Variable], [Vergleich], [Signifikanzniveau]). Am Beispiel (GB: HF__M, W/S .020) : die Weckmittelgruppe (W) unterscheidet sich im Herzfrequenz Mittelwert von der Schlafmittelgruppe in der Interaktion Gruppe x Block (GB) auf dem Signifikanzniveau von p = .020. Die Weckmittelgruppe würde demnach im Mittel der Blöcke im Vergleich zur Schlafmittelgruppe eine andere Veränderung der Herzfrequenz von Block 1 nach Block 2 zeigen.

2.5.3 Statistische Verfahren

Zur Berechnung der Korrelationen wurde der Pearson-Koeffizient verwendet. Differenzen zwischen Korrelationskoeffizienten wurden mit Fisher's z berechnet. Mittelwertsvergleiche wurden als Varianzanalysen durchgeführt. Faktorenanalysen wurden, wo nicht anders erwähnt, nach der Hauptkomponentenmethode mit anschließender Varimax Rotation durchgeführt. Die Anzahl der zu extrahierenden Faktoren wurden nach dem Kaiser-Kriterium bestimmt (Eigenwert > 1). Zur Bewertung der Angemessenheit bei explorativen Faktorenanalysen wurde der Bartlett Test auf Nicht-Sphäriziät und das Keyser-Meyer-Olkin Maß herangezogen. Die Aufnahme einzelner Variablen wurde über die Anti-Image-Korrelationsmatrix und das MSA-Maß (Measure of sampling adequacy) entschieden. Da die meisten Faktorenanalysen nur deskriptiv eingesetzt wurden kommen im wesentlichen Tabellen mit kompletten Variablensätzen zur Darstellung.

In den verwendeten Statistikprogrammpaketen waren keine Tests auf gleiche Varianzen verbundener Stichproben implementiert. Die Prüfung der Gleichheit zweier Varianzen verbundener Stichproben ist grundsätzlich (Sachs 1992, S. 409) nach folgender Formel zu prüfen : $t_{n-2} = [(n-2)* (sx^2 - sy^2)^2 / (4sx^2sy^2 (1-rxy^2))]^{0.5}$

Die konkrete Prüfung der Varianzveränderung wurde in Anlehnung an eine Arbeit von Foerster (1994) durchgeführt. Nach Foerster ist die Prüfung der Korrelation zwischen der Differenz dif = y-x (y = Belastungswert, x = Ausgangswert) und dem Mittelwert mw = (x+y)/2 identisch mit dem obigen Test, falls r_{xy} positiv ist. Dieser Fall trifft für alle vorliegenden Variablen zu. Für den Test auf gleiche Varianzveränderungen wurden daher im ersten Schritt die Korrelationskoeffizienten $r_{dif,mw}$ berechnet. Mit diesen Korrelationskoeffizienten wurden im zweiten Schritt paarweise Gruppenvergleiche (Sachs 1992, S.544) und ein Test auf Homogenität der Korrelationskoeffizienten durchgeführt.

Die Effektstärken wurden über die Umrechnung der Prüfgrößen der jeweiligen Tests berechnet (Rosenthal, 1985). Sie sind wie Korrelationskoeffizienten zu interpretieren, d.h. sie haben einen Range von -1 bis +1 und vergleichbare Konfidenzintervalle. Zugrunde gelegt wird jeweils der adäquate Test, d.h. MANOVAs oder t-Test für abhängige und unabhängige Daten .

Einige Fragestellungen wurden mit Rohwertdaten und transformierten Daten überprüft. Dabei wurden Transformationen in die Normalverteilung und Lambda-Transformationen verwendet.

Die Transformation in die Normalverteilung erfolgte über alle Personen und Situationen, getrennt für jede Variable (Stemmler 1984, S. 90). Die Lambda Transformationen erfolgten nach der Formel $xt = ((X^{**}lambda)-1) / lamda$ (Fahrenberg

& Foerster, 1993). Lambda wurde iterativ approximiert. Als Iterationskriterium wurden Schiefe, Exzess und ein Test auf Normalverteilung nach Kolmogorv-Smirnov (SPSS 1991, S.165) verwendet.

Der Transformation zur Normalverteilung liegt eine Rangtransformation zugrunde. Die Lambda Transformation hat gegenüber der NV-Transformation den Vorteil, dass Abstände zwischen den Messwerten nicht egalisiert werden.

Weitere Anmerkungen zu methodischen Details sind in den jeweiligen Kapiteln aufgeführt.

2.6 Vergleichbarkeit der experimentellen Gruppen

Im folgenden werden die experimentellen Gruppen hinsichtlich konstitutioneller Merkmale, Lebensgewohnheiten, Persönlichkeitsmerkmale, physiologische Reaktionsmustern und psychischen Komponenten der Aktivierung vor der Placeboapplikation verglichen. Die Darstellung eventueller Unterschiede geschieht, um eine adäquate Diskussion der vorliegenden Ergebnisse zu ermöglichen.

2.6.1 Vergleichbarkeit der konstitutionellen und der Persönlichkeitsmerkmale

Tabelle 5 zeigt die Ergebnisse eines univariaten Vergleichs zwischen den drei experimentellen Gruppen.

Tab. 5: 1-faktorielle Varianzanalyse mit dem Faktor Gruppen (Wec Weckmittel, Sch Schlafmittel, Kon Kontrolle) für konstitutionelle Merkmale und Persönlichkeitsmerkmale

	ALL		Wec	Sch	Kon		Scheffé		
n	128		43	43	42		1	1	2
	MW	SD	MW	MW	MW	p	2	3	3
Alter	24.05	2.34	23.65	23.86	24.64	.121	.	.	.
Größe	182.41	7.09	180.79	182.42	184.07	.102	.	.	.
Gewicht	73.05	7.94	72.05	73.38	73.75	.584	.	.	.
PWC170	257.88	51.60	252.64	252.63	268.48	.267	.	.	.
Semester	5.56	3.82	5.74	4.65	6.68	.031*	.	.	*
Zigaretten	4.23	7.15	2.02	5.28	5.43	.044*	.	+	.
Nichtrauch	0.63	0.49	0.79	0.53	0.55	.022*	*	.	.
Ballspiele	4.01	3.79	3.86	5.35	2.79	.007**	.	.	*
SportSum.	35.77	25.21	31.97	43.35	31.92	.053+	+	.	+
Befinden	2.23	0.63	2.12	2.16	2.43	.049*	+	.	.
Zufr.Stud.	2.39	0.92	2.14	2.37	2.67	.030*	.	*	.
FPI-EMOT	5.68	3.46	4.74	5.93	6.38	.077+	.	.	.
FBL-ALLG	19.55	4.47	18.81	19.02	20.83	.073+	.	.	.
STAI	39.15	9.04	38.60	36.93	41.98	.031*	.	.	*

Anmerkung : Scheffé + p <.10   * p <.05

Überprüft wurden insgesamt 72 Variablen, davon sind 21 Variablen Skalenwerte psychologischer Fragebögen. Dargestellt sind alle konstitutionellen Variablen sowie Variablen, in denen sich signifikante oder tendenzielle Unterschiede zwischen den Gruppen zeigen. In allen nicht dargestellten Variablen aus diesem Bereich liegen keine Gruppenunterschiede vor. Die entsprechende Darstellung der Gesamtstichprobe erfolgte bereits in Kap.2.3.1.

Die experimentellen Gruppen unterscheiden sich nicht signifikant in Körpergröße, Körpergewicht und körperlicher Leistungsfähigkeit. Die Gruppen unterscheiden sich signifikant in der Zahl der Hochschulsemester und tendenziell im Lebensalter. Die Kontrollgruppe gibt die höchste Semesteranzahl an (6.7 Sem., 24.6 J), gefolgt von der Weckmittelgruppe (5.7 Sem., 23.7 J.) und der Schlafmittelgruppe (4.6 Sem., 23.8 J.). In der Weckmittelgruppe sind mehr Nichtraucher (79 % NR, 2.0 Zig.) als in der Kontrollgruppe (55 % NR, 5.4 Zig.) und der Schlafmittelgruppe (53 % NR, 5.3 Zig.). Die Schlafmittelgruppe erreicht einen höheren Wert auf der gewichteten Sportsumme und betreibt mehr Ballspiele als die anderen beiden Gruppen.

Das Allgemeinbefinden in der letzten Zeit wird in der Kontrollgruppe mit 2.43 (2 = gut; 3 = mittelmäßig) etwas schlechter eingestuft als in der Schlafmittelgruppe (2.16) und der Weckmittelgruppe (2.14). Die gleiche Rangfolge zeigt sich bei der Zufriedenheit mit dem Studium, die von der Kontrollgruppe mit 2.67 (2 = ziemlich zufrieden; 3 = teils teils) etwas niedriger als in den anderen beiden Gruppen eingestuft wird.

In den Persönlichkeitsmerkmalen Ängstlichkeit (STAI), Emotionalität (FPI) und Allgemeinbefinden (FBL) zeigt sich ebenfalls die gleiche Abfolge. Die Kontrollgruppe schildert sich signifikant ängstlicher und tendenziell mit höherer Emotionalität und mit schlechterem Allgemeinbefinden als die anderen beiden Gruppen. Die Ergebnisse sind zufallskritisch mit der zufälligen Gruppenzuweisung vereinbar. Bei einer Testung von 21 Skalenwerten auf einem Signifikanzniveau von $p=.05$ liegt die Wahrscheinlichkeit für mindestens ein signifikantes Ergebnis bei $p=.659$, für zwei und mehr signifikante Ergebnisse bei $p=.283$ (Bonferroni-Ungleichung, Sachs 1992 S.183, Bortz 1990 S.52). Mindestens ein signifikantes Ergebnis mit $p < .05$ war demnach zu erwarten. Ein systematischer Effekt der Gruppenzuweisung ist damit nicht gegeben. Der beschriebene Effekt ist jedoch als unsystematischer Gruppenunterschied zu werten, nach dem die "Medikamentengruppen" im Vergleich zur Kontrollgruppe eher weniger ängstlich und emotional stabiler sind. Beide Persönlichkeitsdimensionen sind nach der Literatur als vermutliche Determinanten der Placeboreaktivität einzustufen. Dies kann bedeuten, dass zum einen die Bereitschaft zur Placeboreaktivität in diesen Gruppen per se eingeschränkt ist und dass zum anderen der Vergleich mit der Kontrollgruppe überlagert wird durch die angeführten Gruppenunterschiede. Beide Punkte werden bei der Diskussion der Ergebnisse berücksichtigt.

2.6.2 Vergleichbarkeit der Befindenseinstufungen vor der Applikation

Die Gruppen unterscheiden sich nicht in der Beschreibung ihres Befindens vor der Untersuchung und der Tagesereignisse am Untersuchungstag. Die Gruppen unterscheiden sich ebenfalls nicht in den Befindensskalierung vor der Applikation, weder in den Adjektivskalen zu Beginn und am Ende von Block 1, noch in den Einstufungen nach jeder Phase von Block 1.

2.6.3 Vergleichbarkeit physiologische Reaktionsmuster
2.6.3.1 Vergleichbarkeit der physiologischen Reaktionsmuster vor der Applikation

Tabelle 6 zeigt Haupteffekte und Interaktionen des Faktors Gruppen aus einer 3-faktoriellen Varianzanalyse mit den Faktoren Gruppe, Aufgabe und Reaktivität für Block 1. Die jeweiligen Mittelwerte sind den Abbildungen und Tabellen der Ergebnisdarstellung in den folgenden Kapiteln zu entnehmen.

Die Gruppen unterscheiden sich in keiner Variablen signifikant im Niveau (G). Verlaufsunterschiede innerhalb des Blocks vor der Applikation deuten sich in einigen Atmungsvariablen an. In der Gesamtstichprobe bleiben die Atemfrequenz und das Atemäquivalent etwa gleich, das Atemminutenvolumen sinkt. In der Weckmittelgruppe nimmt die Atemfrequenz im Vergleich etwas zu (GA: W/S p=.028, W/K p=.071, S/K p=.538), das Atemminutenvolumen nimmt in etwas geringerem Ausmaß ab (GA: AMV_M W/S p=.059, W/K p=.071, S/K p=.907). Das Atemäquivalent nimmt in der Weckmittelgruppe zu, in der Kontrollgruppe leicht und in der Schlafmittelgruppe etwas stärker ab (GA: EO2_M W/S p=.001, W/K p=.096, S/K p=.042).

Innerhalb des ersten Blocks zeigen sich Reaktivitätsunterschiede beim Atemzugvolumen. Die Schlafmittelgruppe zeigt die größte Reaktivität im Atemzugvolumen (GR: W/S p=.100, W/K p=.319, S/K p=.013), gefolgt von der Weckmittelgruppe und der Kontrollgruppe.

Über diese generellen Reaktivitätsunterschiede hinaus, zeigen sich tendenzielle Gruppenunterschiede in den Vergleichen der Reaktivität der Herzfrequenz zwischen den Aufgaben (GAR: Interaktion Gruppe x Aufgabe x Reaktivität). Die Schlafmittelgruppe zeigt tendenziell einen größeren Rückgang der Reaktivität der Herzfrequenz von der Aufgabe Kopfrechnen zur Aufgabe Matrizen (GAR:

HF__M W/S p=.050, W/K p=.455, S/K p=.136) im Vergleich zur Kontrollgruppe und zur Weckmittelgruppe.

Tab. 6: 3-faktorielle Varianzanalyse mit den Faktoren Gruppe (G : W Weckmittel, S Schlafmittel, K Kontrolle), Aufgabenblock (A : Kopfrechnen vs. Matrizen) und Reaktivität (R : Ruhe vs. Aufgabe) für Phasen aus Block 1, vor der Applikation - Gruppen Haupteffekt und Interaktionen mit dem Faktor Gruppe

		G		GA		GR		GAR	
		F	p	F	p	F	p	F	p
1	HF-m	1.2	.312	0.3	.710	0.4	.689	2.4	.094
2	HF-q	1.5	.224	0.6	.559	0.4	.649	0.3	.781
3	SV	0.6	.565	1.1	.335	0.1	.935	1.2	.313
4	HMV	0.2	.817	0.6	.560	0.0	.990	0.1	.946
5	PEP	0.5	.614	0.2	.854	0.3	.740	0.0	.976
6	LVET	0.4	.668	1.2	.292	1.2	.296	0.6	.526
7	P/L	0.2	.850	0.3	.770	0.8	.471	0.1	.923
8	RZ	1.0	.377	0.8	.448	0.3	.749	0.4	.674
9	HI	0.9	.424	0.4	.690	0.2	.861	0.3	.717
10	AF	0.3	.733	2.8	.066	1.5	.228	0.4	.686
11	AZV	1.5	.230	0.0	.980	3.7	**.028**	0.8	.457
12	AMV	1.8	.177	2.5	.088	0.1	.903	0.2	.840
13	VO2	1.4	.253	1.0	.385	0.3	.780	0.1	.882
14	RQ	1.3	.290	2.3	.107	0.6	.577	0.2	.844
15	EO2	1.0	.361	6.9	**.001**	0.9	.409	0.1	.882
16	PS	0.0	.962	0.2	.857	0.0	.999	0.3	.779
17	PD	1.3	.283	0.4	.682	0.2	.850	0.5	.632

2.6.3.2. Vergleichbarkeit der psychisch bedingten Aktivierungskomponenten vor der Applikation

Für einen weiteren Gruppenvergleich der Aktivierung in Block 1 wurden die physiologischen Reaktionsmuster in diesem Block in ihrer Beziehung zur körperlichen Leistungsfähigkeit (PWC170) betrachtet. Ausgangspunkt dieses Vorgehens ist der beobachtbare Zusammenhang zwischen physiologischen Aktivierungsmustern in Ruhe oder unter Aufgabenbearbeitung auf der einen Seite und der körperlichen Leistungsfähigkeit auf der anderen Seite (Dieterle & Myrtek, 1991). Verallgemeinert formuliert enthält das situative physiologische Reaktionsmuster eine konstitutionelle Komponente, die auf die körperliche Leistungsfähigkeit zurückzuführen ist. Ein Indikator hierfür ist die Pulse-Working-Capacity PWC170. Die PWC170 lässt sich über Regression aus den physiologischen Variablen vorhersagen. Im vorliegenden Fall wurden drei Prädiktoren verwendet, die Herzfrequenz, der Heather-Index und das Körpergewicht. Die PWC170 wurde aus den vier Phasen aus Block 1 vorhergesagt. Die quadrierten multiplen Korrelationen lagen für die einzelnen Phasen zwischen p=.45 und p=.49. Es verbleibt ein Varianzanteil von ca. 54 %. Von diesem Varianzanteil kann nun angenommen werden, dass er neben dem Fehleranteil eine systematische "psychische" Komponente enthält. Die weiteren Ausführungen gehen von dieser Annahme aus. Tabelle 7 zeigt den empirisch ermittelten Wert für PWC170, den mittleren vorhergesagten Wert (PWC170$_{pre}$), das mittlere Residuum PWC170$_{res}$ als Differenz zwischen empirischem und vorhergesagtem Wert (PWC$_{170}$ - PWC$_{170pre}$).

Tab. 7: 1-faktorielle Varianzanalyse mit dem Faktor Gruppen (Wec Weckmittel, Sch Schlafmittel, Kon Kontrolle) für PWC170, Residuen und semiipsatisierte Residuen

	ALL		Wec		Sch		Kon			
	MW	SD	MW	SD	MW	SD	MW	SD	F	p
PWC170	257.88	51.6	252.64	44.0	252.63	46.9	268.48	61.8	1.3	.267
PWC170$_{pre}$	257.88	34.9	255.00	30.8	257.58	35.9	260.99	38.1	0.4	.658
PWC170$_{res}$	0.00	37.4	-2.36	36.4	-4.95	35.4	7.49	40.0	1.3	.282
R1$_r$	0.00	38.1	-2.18	37.7	-5.26	36.3	7.61	40.2	1.3	.279
K1$_r$	0.00	36.9	-3.01	34.9	-4.33	35.3	7.51	40.1	1.3	.280
R2$_r$	0.00	37.9	-2.24	37.9	-4.97	35.9	7.39	39.6	1.2	.299
M2$_r$	0.00	37.9	-2.01	36.8	-5.25	35.5	7.43	41.1	1.3	.289
R1$_{sipr}$	0.00	4.6	0.18	5.4	-0.31	4.3	0.13	4.2	0.1	.872
K1$_{sipr}$	0.00	5.3	-0.65	5.8	0.62	5.6	0.03	4.5	0.6	.553
R2$_{sipr}$	0.00	4.5	0.11	5.1	-0.02	4.5	-0.10	4.0	0.0	.978
M2$_{sipr}$	0.00	4.6	0.35	5.3	-0.30	4.0	-0.06	4.6	0.2	.814

Der mittlere vorhergesagte Wert ist der Mittelwert aus den vier einzelnen Vorhersagen. Die einzelnen Residuen für diese vier Vorhersagen (R1$_r$..M1$_r$) wurden als Differenz PWC$_{170}$ - PWC$_{170pre}$ für jede einzelne Phase aus Block 1 berechnet. Die ebenfalls abgebildeten semiipsatisierten Residuen wurden individuell durch Subtraktion des Personenmittelwertes gebildet. Von den Residuen lässt sich hypothetisch annehmen, dass sie eine psychische Komponente enthalten. Ein positiver Wert besagt, dass der vorausgesagte Wert eine Unterschätzung des empirischen Wertes für die PWC170 darstellt. In der Prädiktorsituation wäre damit die Aktivierung höher, als aufgrund der körperlichen Leistungsfähigkeit zu erwarten wäre. Diese Aktivierungsdifferenz kann Anteile einer psychisch bedingten Aktivierung enthalten. Die semiipsatisierten Residuen geben den individuellen Verlauf innerhalb von Block 1 wieder, d.h. sie bilden die Interaktion Person x Situation ab. Für die Annahme einer situativen Komponente sprechen Korrelationen von Befindensskalierungen mit den semiipsatisierten Residuen. Weitere Anhaltspunkte für entsprechende Zusammenhänge, die dieses Vorgehens stützen, wurden in der Bearbeitung von Nebenfragestellungen der vorliegenden Arbeit gefunden. Die ausführliche Darstellung derselben wird an anderer Stelle erfolgen. Der nachfolgende Vergleich stützt sich jedoch auf die angeführten Grundannahmen. Im Vergleich der experimentellen Gruppen zeigt die Kontrollgruppe ein mittleres Residuum von +7.49, die Weckmittelgruppe von -2.36 und die Schlafmittelgruppe eines von -4.95. Von der Richtung her wäre demnach in Block 1 die Kontrollgruppe aktivierter, als aufgrund der körperlichen Leistungsfähigkeit zu erwarten wäre. Die Schlafmittelgruppe wäre tendenziell zu wenig aktiviert. Die Weckmittelgruppe liegt dazwischen. Die Unterschiede sind jedoch nicht signifikant. Die Gruppen unterscheiden sich darüber hinaus weder in den semiipsatisierten Residuen für einzelne Phasen noch im drei-faktoriell geprüften Verlauf (Gruppe x Aufgabe x Reaktivität). Ein unterschiedliches Niveau oder ein unterschiedlicher Verlauf der psychischen Involviertheit innerhalb von Block 1 kann daher für die drei experimentellen Gruppen nicht belegt werden.

2.6.4 Vergleichbarkeit der experimentellen Gruppen - Zusammenfassung

Die Gruppen unterscheiden sich nicht in ihrer körperlichen Konstitution. Einige Unterschiede in den Lebensgewohnheiten deuten sich an im Hinblick auf sportliche Aktivitäten und Rauchgewohnheiten. In den psychischen Variablen erscheint die Kontrollgruppe etwas ängstlicher und etwas unzufriedener mit Aspekten der aktuellen Lebenssituation. Die Gruppen unterscheiden sich nicht in den Einstufungen der Situation und des Befindens vor der Applikation.

Die Gruppen unterscheiden sich ebenfalls nicht in den psychisch bedingten Aktivierungskomponenten der physiologischen Reaktivität in Block 1.

In den physiologischen Variablen dagegen finden sich einige Unterschiede. Die Gruppen unterscheiden sich signifikant im Verlauf des Atemäquivalents und tendenziell im Verlauf der Atemfrequenz und des Atemzugvolumens. Des weiteren ist ein Reaktivitätsunterschied im Atemzugvolumen zu beobachten. Insgesamt deuten sich hier Unterschiede zwischen der Schlafmittelgruppe und den anderen beiden Gruppen an, die in der Diskussion der Ergebnisse berücksichtigt werden.

Bereits im frühen Stadium der Auswertung wurden Versuche unternommen, die Gruppen zu homogenisieren (vgl. Kap.2.5.1.2). Die Isolierung einzelner Ausreißer über Phasen und Variablen hinweg erwies sich jedoch als problematisch und brachte zudem neue Probleme und Fragen mit sich, so dass schließlich alle Probanden in die Ergebnisdarstellung eingingen.

2.7 Exkurs: Physiologische Reaktionsmuster

Die Parametrisierung der physiologischen Variablen (vgl. Kap. 2.2.4) erfolgte nach Standards des Freiburger Labors. Neben den Mittelwerten wurden Variabilitätsmaße für die kontinuierlich gemessenen Kennwerte gebildet. Für die kardiovaskulären Variablen wurden die Variabilitätsmaße Standardabweichung und MQSD, für die Atmungsvariablen die Standardabweichung berechnet. In die unten dargestellten Auswertungen wurden alle parametrisierten physiologischen Variablen aufgenommen. Diese Variablen und ihre Bedeutung in Aktivierungsprozessen sind in der Literatur unterschiedlich ausführlich und eindeutig dargestellt. Alle Mittelwerte werden zumindest diskutiert. Die Variabilitätsmaße sind, mit Ausnahme der Variabilitätsmaße für die Herzfrequenz, in der Literatur weniger gut oder gar nicht dargestellt. Aufgrund dieses Sachverhalts wurden alle Variablen vorab einer Analyse unterzogen, um eine Beurteilung der Variablen als Aktivierungskennwerte zu ermöglichen und um, zumindest heuristisch, Anhaltspunkte für eine Beschreibung der funktionalen, systemischen oder auch bloß rechnerischen Zusammenhänge dieser Variablen im Rahmen der vorliegenden Studie zu gewinnen. Der weitergehenden Generalisierung von Zusammenhängen, die über rein rechnerische Abhängigkeiten hinausgehen, sind aufgrund der eingeschränkten Situationsstichprobe vermutlich Grenzen gesetzt. Der Begriff Aktivierungsprozess wird dabei in Anlehnung an Fahrenberg (1983) als Oberbegriff für Aktivierung und Aktiviertheit verwendet. Fahrenberg definiert Aktiviertheit als relativ stationären Zustand, Aktivierung dagegen als antriebs- oder stimulusbedingte Veränderung (Reaktionsdifferenz). Die Veränderung beschreibt dabei den Übergang von Ruhe zu Belastungswerten. Als dritten Begriff definiert er habituelle psychophysiologische Reaktivität als Wahrscheinlichkeit mit einer stärker oder schwächer ausgeprägten Aktivierung zu reagieren bzw. Aktiviertheit auszubilden. Diese Terminologie wird in der vorliegenden Arbeit teilweise übernommen. Aktivierung wird jedoch verallgemeinert auf Zustandsänderungen über die Zeit hinweg, also nicht beschränkt auf die Reaktionsdifferenz von Ruhe zu Aufgabe, genutzt. Für diese enge Verwendung wird, in Anlehnung an den angloamerikanischen Sprachgebrauch und im Unterschied zu Fahrenberg, der Terminus Reaktivität gebraucht.

Bei allen dargestellten Berechnungen ist zu berücksichtigen, dass sich die Berechnungen über die acht Situationen Ruhe 1 bis Matrizen 2 erstrecken, also Zeiträume vor und nach der Applikation umfassen, und dass damit in der Fehlervarianz die experimentellen Effekte (Interaktionen Gruppe x Block) mit enthalten sind, so dass einzelne Effekte dadurch eher unterschätzt werden. Weiter ist zu beachten, dass die Analysen auf dem relativ groben Zeitraster der Phasenmittel-werte durchgeführt wurden und funktionelle Zusammenhänge in hoher zeitlicher Auflösung damit nicht abgebildet werden.

Um der Gefahr einer Verfälschung durch Extremwerte und Extrempersonen vor-zubeugen, wurden die Kovarianzzerlegungen in R- und P-Analysen mit redu-zierten Teilstichproben durchgeführt. Kriterien für die Aufnahme waren Voll-ständigkeit der Daten über alle Phasen und Variablen hinweg und keine Ex-tremwerte in einer Variablen (± 3 Interquartilabstände). Keine der in die Fakto-renanalysen aufgenommenen Variablen zeigt in der Teilstichprobe von 116 Pro-banden extreme Verteilungen nach den Kriterien Schiefe und Exzess.

2.7.1 Varianzkomponenten und Reliabilität

Die Reliabilitätsschätzungen werden dargestellt für Niveauwerte und Reaktions-differenzen. Die Reliabilität wird dabei bestimmt als Intra-Class-Korrelation. Diese schätzt den Varianzanteil in der Population, der auf den Faktor Personen zurückzuführen ist. (zur Methodik vgl. Diehl 1977, S.257, Guilford 1978, S.270). In die psychophysiologische Literatur (Myrtek 1980, S.106) haben diese Korre-lationen als Fehlerkoeffizienten (Fehlerkoeffizient = 1 - Reliabilität) Eingang ge-funden. Die Berechnungen wurden durchgeführt für unterschiedliche Situations-zusammenfassungen und für zwei Arten von Differenzwerten. Die Situationsag-gregate werden dargestellt für alle acht Situationen (ALL), für vier Ruhewerte (RUH), für vier Aufgabenwerte (AUF), für vier Phasen aus dem ersten Block vor der Applikation (BLO1) und vier Phasen aus dem zweiten Block nach der Appli-kation (BLO2). Die Differenzwerte wurden gebildet als Differenz zwischen Auf-gabenphasen und vorausgehenden Ruhephasen (rea) und als Differenz zwischen korrespondierenden Phasen aus den beiden Blöcken (dif). Die ersten Differenzen beschreiben die zeitnahen Veränderungen der Aufgabenreaktivität. Die zweiten Differenzen beschreiben die eher langsamen Veränderungen über die beiden Si-tuationsblöcke vor und nach der Applikation. Dies stellt auf Personenebene die Reliabilität eines experimentellen Effekts dar, der ausführlich im Ergebnisteil zur Darstellung kommt.

Zu Reliabilitätsberechnungen bei Differenzwerten wurden in der Literatur (u.a. Schmidt, W. 1990, Schmid, H. 1992, Lienert & Raatz,. 1994) des öfteren Ein-wände formuliert, die sich im wesentlichen auf das Reliabilitätsdilemma bei feh-lender interindividueller Streuung der Veränderungswerte und perfekter Korrelation der Niveauwerte beziehen. Diese Einwände gelten jedoch als überholt bzw. revisionsbedürftig (Bortz 1995). Das zentrale Problem liegt darin, dass für

Tab. 8: Varianzanteile aus der 2-faktoriellen ANOVA, Intra-Class-Korrelationen r_{ic} für Phasenwerte physiologischer Variablen

			Npv	P%	S%	E%	W%	ns	AL	RU	AU	B1	B2	re	di
1	HF	M	127	82	9	9	48	28	88	92	92	90	90	65	53
2	HF	S	127	62	2	36	4	28	58	68	67	59	78	53	66
3	HF	Q	127	74	1	26	2	28	71	76	79	71	90	67	77
4	SV	M	125	91	1	7	15	28	92	93	94	94	91	50	28
5	SV	S	125	70	0	30	0	28	66	66	75	75	73	32	43
6	SV	Q	125	72	1	27	2	28	69	69	75	77	77	25	51
7	HMV	M	125	89	2	9	20	28	90	90	92	94	90	51	36
8	HMV	S	125	67	1	32	3	28	63	66	72	73	77	47	58
9	HMV	Q	125	65	2	34	5	28	61	63	69	74	79	33	64
10	CI	M	125	89	2	9	20	28	90	89	93	94	89	51	35
11	CI	S	125	67	1	32	3	28	63	66	73	73	77	48	57
12	CI	Q	125	66	2	33	5	28	62	64	70	74	79	34	63
13	PEP	M	125	86	4	10	27	28	88	90	90	92	90	51	54
14	PEP	S	125	62	1	37	3	28	57	66	71	63	62	41	25
15	PEP	Q	125	76	2	22	8	28	74	74	79	81	81	24	45
16	LVET	M	125	89	5	6	44	28	93	94	94	95	94	50	59
17	LVET	S	125	79	1	20	5	28	77	79	81	78	80	25	23
18	LVET	Q	125	86	0	14	3	28	84	84	89	85	88	33	28
19	P/L	M	125	87	1	11	10	28	87	88	90	92	89	47	53
20	P/L	S	125	57	2	41	4	28	52	60	67	57	56	42	27
21	P/L	Q	125	73	2	26	6	28	70	72	76	77	79	31	45
22	RZ	M	127	88	4	8	33	28	90	93	92	93	93	64	60
23	RZ	S	127	65	2	33	5	28	62	73	69	63	68	40	24
24	RZ	Q	127	69	2	30	6	28	65	65	80	79	73	23	46
25	HI	M	125	92	2	6	23	28	92	94	94	95	92	53	39
26	HI	S	125	72	2	26	6	28	70	71	82	80	78	61	49

Anmerkung: npv Anzahl komplette Personen; P% Personen, S% Situationen, E% Fehler, W% Situationen bezogen auf Within Varianzanteile 2-faktorieller ANOVA; ns Anzahl signifikanter Interkorrelationen (Maximum 28); Intra-Class Korrelation AL Phase R1..R5; RU Ruhephasen, AU Aufgabenphasen, B1 Block 1, B2 Block 2, re Differenzwerte Aufgaben-Ruhe; di Differenzwerte korrespondierender Phasen Block2-Block1.

98

Tab. 8, Forts: Varianzanteile aus der 2-faktoriellen ANOVA, Intra-Class-Korrelationen r_{ic} für Phasenwerte physiologischer Variablen

			Npv	P%	S%	E%	W%	ns	AL	RU	AU	B1	B2	re	di
27	HI	Q	125	74	2	25	6	28	71	74	82	81	79	51	53
28	AF	M	123	42	28	30	48	28	53	76	74	55	49	64	25
29	AF	S	123	32	2	65	4	16	24	24	44	27	28	16	05
30	AZV	M	123	57	10	34	22	28	57	70	73	65	63	53	42
31	AZV	S	123	58	3	39	8	28	54	59	71	59	59	31	18
32	AMV	M	123	54	18	28	40	28	61	70	77	68	66	59	44
33	AMV	S	123	48	2	50	4	28	42	50	60	45	47	32	13
34	VO2	M	118	66	11	23	33	28	71	70	80	81	80	44	56
35	VO2	S	118	47	2	52	3	26	40	48	57	41	46	32	15
36	RQ	M	118	52	11	37	23	28	53	59	71	51	62	50	33
37	RQ	S	118	37	8	55	12	22	32	32	40	28	36	13	04
38	EO2	M	118	61	8	31	20	28	61	67	76	72	70	57	61
39	EO2	S	118	32	14	54	20	14	28	39	52	28	29	40	17
40	PS		128	84	4	12	25	28	85	86	90	84	90	36	25
41	PD		128	86	3	11	19	28	87	88	87	86	90	19	25

Anmerkung: npv Anzahl komplette Personen; P% Personen, S% Situationen, E% Fehler, W% Situationen bezogen auf Within Varianzanteile 2-faktorieller ANOVA; ns Anzahl signifikanter Interkorrelationen (Maximum 28); Intra-Class Korrelation AL Phase R1..R5; RU Ruhephasen, AU Aufgabenphasen, B1 Block 1, B2 Block 2, re Differenzwerte Aufgaben-Ruhe; di Differenzwerte korrespondierender Phasen Block2-Block1.

derartige Berechnungen überhaupt interindividuelle Streuung vorhanden sein muss. Dies gilt jedoch auch für die Berechnung der Reliabilität von Niveauwerten und auch für die einfache Berechnung von Korrelationen und stellt damit kein spezifisches Problem dar.

Von einer Aktivierungsvariablen wird erwartet, dass sie zwischen Personen und Situationen differenziert. Dieser allgemeine Sachverhalt wird überprüft mit einer 2-faktoriellen ANOVA mit den Faktoren Personen und Situationen. Der Fehleranteil sollte hierin nach Fahrenberg und Foerster (Fahrenberg & Foerster, 1989, S.223) kleiner als 50% sein, die Effekte für beide Faktoren signifikant.

In der Varianzanalyse ist für alle Variablen der Effekt Personen hoch signifikant. Der Effekt Situationen ist mit Ausnahme der Variablen Schlagvolumen Standardabweichung gleichfalls für alle Variablen hoch signifikant. In Tabelle 8 sind in den Spalten PE%, SI%, ER% die jeweiligen Varianzanteile für die Faktoren Personen, Situationen und Fehler aufgeführt. Im Fehleranteil sind eventuelle Wechselwirkungen mit enthalten. In der Spalte W% ist die Situationsvarianz bezogen auf die Varianz innerhalb der Personen dargestellt. Dies entspricht dem Varianzanteil, der bei Messwiederholung durch die experimentellen Faktoren aufgeklärt wird. Der Varianzanteil, der auf Niveauunterschiede zwischen den Personen zurückgeht, ist hierbei herausgenommen.

Bei den Mittelwerten der kardiovaskulären Variablen liegt der Fehlervarianzanteil zwischen 6% und 11%, bei den Mittelwerten der Atmungsvariablen zwischen 23% und 37%, bei den kardiovaskulären Variabilitätsmaßen zwischen 19% und 42%. Bei letzteren ist der Fehleranteil bei dem Variabilitätsmaß Standardabweichung im Vergleich zur MQSD etwas höher. Bei den Variabilitätsmaßen der Atmung liegt der Fehleranteil zwischen 39% und 68 %.

Im Vergleich der einzelnen Varianzquellen zeigen die kardiovaskulären Mittelwerte einen hohen Anteil Personenvarianz (ca. 88%) und einen sehr niedrigen Anteil Fehlervarianz (ca. 8%). Auf die Gesamtvarianz bezogen ist die Situationsvarianz relativ niedrig (ca. 3%), als Anteil der Varianz innerhalb jedoch relativ hoch (ca.27%). Die kardiovaskulären Variabilitätsmaße zeigen einen etwas kleineren Anteil Personenvarianz (STD ca. 67%, MQSD ca. 73%) und einen mittleren Anteil Fehlervarianz (STD ca. 32%, MQSD ca.26%). Der Anteil der Situationsvarianz ist bezogen auf die Gesamtvarianz (STD ca. 1%, MQSD ca. 2%) und die Varianz innerhalb (STD ca. 4%, MQSD ca. 5%) recht gering. Die Mittelwerte der Atmungsvariablen zeigen mittlere Anteile Personenvarianz (ca.55%) und Fehlervarianz (ca.31%). Der Anteil der Situationsvarianz (ca.14%) an der Gesamtvarianz und an der Varianz innerhalb (ca.31%) ist im Vergleich der betrachteten Variablenblöcke am höchsten. Die Variabilität der Atmungsvariablen weist einen sehr hohen Anteil an Fehlervarianz (ca. 53%), einen niedrigen Anteil an Personenvarianz (ca.42 %) und mittlere Anteile an Situationsvarianz (ca. 14% bzw. ca. 9%) auf.

Als Vorstufe der Reliabilitätsberechnungen wurden über die ersten 8 Phasenwerte die Interkorrelationen pro Variable berechnet. Die 28 einzelnen Interkorrelationen (7*8/2) der 8 Phasenwerte sind mit Ausnahme einiger Korrelationen der Atmungsvariabilität alle signifikant.

In der Berechnung über 8 Phasen hinweg (ALL) liegen die Intra-Class-Korrelationen bei allen kardiovaskulären Mittelwerten über .85. Bei den Variabilitätsmaßen der kardiovaskulären Frequenz- oder Zeitmaße liegt die Korrelation zwischen .84 und .52. Der Koeffizient für die MQSD ist jeweils höher als der Koeffizient für die Standardabweichung. Die entsprechenden Intra-Class Korrelationen für kardiovaskuläre Volumen- oder Kontraktilitätsmaße liegen zwischen .61 und .71. Ein offenkundiger Unterschied zwischen der Standardabweichung und der MQSD ist hier nicht zu beobachten. Bei den Mittelwerten der Atmungsvariablen liegen die Intra-Class-Koeffizienten r_{ic} zwischen .71 und .53, die entsprechenden Koeffizienten der Standardabweichung liegen zwischen .54 und .24.

Im Vergleich der über unterschiedliche Phasen gebildeten Intra-Class-Korrelationen lassen die Aufgabenphasen insgesamt etwas höhere Werte erkennen als die Ruhephasen. Die Unterschiede zwischen den Korrelationen von Block 1 und Block 2 sind uneinheitlich. Eine deutlich höhere Intra-Class-Korrelation in Block 2 zeigt die Variabilität der Herzfrequenz.

Die Intra-Class-Korrelationen der Differenzwerte sind im Vergleich zu den Niveauwerten kleiner oder gleich groß. Bedeutsam niedrigere Werte zeigen die kardiovaskulären Mittelwerte. Die MQSD dieser Werte erreichen eine hohes Niveau, wobei die Werte in den "langsamen" Differenzen höher sind. Die Mittelwerte der Atmungsmesswerte erreichen im zeitnahen Bereich der Aufgabenreaktivität mit Ausnahme der Sauerstoffaufnahme etwa die Höhe der Niveauwerte. Die Intra-Class-Korrelationen der Variabilität der Atmungsmesswerte sind auch bei den Differenzwerten eher niedrig.

Die dargestellten Reliabilitätskoeffizienten beruhen auf einer zeitlichen und situationalen Stabilität der Personenunterschiede und -reaktionen. Extrempersonen würden dabei die Intra-Class-Korrelationen erhöhen, einzelne Extremwerte würden die Koeffizienten dagegen erniedrigen. Als Gründe für niedrige Koeffizienten sind "funktionelle Fluktuationen" sowie mangelnde Zuverlässigkeit der Signale und Messfehler aufzuführen. Ein weiterer Grund wäre jedoch auch in experimentellen Interaktionen zu suchen. Eine bedeutsame experimentelle Interaktion im Sinne der vorliegenden Fragestellung würde den Fehleranteil in der ANOVA erhöhen und Intra-Class-Korrelationen in die Phasen vor und nach der Applikation einbezogen sind, senken. Die Ergebnisse stellen insofern für die Beurteilung der Variablen eine untere Schranke dar.

Insgesamt bieten die Mittelwerte mit niedriger Fehlervarianz und hoher Stabilität das zu erwartende Bild. Die differentialdiagnostische Information wird hier gut abgebildet. Ebenfalls zu erwarten ist, dass die Atmungsvariablen stärker mit den Situationen variieren. Die kardiovaskulären Variabilitätsmaße zeigen einen etwas höheren Fehleranteil, alle Anteile liegen jedoch unter 50% und die Intra-Class-Korrelationen sind, insbesondere bei den MQSD, relativ hoch. Dies könnte ein Indiz für habituelle Anteile dieser Variabilität sein.

Die Variabilitätsmaße der Atmung zeigen dagegen hohe Fehleranteile und niedrige Stabilitäten. In diesen Variablen werden wahrscheinlich weniger physiologisch funktionelle oder habituelle Zusammenhänge abgebildet, als vielmehr verhaltensnahe Informationen wiedergegeben.

2.7.2 R- und P-Korrelationen

Die Korrelationsmatrix r_{is} (innerhalb-Situationen) wurde berechnet als R-Korrelationen der Variablen über die Personen (pooled within conditions). Die Korrespondenzen beschreiben interindividuelle Zusammenhänge, die differentiellen Informationen sind hier enthalten.

Die Korrelationsmatrix r_{ip} (innerhalb-Personen) wurde berechnet als P-Korrelation der Variablen über die Situationen (pooled within subjects). Die Korrelationen beschreiben die Korrespondenzen der Variablen im Zeitbereich. Korrespondenzen können dabei auf der funktionellen Koppelung der Variablen, aber auch auf physiologischer Redundanz oder rechnerischer Abhängigkeit beruhen (zur Methodik s. Fahrenberg & Foerster, 1989, S.224). Die Korrespondenzen im Zeitbereich können außerdem von der aktuellen Situationsstichprobe wesentlich mit beeinflusst werden.

Beide Matrizen wurden über alle physiologischen Variablen hinweg berechnet Für reduzierte Variablensätze wurden Faktoranalysen durchgeführt. In diese Analyse wurde die Variable Herzindex nicht mit aufgenommen, da dieser Index bei intraindividueller Betrachtung vom Herzminutenvolumen direkt linear abhängig ist. Des weiteren wurden die Variabilitätsmaße der Atmungsvariablen nicht miteinbezogen, da sie nur geringe Stabilitäten zeigen. Die Faktorenanalysen sind, wie oben beschrieben, mit der reduzierten Stichprobe von 105 Personen durchgeführt worden. Keine Variable zeigte dabei extreme Verteilungsauffälligkeiten.

R-Technik : Faktoren r_{is}

Die Faktorenanalyse der Matrix r_{is} (vgl. Tab. 9) erbrachte 9 Faktoren, die insgesamt 84.9 % der Varianz aufklären.

Faktor 1 unterscheidet zwischen Personen mit hoher versus niedriger Variabilität des Schlagvolumens, des Herzminutenvolumens und des Heather Index.

Faktor 2 unterscheidet zwischen Personen mit hoher versus niedriger Variabilität der Austreibungszeit, der Anspannungszeit und des Quotienten aus Austreibungs- und Anspannungszeit.

Der 3. Faktor differenziert zwischen Personen mit hoher und niedriger Kontraktilität. Hohe Kontraktilität wird angezeigt durch einen hohen Heather Index, eine verkürzte Austreibungs- und RZ-Zeit sowie durch einen niedrigen Quotienten aus Austreibungs- und Anspannungszeit.

Tab. 9: Rotierte Faktorladungsmatrix der Interkorrelationsmatrix r_{is} (innerhalb-Situationen) - R-Technik

			1	2	3	4	5	6	7	8	9	h^2
1	HF	M	-08	-17	-06	**-87**	-07	14	-01	03	14	84
2	HF	S	21	-04	-20	-29	-34	01	**68**	-06	-12	77
3	HF	Q	32	-04	-17	08	-18	-19	**71**	01	-22	76
4	SV	M	29	12	-05	**52**	02	05	-15	**72**	-11	93
5	SV	S	**91**	19	-07	18	-02	13	-02	09	04	93
6	SV	Q	**87**	22	-05	33	16	06	01	06	-02	95
7	HMV	M	25	00	-10	-06	-04	18	-16	**85**	-01	86
8	HMV	S	**86**	-02	-10	-19	-19	15	16	14	02	90
9	HMV	Q	**92**	07	-10	08	15	06	17	12	-02	94
13	PEP	M	-16	15	**92**	-00	05	-01	03	-01	-08	91
14	PEP	S	10	**92**	11	17	-01	-00	13	05	00	92
15	PEP	Q	11	**90**	12	26	11	-04	05	05	-01	93
16	LVET	M	07	13	-08	**91**	05	-07	04	01	-11	88
17	LVET	S	11	**54**	-21	07	-19	22	02	**-59**	-08	78
18	LVET	Q	10	**59**	-11	35	07	12	-12	**-55**	-08	84
19	P/L	M	-16	07	**84**	-43	02	02	01	-02	-03	93
20	P/L	S	05	**94**	18	-10	-06	02	07	-07	-01	95
21	P/L	Q	06	**95**	19	02	11	-01	01	-06	-01	95
22	RZ	M	-17	26	**86**	19	07	-06	04	11	-06	89
23	RZ	S	01	16	14	00	-04	11	**83**	-11	18	80
24	RZ	Q	06	17	27	28	34	01	**68**	-12	21	82
25	HI	M	13	-13	**-63**	-05	04	-18	-01	44	-34	79
26	HI	S	**68**	-01	**-55**	-14	00	-07	11	00	-18	84
27	HI	Q	**72**	-01	-49	03	18	-14	12	-04	-22	87
28	AF	M	09	-01	-02	06	**93**	05	-09	02	06	89
30	AZV	M	04	03	07	-10	**-55**	**73**	05	04	00	85
32	AMV	M	14	01	07	-03	**51**	**80**	-07	07	11	95
34	VO2	M	13	-04	05	-04	08	**86**	-07	07	20	83
36	RQ	M	-05	09	-15	-14	06	47	18	-15	-33	44
38	EO2	M	05	09	07	03	**84**	10	-04	01	-11	75
40	PS		03	-06	-25	-19	-08	11	-04	06	**80**	77
41	PD		-17	01	19	-12	07	05	14	-12	**76**	70
	Var%		15	14	12	9	8	8	7	7	6	

Anmerkung : Ladungen multipliziert mit 100

Der 4. Faktor unterscheidet zwischen Personen mit hoher vs. niedriger Herzfrequenz. Eine hohe Herzfrequenz geht einher mit einer verkürzten Anspannungszeit, einem erniedrigten Schlagvolumen und einem erhöhten Quotienten aus Austreibungs- und Anspannungszeit. Das Herzminutenvolumen zeigt keine ausgeprägte Ladung auf diesem Faktor.

Der 5. Faktor hebt Personen mit hoher Atemfrequenz ab von Personen mit niedriger Atemfrequenz. Eine hohe Atemfrequenz geht mit einem niedrigen Atemzugvolumen, einem hohen Atemminutenvolumen und einem hohen Atemäquivalent einher. Die Sauerstoffaufnahme zeigt keine bedeutsame Ladung auf diesem Faktor. Der Faktor beschreibt Atemtechnik und Atemökonomie.

Faktor 6 differenziert zwischen Personen mit hoher Sauerstoffaufnahme vs. niedriger Sauerstoffaufnahme. Eine hohe Sauerstoffaufnahme geht einher mit einem hohen Atemzugvolumen, einem hohen Atemminutenvolumen und einem hohen respiratorischen Quotienten. Die Atemfrequenz und das Atemäquivalent zeigen keine bedeutsamen Ladungen auf diesem Faktor. Der Faktor ist als Volumenfaktor der Atmung zu bezeichnen.

Faktor 7 unterscheidet zwischen Personen mit hoher versus niedriger Variabilität der Herzfrequenz und der RZ-Zeit.

Faktor 8 differenziert zwischen Personen mit hoher und niedriger inotroper Aktivität. Hohe inotrope Aktivität ist angezeigt durch erhöhtes Schlagvolumen, erhöhtes Herzminutenvolumen und einen erhöhten Heather-Index. Hohe negative Ladungen auf diesem Faktor zeigt auch die Variabilität der Anspannungszeit.

Der 9. Faktor unterscheidet zwischen Personen mit niedrigem und hohem Blutdruck.

P-Technik : Faktoren r_{ip}

Die Faktorenanalyse der Matrix r_{ip} (vgl. Tab. 10) erbrachte 8 Faktoren, die insgesamt 80.5 % der Varianz aufklären.

Faktor 1 beschreibt hohe vs. niedrige Variabilität des Schlagvolumens, des Herzminutenvolumens und des Heather-Index. Der Faktor gleicht dem ersten Faktor der r_{is} Matrix.

Faktor 2 stellt Unterschiede in der Variabilität der Austreibungszeit, der Anspannungszeit und des Quotienten aus Austreibungs- und Anspannungszeit dar. Der Faktor entspricht dem 2. Faktor der r_{is} Matrix.

Tab. 10: Rotierte Faktorladungsmatrix der Interkorrelationsmatrix r_{ip} (innerhalb-Personen) - P-Technik

			1	2	3	4	5	6	7	8	h^2
1	HF	M	20	-15	35	33	**76**	-08	18	-07	91
2	HF	S	20	08	14	-16	07	**76**	-09	31	77
3	HF	Q	16	05	-06	-06	-28	**73**	-09	14	67
4	SV	M	03	-09	06	-25	**-75**	09	46	-14	87
5	SV	S	**89**	22	04	-08	05	10	03	08	87
6	SV	Q	**91**	16	-00	16	-15	-06	-07	-04	91
7	HMV	M	21	-23	42	12	08	07	**63**	-21	74
8	HMV	S	**80**	07	16	-02	17	33	20	04	86
9	HMV	Q	**89**	04	12	29	01	06	01	-03	90
13	PEP	M	-23	19	**-82**	-26	-14	-00	-27	03	92
14	PEP	S	22	**81**	-12	-13	-00	13	08	16	80
15	PEP	Q	12	**86**	-24	-02	-17	01	02	02	85
16	LVET	M	-14	06	02	-22	**-85**	-01	-33	09	91
17	LVET	S	09	**67**	27	-13	12	30	-16	22	72
18	LVET	Q	-01	**78**	10	12	-12	-05	-25	03	71
19	P/L	M	-14	17	**-84**	-15	34	01	-08	-03	91
20	P/L	S	15	**86**	-20	-18	10	15	11	08	88
21	P/L	Q	10	**91**	-26	01	01	00	04	00	91
22	RZ	M	-30	13	**-70**	-28	-35	-01	-25	02	86
23	RZ	S	13	16	07	-10	15	31	05	**83**	87
24	RZ	Q	-02	18	-25	13	-23	-04	-15	**77**	78
25	HI	M	21	-12	44	05	-01	12	**74**	-16	85
26	HI	S	**81**	09	27	08	26	08	17	13	85
27	HI	Q	**87**	07	18	25	09	-03	06	01	86
28	AF	M	14	-17	22	**64**	10	**-54**	-27	06	88
30	AZV	M	-00	18	-05	02	09	**76**	36	-14	77
32	AMV	M	20	-07	27	**85**	24	-08	-05	-02	92
34	VO2	M	19	-05	36	**64**	32	06	02	-07	70
36	RQ	M	12	04	15	**62**	26	31	28	-03	66
38	EO2	M	11	-08	-01	**81**	02	-29	-13	05	77
40	PS		10	-09	49	12	28	-04	-25	-16	44
41	PD		-01	-07	07	11	-09	-00	**-66**	-08	47
	Var%		16	14	11	10	9	8	8	5	

Anmerkung : Ladungen multipliziert mit 100

Der 3. Faktor zeigt hohe Ähnlichkeit mit dem 3. Faktor der r_{is} Matrix. Er differenziert zwischen hoher und niedriger Kontraktilität. Hohe Kontraktilität wird wiederum angezeigt durch eine verkürzte Austreibungs- und RZ-Zeit, wird wiederum angezeigt durch eine verkürzte Austreibungs- und RZ-Zeit, einen erhöhten Heather Index, sowie durch einen niedrigen Quotienten aus Austreibungs- und Anspannungszeit. Im Gegensatz zur r_{is} Matrix zeigt sich hier noch eine relativ hohe positive Ladung der Sauerstoffaufnahme.

Der 4. Faktor beschreibt die Atemtätigkeit bei gleichbleibendem Atemzugvolumen. Atemfrequenz, Atemminutenvolumen, Sauerstoffaufnahme, respiratorischer Quotient und Atemäquivalent nehmen gleichsinnig zu. Die Herzfrequenz zeigt ebenfalls eine relativ hohe Ladung auf diesem Faktor.

Faktor 5 kennzeichnet Herzfrequenzveränderungen bei annähernd gleichbleibendem Herzminutenvolumen und gleicht damit dem Faktor 4 der r_{is} Matrix. Mit ansteigender Herzfrequenz sinkt das Schlagvolumen und die Anspannungszeit, der Quotient aus Austreibungs- und Anspannungszeit nimmt zu. Schwache positive Ladungen zeigt wiederum die Sauerstoffaufnahme.

Faktor 6 beschreibt Veränderungen der Herz- und der Atmungsaktivität. Mit sinkender Atemfrequenz steigt, bei annähernd gleichem Atemminutenvolumen, das Atemzugvolumen und die Variabilität der Herzfrequenz nimmt zu. Darüber hinaus zeigen schwächere Ladungen einen gleichzeitigen Anstieg des respiratorischen Quotienten und ein Absinken des Atemäquivalents an.

Der 7. Faktor stellt Veränderungen der inotropen Aktivität dar. Zunehmende inotrope Aktivität ist gekennzeichnet durch einen erhöhten Heather Index, ein erhöhtes Herzminutenvolumen und Schlagvolumen.

Der Faktor 8 beschreibt Veränderungen der Variabilität der RZ-Zeit.

Die ersten drei Faktoren der beiden Faktorenanalysen gleichen sich stark. Sowohl bei intra- als auch bei interindividueller Betrachtungsweise ergeben sich hier ähnliche Faktorladungen.

Von besonderem Interesse aus dem Blickwinkel der experimentellen Effekte sind die Faktoren 4 der R-Technik und 5 der P-Technik.

Die letztgenannten Faktoren beschreiben, aus Sicht der P-Technik formuliert, einen Rückgang der Austreibungszeit bei Anstieg der Herzfrequenz und Absinken des Schlagvolumens. Dieser Zusammenhang ist plausibel und auch von anderen Autoren beschrieben worden (u.a. Myrtek 1980, S.150).

In beiden Techniken beschreibt der erste und varianzstärkste Faktor jeweils die Variabilität des Schlagvolumens, des Herzminutenvolumens und des Heather-Index. Die zugrundeliegenden Korrelationen zwischen den eingehenden Variablen sind jeweils sehr hoch und vermutlich auch auf rechnerische Abhängigkeiten zurückzuführen. Der Einwand erscheint daher berechtigt, dass dieser Faktor allein auf die starke Redundanz dieser Variablen zurückzuführen sei. Der Faktor findet sich jedoch auch in den Faktoranalysen, in die jeweils nur eine der Variablen (Standardabweichung und MQSD) aufgenommen wird. Er ist dann allerdings nicht mehr varianzstärkster erster Faktor. Dies deutet darauf hin, dass der Faktor im gegebenen Kontext tatsächlich existiert. Interessanter als die bloße Existenz dieses Faktors, wären Zusammenhänge zu weiteren Variablen. Derartige Zusammenhänge sind jedoch eher schwach und uneindeutig ausgeprägt. Auf der Ebene der einzelnen Korrelationen zeigen die Variablen dieses Faktors sowohl bei R- als auch bei P-Technik positive Zusammenhänge zu den zugehörigen Mittelwerten Herzminutenvolumen, Herzindex und Heather-Index. Das Schlagvolumen zeigt diesen Zusammenhang nur in der R-Technik. In beiden Analysen zeigen sich weitere negative Korrelationen zur Anspannungszeit, zur RZ-Zeit und zum Quotienten Anspannungszeit/Austreibungszeit und schwächere positive Korrelationen zu der Herzfrequenzvariabilität. In der P-Technik zeigen sich darüber hinaus positive Korrelationen mit der Herzfrequenz, vereinzelt auch mit dem Atemminutenvolumen, der Sauerstoffaufnahme und dem respiratorischen Quotienten. In der R-Technik sind die Korrelationen zwischen der Herzfrequenz und den Variabilitätsmaßen der jeweils ersten Faktoren uneindeutig. Tendenziell negativ sind die Korrelationen der Herzfrequenz mit den MQSD. In beiden Korrelationstechniken sind die Einzelkorrelationen zwischen der Atemfrequenz und den MQSD der Volumen- oder Kontraktilitätsmaße höher positiv als zwischen Atemfrequenz und Standardabweichung dieser Variablen. Dies könnte ein Hinweis auf mögliche RSA Anteile sein.

Insgesamt scheint dieser Faktor mit den eingehenden Variablen ein Produkt unterschiedlicher konfundierter Einflüsse zu sein. Die Korrelationen mit den zugrundeliegenden Mittelwerten, sowie der RZ-Zeit und der Anspannungszeit verweisen auf einen rechnerisch bedingten Zusammenhang mit der Kontraktilität und inotropen Aktivität. Die zusätzlichen Korrelationen der P-Technik deuten einen Zusammenhang zu einer generellen Aktivierung an.

2.7.3   Variabilitätsmaße: Standardabweichung und MQSD

Die Variabilitätsmaße Standardabweichung und MQSD sind Kennwerte für die intraindividuelle Variabilität eines Signals. Sie kennzeichnen die Veränderungen innerhalb eines definierten Zeitintervalls pro Person. Die Standardabweichung gibt per definitionem die Streuung der einzelnen Werte innerhalb dieses Intervalls um den Mittelwert dieser Werte wieder. Diese Streuung ist unabhängig von der

Abfolge dieser Werte. Die MQSD (mean square sucessive differences) ist definiert als die Wurzel des Quadrats sukzessiver Differenzen und als solche abhängig von der Abfolge der Werte. Die MQSD ist groß bei schnellen Veränderungen zwischen benachbarten Werten (Walschburger, 1976). Die MQSD ist klein, wenn benachbarte Werte ähnlicher sind als entfernte. Dies ist dann der Fall, wenn das Signal rhythmischen Schwankungen unterliegt oder wenn das Signal einen Trend aufweist. Dieser Umstand wird von Neumann (Neumann, zitiert nach Sachs, 1992) als Grundlage für einen einfachen Trendtest benutzt. Sind die aufeinanderfolgenden Werte unabhängig, dann gilt $MQSD^2 = 2*s^2$. Liegt den Werten eine systematische Veränderung zugrunde, ist der Quotient $MQSD^2/STD^2$ kleiner als 2. Aus dem Verhältnis MQSD/Standardabweichung lässt sich demnach abschätzen, ob das zugrundeliegende Signal systematischen Schwankungen unterliegt. Die Ergebnisse entsprechender Schätzungen für die vorliegenden Daten sind in Tabelle 11 abgebildet.

Tab. 11: Vergleich der Variabilitätsmaße MQSD und Standardabweichung.

	MQSD	STD	MQSD/STD
HF	4.718	6.144	0.781
LVET	13.516	11.929	1.135
RZ	8.828	7.789	1.147
HI	2.673	2.204	1.226
SV	17.324	13.900	1.250
HMV	1.445	1.168	1.253
PEP	8.424	6.761	1.254
PEP/LVET	0.041	0.033	1.262

Für den Quotienten MQSD/STD lässt sich ein Konfidenzintervall bestimmen (Sachs, 1992, S. 481). Alle abgebildeten Quotienten liegen unter der 5% Signifikanzschranke von 1.27. Demnach wären in allen zugrundeliegenden Werten systematische Veränderungen innerhalb der Messintervalle vorhanden, die durch die Variabilitätsmaße abgebildet wird. Dabei ist bei dieser Betrachtungsweise nicht entscheidbar, ob es sich um einen Trend oder um rhythmische Schwankungen handelt. Auffällig ist der im Verhältnis zu anderen Variablen sehr niedrige Quotient MQSD/STD bei der Herzfrequenz. Eine mögliche Ursache hierfür könnte in den Unterschieden zwischen Frequenz- und Zeitmaßen liegen (Fahrenberg & Foerster, 1989, S.344). Der niedrige Quotient bei der Herzfrequenz könnte auch als Hinweis darauf gewertet werden, dass die Herzfrequenz neben einem Trend rhythmische Anteile enthält. Entsprechende Hinweise finden sich in der Literatur. Nach Fahrenberg und Förster (1989, S. 372) wird durch die MQSD der Herzfrequenz die respiratorische Arrhythmie und damit vagale Einflüsse erfasst. Der Umkehrschluss, dass die übrigen Variablen weniger rhythmische Anteile enthalten, setzt gleiche systematische Veränderungen dieser Variablen über Situationen hinweg voraus. Wie bereits dargestellt (Kap 2.7.2.), trifft dies nicht zu. Von den dargestellten Variablen zeigt die Herzfrequenz gleichzeitig die höchste Situationsvarianz. Der Umkehrschluss ist damit nicht zulässig. Die nähere Bestimmung der Information, die in den Variabilitätsmaßen der Kontraktilität enthalten ist, muss daher ungenau bleiben. Die Variabilitätsmaße beschreiben Veränderungen in der Zeit. Die MQSD beschreibt gegenüber der Standardabweichung eher systematische Veränderungen.

2.7.4   Variablenselektion

Auf der Grundlage dieser methodischen Vorbetrachtungen wurde eine Variablenselektion nach den Kriterien Interpretierbarkeit und Redundanz durchgeführt. Diese resultierte in der Eliminierung der Variabilitätsmaße, mit Ausnahme der MQSD Herzfrequenz, und des Herzindex aus der Ergebnisdarstellung. Wie bereits erwähnt, erfolgte die Parametrisierung nach den Standards des Freiburger Labors. Neben den Mittelwerten wurden dabei Variabilitätsmaße für die kontinuierlich gemessenen Kennwerte gebildet. Mit Ausnahme der MQSD der Herzfrequenz werden die kardiovaskulären Variabilitätsmaße in der Literatur nicht diskutiert. Die dargestellten Berechnungen erlauben eine Einordnung dieser Variablen gleichfalls nur mit Einschränkungen. Dies ist vermutlich bereits in der mathematischen Charakteristik dieser zusammengesetzten Variablen begründet. Gleiches gilt für die Variabilitätsmaße zusammengesetzter Atmungskennwerte. Auf die weitere Darstellung der Variabilitätsmaße wird mit Ausnahme der MQSD der Herzfrequenz im folgenden verzichtet. Von den beiden Variablen Herzminutenvolumen und Herzindex wird das Herzminutenvolumen dargestellt. Für die vorliegende Fragestellung hat der Herzindex keine inkrementelle Aussagekraft. Er ist definiert als Quotient aus Herzminutenvolumen und der konstanten Körperoberfläche. Für intraindividuelle Fragestellungen enthält er damit keine zusätzlichen Informationen.

2.8 Exkurs: Aktivierungsrichtung und Varianzveränderungen

In der Ergebnisdarstellung (Kap. 3.3.2) werden Varianzveränderungen als experimentelle Effekte untersucht. Dies geschieht auf der Grundlage der Hypothese, dass Personen unterschiedlich auf Belastung reagieren und sich damit die Varianz vergrößert (Foerster, Schneider & Walschburger, S.71). Die Varianz wäre damit höher in Belastungssituationen als in Ruhesituationen. Außerdem wird angenommen, dass sich die Varianz bei Habituation verkleinert. Bei beiden Annahmen muss eine mögliche Abhängigkeit von der Aktivierungsrichtung und von der mathematischen Charakteristik der Kennwerte berücksichtigt werden. Hierbei ist unter Aktivierungsrichtung zu verstehen, ob eine Variable unter Belastung zunimmt (positive Aktivierungsrichtung) oder abnimmt (negative Aktivierungsrichtung).

Tab. 12: Mittelwerts- und Varianzveränderungen im Übergang von Ruhephasen zu Belastungsphasen

		1	2	3	4	5	6	7	8	9	10		Summe 1 bis 9								
Ruhe		R1	R2	R2	R3	R3	R4	R4	R5	R5	R5	mw	-	-	-	=	=	=	+	+	+
Belastung	A	K1	K1	M1	M1	K2	K2	M2	M2	CP	ER	sd	-	=	+	-	=	+	-	=	+
1 HFm	P	++	++	+=	++	++	++	++	++	++	++		.	.	.	.	.	.	.	1	8
2 HFq	N	-+	=+	=+	-=	-+	=+	-+	==	--	-=		1	1	3	.	1	3	.	.	.
3 SV	N	-=	-=	-=	-=	-=	-=	-=	-=	-=	.		.	9	.	.	.	.	.	.	.
4 HMV	P	++	++	=+	++	=+	++	++	++	-+	.		.	.	1	.	.	2	.	.	6
5 PEP	N	-=	-+	-=	-=	-=	-=	-=	-+	-+	.		.	6	3	.	.	.	.	.	.
6 LVET	N	-+	-+	==	-=	-+	-=	==	-=	==	.		.	3	3	.	3	.	.	.	.
7 P/L	N	-=	-=	-=	-=	-=	-=	-=	-=	-=	.		.	9	.	.	.	.	.	.	.
8 RZ	N	-+	-+	-=	-=	-=	-+	-=	-+	-+	.		.	4	5	.	.	.	.	.	.
9 HI		=+	++	=+	+=	==	==	=+	++	-=	.		.	1	.	.	2	3	.	1	2
10 AF	P	+=	++	+=	+=	+=	+=	+=	+=	+=	++		.	.	.	.	.	.	.	8	1
11 AZV	N	--	--	--	--	--	--	--	--	++	++		8	.	.	.	.	.	.	.	1
12 AMV	P	++	++	+=	++	++	+=	+=	++	++	++		.	.	.	.	.	.	.	3	6
13 VO2	P	++	++	+=	+=	+=	+=	+=	+=	++	++		.	.	.	.	.	.	.	6	3
14 RQ	P	++	++	==	++	+=	++	=+	++	=+	-=		.	.	.	.	1	2	.	1	5
15 EO2	P	+=	+=	+=	+=	+=	+=	+=	+=	==	--		.	.	.	.	.	1	.	8	.
16 PS	P	++	++	++	++	++	++	++	++	++	++		.	.	.	.	.	.	.	.	9
17 PD	P	+=	==	+=	++	+=	==	+=	++	++	++		.	.	.	.	2	.	.	4	3
										Summe			9	33	15	0	10	10	0	32	44

Anmerkung: A Aktivierungsrichtung; -- Abnahme Mittelwert, Abnahme Varianz; -= Abnahme Mittelwert, keine Varianzveränderung; -+ Abnahme Mittelwert, Zunahme Varianz usw.; ER Ergometrie 100 Watt.

Zur Überprüfung des Gültigkeitsbereichs der ersten Grundannahme wurden vorab alle Ruhephasen mit den nachfolgenden und vorausgehenden Aufgabenphasen verglichen. Der Test auf Varianzveränderung nach Foerster ist im allgemeinen Methodenkapitel (Kap 2.4.5) beschrieben.

Über alle 17 physiologischen Variablen und 9 Situationsvergleiche (ohne Ergometrie) hinweg ergeben sich 153 einzelne Vergleiche, die in Tabelle 12 dargestellt sind. Bei den Mittelwerten finden sich bei 153 Vergleichen 133 signifikante Veränderungen, davon 76 Zunahmen und 57 Abnahmen. Bei den Varianzen zeigen sich 78 signifikante Veränderungen, 69 Zunahmen stehen 9 Varianzabnahmen gegenüber. Von den 133 Mittelwertsveränderungen gehen 68 einher mit Varianzveränderungen, bei 65 Mittelwertsveränderung ist keine gleichzeitige Varianzveränderung zu beobachten. Bei 68 der 78 signifikanten Varianzveränderungen sind gleichzeitig Mittelwertsveränderungen zu beobachten, bei den übrigen zehn Varianzveränderungen ist kein gleichzeitiger Mittelwertseffekt zu beobachten. Im einzelnen ist dies zu beobachten bei der Variabilität der Herzfrequenz (HFq), dem Herzminutenvolumen (HMV), dem Heather-Index (HI) und dem respiratorischen Quotienten (RQ).

In keinem kardiovaskulären Mittelwert nimmt die Varianz unter Belastung ab. In den Variablen mit positiver Aktivierungsrichtung, wie der Herzfrequenz, dem Herzminutenvolumen und dem systolischen Blutdruck, nimmt die Varianz jeweils häufig signifikant zu. Die Varianz nimmt jedoch auch in Variablen mit negativer Aktivierungsrichtung wie der Austreibungszeit (LVET), der RZ-Zeit, der Anspannungszeit (PEP) zu. Bei diesen Mittelwerten ist demnach eine Varianzzunahme bei positiver und bei negativer Aktivierungsrichtung zu verzeichnen. Das Schlagvolumen nimmt unter Belastung ab, die Varianz bleibt gleich. Die Varianz der Herzfrequenzvariabilität nimmt gleichfalls eher zu.

Die Mittelwerte der Atmungsvariablen nehmen unter Belastung zu. Die Varianzen dieser Mittelwerte nehmen gleichfalls eher zu. Eine Sonderstellung nimmt das Atemzugvolumen ein. Bei diesem nehmen Mittelwerte und Varianz von der Ruhe zur Belastung ab. Acht der neun Varianzabnahmen sind beim Atemzugvolumen zu verzeichnen. Im Übergang von der Ruhephase zur Ergometrie nehmen auch beim Atemzugvolumen Mittelwert und Varianz zu.

Insgesamt sind Mittelwertseffekte häufiger als Varianzeffekte und schwächer an Varianzeffekte gekoppelt als umgekehrt. Varianzveränderungen im Übergang von der Ruhe zur Belastung sind mit Ausnahme beim Atemzugvolumen Varianzzunahmen. Varianzzunahmen finden sich bei positiver und negativer Aktivierungsrichtung. Die Varianzänderungen sind größtenteils an Mittelwertsveränderungen gekoppelt. In wenigen Fällen finden sich jedoch auch Varianzänderungen ohne gleichzeitigem Mittelwertseffekt.

Im Ganzen zusammen gefasst spricht einiges für die Gültigkeit der Eingangsannahme: die interindividuelle Varianz nimmt von der Ruhe zur Belastung zu. Dies scheint auch für Variablen mit negativer Aktivierungsrichtung (LVET, PEP, RZ-Zeit) zu gelten, deren Mittelwerte unter Belastung abnehmen. Die Annahme gilt schwächer auch für Mittelwerte der Atmungskennwerte, sie gilt jedoch nicht für das Atemzugvolumen.

2.9   Exkurs: Psychophysiologische Korrelationen - das Kovariationsproblem

Vor dem Hintergrund der nicht nachweisbaren differentiellen Effekte, die im Ergebnisteil dargestellt werden, wurden einige grundsätzliche Berechnungen durchgeführt, um zu eruieren auf welchen Datenebenen und bei welchen Berechnungsarten sich psychophysiologische Zusammenhänge zeigen. Dies ist eine Betrachtung des Kovariationsproblems, das Fahrenberg (1983, S. 95) wie folgt definiert: "Mit Kovariation ist hier die Hypothese gemeint, dass ein empirisch-statistischer Zusammenhang zwischen verschieden Funktionen bzw. Merkmalen, die man für Komponenten eines bestimmten psychophysischen Prozess hält, besteht".

In Abbildung 2a sind die Phasenmittelwerte der Herzfrequenz und der subjektiven Befindensskalierung "Anspannung" abgebildet. In Tabelle 13 sind standardisierte Differenzwerte und die t-Werte für die Effekte Termin pro Variable aufgeführt. Für den Vergleich der beiden Veränderungseffekte wurde die Mittelwerte der Veränderung standardisiert an der Streuung dieser Veränderung. Damit lassen sich Effekte unterschiedlich skalierter Variablen vergleichen.

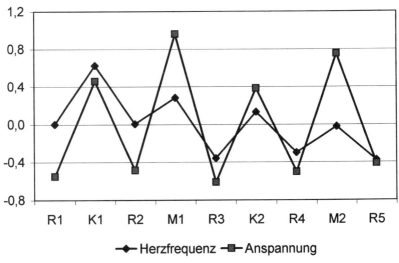

Abbildung 2a: Herzfrequenz und Anspannung im Verlauf

Alle aufeinanderfolgenden Phasen unterscheiden sich sowohl für die Herzfrequenz als auch für die Anspannung hochsignifikant. Die Herzfrequenz und die

Anspannung nehmen auf Mittelwertsebene von der Ruhephase zur folgenden Aufgabenphase jeweils zu, und zur nachfolgenden Ruhephase wieder ab. Über alle fünf Ruhephasen hinweg ist bei der Herzfrequenz ein deutlicher Termineffekt (Pillais p <=.000) zu verzeichnen, der sich in der Anspannung nicht in gleicher Weise wiederfindet (Pillais p < .079).

Tab. 13: Herzfrequenz und Anspannung - standardisierte sukzessive Differenzen (DSU) - t-Test für sukzessive Phasen und Vergleich der beiden Variablen pro Differenzwert

		Herzfrequenz			Anspannung			Ansp. - Herzfreq.		
		MW	t	p	MW	t	p	MW	t	pt
2	K1-R1	1.18	13.31	.000	1.24	14.10	.000	0.06	0.69	.494
3	R2-K1	-1.16	-13.05	.000	-0.99	-11.13	.000	0.17	1.58	.116
4	M1-R2	0.61	6.88	.000	1.51	16.98	.000	0.90	7.48	.000
5	R3-M1	-1.30	-14.65	.000	-1.50	-16.96	.000	-0.20	-1.62	.107
6	K2-R3	1.11	12.38	.000	1.04	11.89	.000	-0.07	-0.37	.714
7	R4-K2	-1.01	-11.37	.000	-1.04	-11.89	.000	-0.03	-0.39	.697
8	M2-R4	0.56	6.26	.000	1.54	17.59	.000	0.98	8.95	.000
9	R5-M2	-0.62	-6.95	.000	-1.37	-15.60	.000	-0.75	-6.29	.000

Anmerkung: standardisierte sukzessive Differenz = Mittelwerte sukzessive Differenz/Streuung sukzessive Differenz

Im Vergleich der Veränderungen zeigt sich bei der Herzfrequenz die größte Zunahme initial von der ersten Ruhe nach Kopfrechnen 1 (K1-R1), die größte Abnahme von der letzten Aufgabe im ersten Block zur ersten Ruhephase im zweiten Block (R3-M1). Bei der Anspannung ist die maximale Zunahme von Ruhe 4 nach Matrizen 2 zu beobachten, die größte Abnahme, wie bei der Herzfrequenz von Matrizen 1 nach Ruhe 3. In Abbildung 2b sind diese Änderungen für beide Variable abgebildet. Das Profil der Herzfrequenz unterscheidet sich deutlich von dem der Anspannung. In den Differenzwerten Ruhe 2 nach Matrizen 1, Ruhe 4 nach Matrizen 2, und Matrizen 2 nach Ruhe 5 ist die Anspannungsänderung jeweils signifikant höher ausgeprägt als die Herzfrequenzänderung.

Auf Mittelwertsebene zeigen sich demnach parallele Effekte zwischen Herzfrequenz und Anspannung bei bloßer Betrachtung von Zu- und Abnahmen. Wird die Stärke der Effekte mit einbezogen sind entsprechende Parallelitäten deutlich schwächer. Über alle acht sukzessive Veränderungen hinweg zeigen Herzfrequenz und Anspannung andere Minima und Maxima in den Veränderungen. Für einzelne Veränderungen unterscheiden sich Herzfrequenz und Anspannung jeweils signifikant in der Stärke dieser Veränderung. Dies ist ein Indiz dafür, daß unterschiedliche psychophysiologische Reaktionsmuster zugrunde liegen bei dem die jeweiligen psychischen und physiologischen Konstrukte durch die beiden Variablen unterschiedlich repräsentiert sind und eine andere Verknüpfung vorliegt.

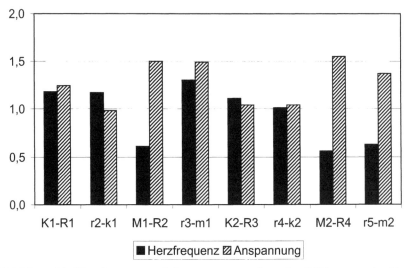

Abbildung 2b: Herzfrequenz und Anspannung - sukzessive Differenzen der Phasenwerte - gepolt in Richtung Aktivierung (Kleinbuchstaben umgepolt).

Die Ergebnisse einer Korrelationsstudie sind in Tab.14 aufgeführt. Den Korrelationen der Anspannung werden Korrelationen der Herzfrequenz gegenübergestellt. Die Berechnungen wurden durchgeführt als P-Korrelationen (pooled innerhalb Personen) und R-Korrelationen auf der Datenebene der Niveauwerte, der Differenzwerte Aufgabe-Ruhephase und der sukzessiven Differenzen aufeinanderfolgender Phasen. In der P-Technik wurden zusätzlich die Korrelationen mit den Situationsmittelwerten aufgenommen (Spalte e, f). Als Signifikanzniveau sind konservative und konventionelle Grenzwerte angegeben.

Die Korrelation r_{is} (innerhalb-Situationen) (vgl. auch Kap 2.7.2) enthalten differentielle Informationen, die Korrelationen r_{ip} Informationen im Zeitbereich. Die Korrelationen der Situationsmittelwerte (Spalten e, f) geben in der r_{ip}-Technik den intraindividuellen Zusammenhang mit dem allgemeinen Verlauf an. Bei sukzessiven Differenzen werden definitionsgemäß nur Unterschiede zwischen aufeinanderfolgender Phasen betrachtet. Bei dieser Betrachtungsweise fallen intraexperimentelle Trends weniger ins Gewicht (Stemmler, 1984, S.97)

Auf Ebene der Niveauwerte ist die Anspannung mit der Herzfrequenz in der r_{is}-Technik (Spalte a) korreliert mit r = .07. Eine im Niveau hohe Anspannung geht also kaum einher mit einer hohen Herzfrequenz. In der intraindividuellen r_{ip}-Technik (Spalte c) korreliert die Anspannung mit der Herzfrequenz mit r = .41. Die intraindividuellen Zusammenhänge sind demnach deutlich höher ausgeprägt.

Tab. 14: Korrelationen der subjektiven Befindenseinstufung "Anspannung" und der Herzfrequenz mit allen anderen physiologischen Variablen - unterschiedliche Korrelationstechniken und Datenebenen

	a	b	c	d	e	f	g	h	i	j
Variable	AN	HF	AN	HF	AN#	HF#	AN	HF	AN	HF
Ebene	NI	NI	NI	NI	NI	NI	RE	RE	SU	SU
Technik	is	is	ip	ip	ip	ip	is	is	ip	ip
Anspannung	100	07	100	41	70	45	100	25	100	61
HFm	07	100	41	100	45	71	25	100	61	100
HFq	-02	-11	-21	-14	-21	-18	-07	-16	-25	-26
SV	-00	-51	-29	-50	-28	-27	-19	-60	-40	-70
HMV	06	15	14	53	20	48	02	19	30	39
PEP	-14	-15	-35	-60	-43	-58	-07	-37	-53	-65
LVET	-04	-79	-18	-81	-18	-62	-17	-79	-39	-82
P/L	-11	25	-26	-17	-34	-25	01	-00	-38	-33
RZ	-13	-30	-36	-69	-43	-62	-10	-51	-55	-75
HI	14	-07	02	34	06	43	-05	-05	10	09
AF	05	-05	50	40	65	43	12	29	61	64
AZV	-03	15	-26	01	-35	-06	-05	04	-37	-27
AMV	03	12	46	58	59	55	15	48	61	74
VO2	04	17	40	58	51	53	15	53	60	74
RQ	03	11	22	49	21	49	11	30	35	51
EO2	00	-04	31	30	41	31	08	22	47	54
PS	08	25	38	41	47	39	06	25	51	55
PD	06	17	16	-05	24	-09	-03	03	25	26
n p<.05	0	5	12	12	14	13	1	11	15	15
VC%	1	7	9	21	14	18	1	13	19	30

Anmerkung: Variablen AN Anspannung, HF Herzfrequenz; AN#, HF# Situationsmittelwerte; Ebene NI Niveauwerte, RE Reaktivität Aufgabe-Ruhe, SU sukzessive Phasendifferenzen; Technik is gepoolt innnerhalb Situationen, ip gepoolt innerhalb Personen; Signifikanzniveau, konservativ, zs r > .19 p < .05; r > .24 p < .01; r > .30 p < .001; konventionell zs r > .07 p < .05

Für die Anspannung liegt die Korrelation der individuellen Werte mit dem Situationsmittelwert bei r = .70 (Spalte e), für die Herzfrequenz liegt der entspre-

chende Wert bei r = .71 (Spalte f). Sowohl für die Anspannung als auch für die
Herzfrequenz zeigen sich demnach Ähnlichkeiten der intraindividuellen Verläufe
mit dem mittleren Verlauf. Die intraindividuelle Korrelation der Situationsmittelwerte der Anspannung mit der individuellen Herzfrequenz liegt mit r = .45 auf
etwa gleichem Niveau wie die intraindividuelle Korrelation der Herzfrequenz mit
der Anspannung.

Die maximale Korrelation zwischen Anspannung und Herzfrequenz zeigen die
sukzessiven Differenzen mit r = .61. Eine mögliche Erklärung für diesen im Vergleich zu den Niveauwerten (Spalte c) höheren Zusammenhang könnte in der
Kontrolle des intraexperimentellen Trends der Herzfrequenz liegen. Die Korrelationen der Reaktivitätsscores der Herzfrequenz und der Anspannung (Spalte g)
liegen bei r = .25 und deuten demnach auf einen leichten, bei weniger konservati-
ver Betrachtung signifikanten Zusammenhang hin. Personen, die von der Ruhephase zur Aufgabenphase einen stärkeren Anstieg der Anspannung zeigen, weisen auch einen höheren Herzfrequenzanstieg auf.

Für die globale Einschätzung der spaltenweisen Zusammenhänge der Anspannung
und der Herzfrequenz mit den physiologischen Variablen wurde in Analogie zur
Methodik der Faktorenanalyse der aufgeklärte Varianzanteil (VC%), definiert als
Summe der quadrierten Korrelationen, berechnet. In diesem globalen Maß zeigt
die Herzfrequenz den höchsten Zusammenhang bei den intraindividuellen Korrelationen in der r_{ip} Technik der sukzessiven Differenzen (30%), den Niveauwerten
(21%), der Korrelation des Situationsmittelwerts (18%). Die interindividuellen
Korrelationen der Reaktivitätsscores (13%) und der Niveauwerte (7%) sind deutlich niedriger.

Die Anspannung zeigt den höchsten Zusammenhang gleichfalls bei sukzessiven
Differenzen (rip 19%), gefolgt vom Situationsmittelwert (rip 14%) und den
Niveauwerten (rip 9%). Niedrig ausgeprägt sind die Zusammenhänge in der r_{is}-
Technik für Reaktivitätsscores (1%) und Niveauwerte (1%).

Im Vergleich der Korrelation der r_{ip}-Technik zwischen individuellen Werten und
Situationsmittelwerten (Spalte c vs. e) zeigen sich bei der Anspannung bei den
individuellen Werten (9%) niedrigere Korrelationen im Vergleich zu den Situationsmittelwerten (14%). Das umgekehrte Verhältnis zeigt sich beim entsprechenden Vergleich für die Herzfrequenz (Spalte d vs. f). Die individuellen Korrelationen sind etwas höher (21%) als die Korrelationen der Situationsmittelwerte
(18%). Der Zusammenhang zwischen Anspannung und physiologischen Variablen wird demnach wesentlich durch die Situation angestoßen.

Innerhalb der einzelnen Spalten zeigt die individuelle Anspannung bei Niveauwerten (a) in der interindividuellen r_{is}-Technik auf niedrigem Niveau die höchsten Zusammenhänge zur Anspannungszeit (PEP, r = .14) und zum Heather-Index (HI, r = .14). In der intraindividuellen r_{ip}-Technik (c) sind die höchsten Zusammenhänge mit der Atemfrequenz (AF, r = .50), dem Atemminutenvolumen (AMV, r = .46) und der Herzfrequenz (HFm, r = .41) zu beobachten. Bei den sukzessiven Differenzen (i) liegen die Maximalwerte bei der Herzfrequenz (r = .61), der Atemfrequenz (AF, r = .61) und dem Atemzugvolumen (r = .61). Für die Datenklasse der Reaktivitätsscores Aufgabe-Ruhe sind die Zusammenhänge zur Herzfrequenz (HFm, r = .25) und zum Schlagvolumen (SV r = -.19) am höchsten ausgeprägt.

Zusammengefasst zeigen Anspannung und Herzfrequenz auf Mittelwertsebene eine Parallelität der Effekte bei bloßer Betrachtung von Zu- und Abnahme in einzelnen Situationen. Wird die Stärke der Veränderungen über mehrere Situationen hinweg mit einbezogen, ist dies kaum noch zu beobachten. Proportional stärkere Veränderungen der Anspannung gehen im Mittel nicht einher mit entsprechenden Veränderungen der Herzfrequenz. Auf korrelativer Ebene wird der Befund bestätigt (Fahrenberg, 1983, S.97), dass die intraindividuellen Zusammenhänge deutlich höher sind als die interindividuellen Zusammenhänge.

Intraindividuell zeigen Variablen der Atmung sowie die Herzfrequenz die höchsten Zusammenhänge zur Anspannung. Innerhalb der kardiovaskulären Variablen betrachtet, bestätigt sich damit die prominente Stellung der Herzfrequenz als psychophysiologische Aktivierungsvariable.

Die im Vergleich zur intraindividuellen Technik höheren Zusammenhänge der sukzessiven Differenzen deuten auf Anteile innerhalb der physiologischen Muster hin, die den psychophysiologischen Zusammenhang störend überlagern. Ein derartiger Anteil wäre etwa ein intraexperimenteller Trend.

Die vergleichsweise hohen Zusammenhänge der Situationsmittelwerte im Vergleich zu individuellen Werten deuten darauf hin, dass der Zusammenhang zwischen Anspannung und physiologischen Variablen in wesentlichen Teilen, und konkurrierend zur akkuraten individuellen Befindenseinstufung, durch die Situationsdefinition vermittelt wird.

2.10 Exkurs: Befindlichkeitsmessung

Die Konstruktion der Befindlichkeitsskala erfolgte, wie bereits erwähnt, unter Verwendung publizierter Instrumente (Janke, 1978; Hampel, 1971, 1977; Zerssen, 1976) und von Literaturhinweisen zur Globaleinstufung der Befindlichkeit (Abele-Brehm & Brehm, 1986; Rösler, Baumann & Marake, 1980). In Abbildung 3 sind die Faktoren dieser Befindlichkeitsmessung dargestellt. Der erste Faktor (horizontal) hat die beiden Pole "Aktivierung" und "Deaktivierung". Der zweite, ebenfalls bipolare Faktor hat die beiden Pole "Anspannung" und "Entspannung". Neben diesen beiden faktorenanalytisch gebildeten Dimensionen, ist als dritte Dimension die Bewertung der Befindlichkeit enthalten. Die Markieritems dieser Dimension, "freudig" und "bedrückt" liegen genau auf der Winkelhalbierenden. Bei einer Drehung der Koordinaten um 45 Grad wären die beiden bipolaren Dimensionen mit "Aktivität" (aktiv vs. passiv) und "Bewertung" (positiv vs. negativ) zu benennen. Die dargestellte Struktur ist praktisch identisch mit der von Abele-Brehm und Brehm (1986) theoretisch formulierten und empirisch ermittelten Struktur.

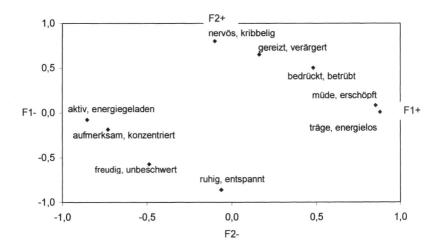

Abb. 3: Dimensionen der Befindlichkeit

Diese Autoren benannten diese Dimensionen, in Erinnerung früher Arbeiten von Wilhelm Wundt (1910, 1922), als "positive Lösung" (F2-), "negative Lösung" (F1+), "positive Spannung" (F1-) und "negative Spannung" (F2+). Vergleichbare

Strukturen werden für Stimmungen (Schimmack,1999) und Emotionen (Reisen-zein, 1994) berichtet.

Die Konstruktion eines Instruments zur Erfassung des Konstrukts "Befind-lichkeit" basiert auf der Annahme, dass der befragten Person diese Information zugänglich ist. Janke (1978) vertritt die Ansicht, dass "auf Seiten des Individuums in der Regel keine Schwierigkeit (..besteht), auf Befragung aktuelles Befinden zu beschreiben". In der vorliegenden Studie wurden die Probanden postexpe-rimentell befragt, wie leicht ihnen die Befindenseinstufung fiel. Der Hälfte der Probanden fiel dies eher leicht, der anderen Hälfte weniger leicht bzw. schwer. Die experimentellen Gruppen (Weckmittel-, Schlafmittel-, und Kontrollgruppe) unterschieden sich hierin nicht. Eine kurze Darstellung der Analyse erscheint dennoch von Interesse.

Verglichen wurden Subgruppen nach dem Einteilungskriterium "Leichtigkeit der Befindenseinstufung". In der schrittweisen Analyse der Profile (zur Methodik, Stemmler 1986) mit Rohdaten, semiipsatisierten Daten und vollständig ipsatisier-ten Daten zeigen sich Unterschiede auf allen drei Stufen. Der deutlichste Unter-schied ist in der Profilstreuung zu erkennen, kaum in der Profilhöhe. Personen, denen die Befindenseinstufung weniger leicht fiel, weisen eine geringere Streuung des Profils auf. Sie stufen ihr Befinden auf mehreren Items näher am Profilmittel-wert ein, das Profil ist damit weniger ausgeprägt. Die Profilstreuung, pro Situati-on und Person berechnet, korreliert über die fünf Situationen hinweg hoch. Dies weist auf stabile interindividuelle Unterschiede hin und wäre damit als Personen-merkmal zu bewerten. Auf der Ebene der Persönlichkeitsfragebogen sind gleich-falls Unterschiede in Abhängigkeit vom Einteilungskriterium auszumachen. Per-sonen, denen die Einstufung ihres Befindens leicht fiel, zeichnen sich im FPI aus durch hohe Lebenszufriedenheit, wenig Beschwerden, niedrige Beanspruchung, niedrige Emotionalität und niedrige Ängstlichkeit (STAI).

Zusammengefasst beschreibt die Adjektivliste zur Erfassung der Befindlichkeit quantitative Aspekte des momentanen Zustands des Individuums auf den bi-polaren Faktoren "Aktivierung vs. Deaktivierung" und "Anspannung vs. Ent-spannung". Implizit ist als Dimension eine Bewertung dieser Zustände erkennbar. Die Einstufung der Befindlichkeit fiel den Probanden unterschiedlich leicht. Die-ser Umstand schlägt sich am deutlichsten in der Profilstreuung nieder. Eine nied-rige Profilstreuung ist auf ein weniger ausgeprägtes Profil der Befindlichkeitsein-stufung zurückzuführen. Ein wenig ausgeprägtes Profil ist mit der Aussage des

Probanden vereinbar, die Einstufung seines Befindens sei ihm relativ schwer gefallen. Die Unsicherheit des Probanden bei der Befindenseinstufung zeigt sich demnach in seiner Befindenseinstufung. Auf der Ebene der Persönlichkeitsdimensionen zeichnen sich Probanden, die Schwierigkeiten mit der Befindenseinstufung äußern, durch eine Merkmalskombination aus, die sich zusammengefasst als "herabgesetztes Allgemeinbefinden" interpretieren lässt.

3.0 Ergebnisse

In der nachfolgenden Ergebnisdarstellung werden in diesem Kapitel (Kap.3) zunächst die allgemeinen Gruppeneffekte für die Ebenen Leistung, Erleben und Physiologie dargestellt. In Kap. 3.1 erfolgt die Darstellung der Gruppenunterschiede in den Leistungskennwerten, verbunden mit einer allgemeinen Darstellung der Charakteristika der Aufgabenphasen. In Kap. 3.2 werden Befunde der subjektiven Befindensskalierung und des Versuchserlebens dargestellt. Die Placeboreaktivität wird beschrieben und Kriterien zur Definition der individuellen Placeboreaktivität werden bestimmt. Prädiktoren der individuellen Placeboreaktivität werden untersucht. Kap. 3.3 enthält Ergebnisse zur physiologischen Ebene. Beschrieben werden zunächst Mittelwertsveränderungen im zeitlichen Verlauf. Eine zufallskritische Bewertung der Effekte erfolgt. Für die Niveauunterschiede werden im folgenden Kapitel 3.3.3 ergänzend Varianzveränderungen, Zusammenhänge der Herzfrequenzänderung und ein multivariater Ansatz dargestellt. Abschließend wird die Konvergenz zwischen subjektiver Placeboreaktivität und physiologischen Reaktionsmustern beschrieben.

3.1. Leistungskennwerte und Leistungsbeurteilung

In Tabelle 15 sind die Kennwerte des Leistungsverhaltens und der direkten Leistungsbeurteilung dargestellt. Beide Aspekte zusammen erlauben eine nähere Charakterisierung der Aufgaben. Die in Kap.2.1.1.3 empfohlene statistische Variablenanalyse wurde durchgeführt. Da die Gruppen keine Unterschiede (s.u.) in der Veränderung ihres Leistungsverhaltens zeigen, wird im folgenden auf die ausführliche Darstellung verzichtet. In Kürze zusammengefasst: nach den Kriterien Varianzanteile und Redundanz ist in beiden Aufgaben die Variable "Anzahl bearbeiteter Aufgaben" die beste Variable. Zur weiteren Beschreibung des Leistungsverhaltens sind in beiden Aufgaben die Variable "Variabilität der Reaktionszeit" (MQSD) und in der Aufgabe Matrizen darüber hinaus noch die Variable "Fehlerprozentsatz" empfehlenswert.

In der Aufgabe "Kopfrechnen" betrug die Reaktionszeit im Mittel aller Probanden 2.3 Sekunden (s= 0.7). Durchschnittlich wurden 97.5% der Aufgaben richtig gelöst (s=4.0). In Block 2, nach der Pause bzw. Applikation, nahm die Anzahl der bearbeiteten und richtig gelösten Aufgaben zu. Die Reaktionszeit und deren Variabilität nahmen ab. Der Prozentsatz richtig bearbeiteter Aufgaben blieb etwa gleich. Die drei experimentellen Gruppen unterschieden sich nicht in der Veränderung ihrer Leistung nach der Applikation.

Tab. 15: 2-faktorielle Varianzanalyse mit dem Faktor Gruppen (GRU: WEC Weckmittel, SCH Schlafmittel, KON Kontrolle) und Block (BLO vor vs. nach der Applikation) für die Leistungskennwerte und die Leistungsbeurteilung

		Weckmittel		Schlafmittel		Kontrolle				
		vor	nach	vor	nach	vor	nach	GRU	BLO	GB
Anstrengung	K	5.02	5.37	5.37	5.49	5.19	5.62	.596	*.000*	.223
REA_M	K	2.67	2.32	2.38	2.05	2.42	2.12	.158	*.000*	.715
REA_S	K	1.00	0.86	0.84	0.74	0.85	0.75	*.066*	*.000*	.611
REA_Q	K	1.06	0.88	0.86	0.74	0.85	0.77	*.037*	*.000*	.107
N_AUF	K	68.1	75.3	73.8	81.5	72.3	79.3	.144	*.000*	.883
N_RIC	K	66.2	73.6	72.1	79.5	70.4	78.0	.160	*.000*	.972
R_AUF	K	96.9	97.6	97.4	97.4	97.5	98.2	.628	.291	.688
Anstrengung	M	5.61	5.79	5.67	5.61	5.67	5.95	.691	*.057*	.104
Erfolg%	M	69.0	66.4	70.4	65.0	67.3	64.4	.477	*.000*	.442
REA_M	M	8.06	6.90	7.63	6.61	8.00	7.01	.498	*.000*	.710
REA_S	M	1.41	1.18	1.41	1.14	1.41	1.23	.921	*.000*	.755
REA_Q	M	1.29	1.12	1.23	1.05	1.24	1.16	.816	*.004*	.657
VOR_M	M	11.4	9.63	10.5	9.7	10.9	9.5	.710	*.000*	.529
DIF_M	M	3.38	2.73	2.90	3.04	2.90	2.45	.563	.264	.509
N_MAT	M	27.8	32.0	28.8	32.8	27.8	31.4	.694	*.000*	.774
N_RIC	M	19.0	21.5	19.9	22.3	19.2	21.2	.543	*.000*	.733
R_MAT	M	68.5	67.6	69.6	68.1	69.3	67.7	.683	*.046*	.871
F_MAT	M	16.9	17.9	15.8	18.5	15.8	17.1	.807	*.022*	.579
Z_MAT	M	14.6	14.5	14.5	13.4	14.9	15.2	.742	.699	.740
Sub Lei abs	K	3.09	3.30	3.12	2.95	3.17	3.12	.633	.996	.105
Sub Lei rel	K	2.40	2.56	2.26	2.23	2.26	2.45	.379	*.017*	.119
Sub Lei abs	M	2.12	2.07	2.23	1.95	1.93	1.79	.201	*.064*	.520
Sub Lei rel	M	1.74	1.77	1.86	1.81	1.64	1.50	.160	.411	.600

Anmerkung: K Kopfrechnen, M Matrizen. Definition der Leistungskennwerte in Kap.2.1.1.3

In der Aufgabe "Matrizen" betrug die Reaktionszeit im Mittel aller Probanden 7.4 Sekunden (s=1.8). Durchschnittlich wurden 68.6% der Aufgaben (s= 5.5) richtig gelöst. In Block 2 nahmen die Anzahl bearbeiteter und richtig gelöster Aufgaben zu. Die Reaktionszeit und deren Variabilität nahmen ab.

Der Prozentsatz richtig gelöster Aufgaben nahm etwas ab (-1.3%, p=.046), der Fehlerprozentsatz nahm zu (+1.6%, p=.022). Der Prozentsatz an Zeitüberschreitungen blieb etwa gleich (-0.3%, p=.699). Die Vorgabezeit nahm ab (-1.38 Sekunden, p=.000), die Differenz "Vorgabezeit-Reaktionszeit" blieb etwa gleich

(-0.3 Sekunden p=.264). Die Probanden reagierten demnach in Block 2 auf einen vergrößerten Zeitdruck hin schneller und machten etwas mehr Fehler.

Die drei experimentellen Gruppen unterscheiden sich nicht in der Veränderung ihrer Leistung.

Auf die Leistungsbeurteilung wird ausführlich im folgenden Kaptitel eingegangen. Einige allgemeine Ergebnisse, die der psychologischen Charakterisierung der Aufgaben dienen, werden jedoch bereits an dieser Stelle dargestellt.

Die angegebene Anstrengung ist im Mittel aller Probanden in der Aufgabe Matrizen höher als in der Aufgabe Kopfrechnen (p=.000). Nach der Applikation nahm in beiden Aufgaben die angegebene Anstrengung zu (Kopfrechnen 5.19/5.49 p=.000; Matrizen 5.65/5.78 p=.057, 7 = maximale Anstrengung). Die Zunahme ist etwas größer in der Aufgabe Kopfrechnen (BA: p=.056). Bei insgesamt hohem Niveau liegt der Verdacht eines Deckeneffekts nahe. Dies wird jedoch durch die Varianzveränderungen nicht bestätigt. In der Aufgabe Kopfrechnen nimmt die Varianz eher leicht ab, in der Aufgabe Matrizen (p < .100) tendenziell zu.

Für beide Aufgaben wurde die Leistung von den Probanden absolut (absolut," .. Sie selbst Ihre Leistung") und relativ im Vergleich zu den vermuteten Ergebnissen aller anderen Teilnehmer eingeschätzt (relativ," .. im Bezug zu allen anderen"). In der Aufgabe Kopfrechnen wird die eigene Leistung "absolut" als erfolgreich eingestuft (3.13, 3 = teilweiser Erfolg, 4 = klarer Erfolg). Im Vergleich zu anderen Teilnehmern wird diese Leistung tendenziell als etwas besser eingestuft (2.36, 2 = gleich, 3 = etwas besser). Die absolute Einstufung bleibt nach der Applikation etwa auf gleichem Niveau, die relative Einstufung nimmt im Mittel etwas zu (+0.11, p=.017).

In der Aufgabe Matrizen wurden in Block 1 im Mittel 69.9 % der Aufgaben richtig gelöst, in Block 2 mit 67.8% etwas weniger (p=.047). Die subjektive Einschätzung dieser Erfolgsrate liegt jeweils etwas unter der tatsächlich erreichten Erfolgsrate (p=.047). In Block 2 ist diese Unterschätzung mit -2.56% stärker als in Block 1 mit -0.28% (p=.005). Die eigene Leistung wurde "absolut" in dieser Aufgabe weder als Erfolg noch als Misserfolg (2.01, 2 = weder noch) eingestuft. Im Vergleich zu anderen Probanden wird die eigene Leistung als "gleich" bis tendenziell "etwas schlechter" eingestuft (1.73, 1= etwas schlechter, 2 = gleich). Die absolute Einstufung nimmt tendenziell nach der Applikation etwas ab (-0.16, p=.064), die relative Einstufung bleibt etwa gleich (-0.06, p=.411). Sowohl die absolute als auch die relative Einstufung des Erfolges lagen in der Aufgabe Matrizen unter derjenigen in der Aufgabe Kopfrechnen.

Im Vergleich der beiden Aufgaben ist die Aufgabe Kopfrechnen insgesamt eher erfolgsgetönt, die Aufgabe Matrizen eher misserfolgsgetönt. Der erlebte Misserfolg nimmt in der Aufgabe Matrizen im zweiten Durchgang tendenziell eher zu. Bei höherem objektivem Leistungsniveau nimmt der objektive Erfolg, operationalisiert als Prozentsatz richtiger Lösungen, im Mittel zwar nur um 1.3% (69.15% / 67.83%) ab, die subjektive Leistungseinschätzung und Leistungsbeurteilung nehmen im Vergleich dazu jedoch deutlicher ab. Dies kann als ein Hinweis auf die Grenzen derartiger Algorithmen, die doch im Prinzip ein gleiches Erfolgs/Misserfolgs-Erleben realisieren sollen, bei wiederholter Vorgabe der Aufgabe gewertet werden. Bei der zweiten Vorgabe kommt es zu einem geringeren Erfolgserleben. Dies ist vermutlich darauf zurückzuführen, dass sich trotz objektiv höherem Leistungsniveau und erhöhter Anstrengung nicht mehr Erfolg einstellt.

3.2   Subjektive Einstufungen

Die subjektiven Einstufungen der Probanden wurden während des Versuchs und postexperimentell nach dem Versuch im Fragebogen zum Versuchserleben erfasst. Während des Versuchs wurden die Items "Anspannung" und "Wachheit" nach jeder experimentellen Phase erfasst, "Anstrengung" nach jeder Aufgabenphase, und der subjektive Erfolg nach jeder Aufgabenphase "Matrizen" (vgl. Abb. 1, Kap 2.2.2). Die Befindensskalierung "Adjektivliste" wurde zu Beginn und Ende der beiden ersten experimentellen Blöcke durchgeführt. Im Fragebogen zum "Versuchserleben" wurden postexperimentell Aspekte des Versuchserlebens und der direkten Wirkungseinstufung des Medikamentes erfragt.

3.2.1   Befindenseinstufungen in den Gruppen

Befindenseinstufung nach einzelnen experimentellen Phasen
In den Abbildungen 4 und 5 sind die Niveauwerte für die phasenweise erfassten Befindenseinstufungen abgebildet. In Tabelle 16 sind die Differenzwerte für zusammengefasste Phasenwerte und korrespondierende Phasen aufgeführt.

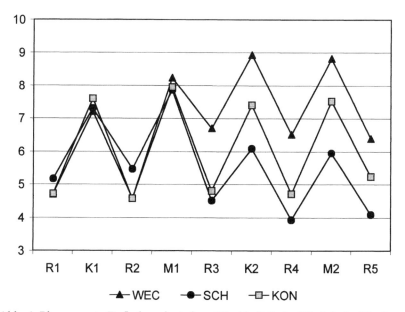

Abb. 4: Phasenwerte Befindenseinstufung Wachheit (hohe Wert=hohe Wachheit)

Im Mittel der Blöcke und Personen verändert sich die angegebene Wachheit nicht (p=.762). In den Ruhephasen nimmt die "Wachheit" insgesamt tendenziell zu (p=.062), in den Aufgabenphasen bleibt sie gleich (p=.214), die Reaktivität als Differenz zwischen Aufgaben und Ruhephasen wird kleiner (p=.007).

Tab. 16: Befindenseinstufung, phasenbezogen: 1-faktorielle Varianzanalyse für die Differenzwerte mit dem Faktor Gruppe (GRU, WEC Weckmittel, SCH Schlafmittel, KON Kontrolle) mit Scheffé-Test und Effekte der analogen 2-faktorielle Varianzanalyse mit den Faktoren Block (BLO, vor vs. nach Applikation) und Gruppen

| | | | | | | | | | Scheffé | | |
| | | | | | | | | | 1 | 1 | 2 |
		ALL	WEC	SCH	KON	GRU	BLO	WW	2	3	3
wach	BLO	0.05	1.56	-1.33	-0.10	*.013*	.762	*.000*	*	*	*
wach	RUH	0.33	1.97	-1.09	0.12	*.043*	.062	*.000*	*	*	*
wach	AUF	-0.24	1.15	-1.56	-0.31	*.012*	.214	*.000*	*	*	*
wach	REA	-0.57	-0.81	-0.47	-0.43	.107	*.007*	.706	.	.	.
wach	R3-R1	0.48	2.00	-0.65	0.10	*.038*	*.020*	*.000*	*	*	.
wach	K2-K1	0.11	1.72	-1.21	-0.19	*.027*	.647	*.000*	*	*	.
wach	R4-R2	0.18	1.93	-1.53	0.14	.113	.440	*.000*	*	*	*
wach	M2-M1	-0.59	0.58	-1.91	-0.43	*.015*	*.010*	*.000*	*	.	*
wach	R5-R2	0.37	1.81	-1.37	0.67	.283	.151	*.000*	*	.	*
wach	CP-R2	4.16	4.93	2.70	4.88	.840	*.000*	.003	*	.	*
angesp.	BLO	-0.27	0.38	-1.05	-0.13	.458	*.050*	*.000*	*	.	*
angesp.	RUH	-0.13	0.87	-0.91	-0.36	.178	.416	*.000*	*	*	.
angesp.	AUF	-0.40	-0.10	-1.20	0.11	.850	*.031*	*.009*	+	.	*
angesp.	REA	-0.27	-0.98	-0.29	0.46	.569	.215	*.026*	.	*	.
angesp.	R3-R1	-0.20	0.70	-0.84	-0.45	.124	.342	*.008*	*	+	.
angesp.	K2-K1	-0.21	-0.07	-0.81	0.26	.788	.348	.128	.	.	.
angesp.	R4-R2	-0.06	1.05	-0.98	-0.26	.350	.762	*.001*	*	*	.
angesp.	M2-M1	-0.59	-0.14	-1.58	-0.05	.239	*.010*	*.009*	*	.	*
angesp.	R5-R2	0.21	1.02	-0.63	0.24	.467	.343	*.011*	*	.	.
angesp.	CP-R2	3.93	4.60	3.12	4.07	.477	*.000*	.109	.	.	.
Schmerz	CP	12.22	12.19	11.47	13.02	.	.	.215	.	.	.
Dauer	CP	129.4	127.5	134.8	125.8	.	.	.723	.	.	.

Anmerkung : BLO, RUH, AUF, REA Mittelwerte Block, Aufgabenphasen, Ruhephasen, Reaktivität (Aufgabenphasen - Ruhephasen).
Scheffé * p<.05, + p<.10; *fett* p<.05, *kursiv* p <.10

Die experimentellen Gruppen unterscheiden sich hochsignifikant in der Veränderung ihrer Wachheit. Die Weckmittelgruppe schildert sich nach der Applikation in Block 2 wacher, die Schlafmittelgruppe müder, die Kontrollgruppe als etwa gleich wach. Dieser Unterschied zeigt sich gleichermaßen in den zusammengefassten Aufgaben und Ruhephasen. Die Reaktivität Aufgabenphasen - Ruhephasen nimmt insgesamt ab, die Gruppen unterscheiden sich jedoch nicht im Ausmaß dieser Abnahme. In allen einzelnen Vergleichen korrespondierender Phasen gibt die Weckmittelgruppe im Vergleich zur Schlafmittelgruppe an, "wacher" zu sein. Im Vergleich aller drei Gruppen unterscheidet sich die Weckmittelgruppe zu Beginn des Blockes, bis zur Ruhe vor der Aufgabenphase Matrizen, von den übrigen beiden Gruppen. Von der Phase Matrizen an, unterscheidet sich die Schlafmittelgruppe von den übrigen beiden Gruppen. Der Test auf Verlaufsunterschiede innerhalb der Blöcke 1 und 2 ist jedoch nicht signifikant.

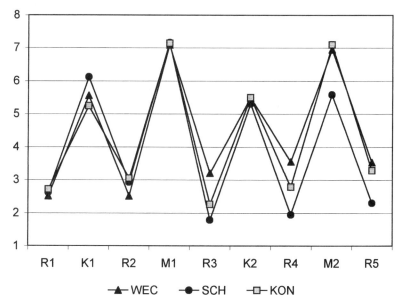

Abb. 5: Phasenwerte Befindenseinstufung Anspannung (hohe Wert=hohe Anspannung)

Die berichtete Anspannung nimmt im Mittel nach der Applikation ab (p=.050). Die Abnahme zeigt sich stärker in den Aufgabenphasen (p=.031) als in den Ruhephasen (p=.416), die Reaktivität bleibt eher gleich (p=.215).

Im Mittel nimmt die Anspannung in der Schlafmittelgruppe im Vergleich mit den beiden anderen Gruppen am stärksten ab. In der Kontrollgruppe nimmt sie leicht ab, in der Weckmittelgruppe zu. In der Weckmittelgruppe nimmt in den Ruhephasen die Anspannung zu, in den anderen beiden Gruppe nimmt sie ab. Die Anspannung in den Aufgabenphasen nimmt in der Schlafmittelgruppe am deutlichsten ab und bleibt in den beiden anderen Gruppen etwa auf gleichem Niveau. Die einzelnen Vergleiche korrespondierender Phasen zeigen diesen Effekt in der Schlafmittelgruppe in den Aufgabenphasen Matrizen deutlich, in den Aufgabenphasen Kopfrechnen lediglich als schwache Tendenz ($p=.128$). Unterschiede zwischen den Gruppen in den Reaktivitätsänderungen sind jedoch nicht signifikant. In den späteren Phasen des Experiments (R5, CP) zeigt die Weckmittelgruppe in der fünften Ruhephase im Vergleich zur Schlafmittelgruppe eine Zunahme der Anspannung. Im Cold-Pressor-Test zeigt sich ein gleichsinniger Unterschied zwischen diesen Gruppen nur noch als schwache Tendenz. Die Weckmittelgruppe berichtet den größten Anstieg der Anspannung, gefolgt von der Kontrollgruppe und der Schlafmittelgruppe.

Insgesamt zeigen sich in der Befindensskalierung "Anspannung" Gruppenunterschiede in Abhängigkeit vom Anregungsgehalt der Situation. In der Weckmittelgruppe steigt die berichtete Anspannung nach der Applikation in den Ruhephasen und bleibt in den Aufgabenphasen etwa auf gleichem Niveau. Die Reaktivität Aufgaben - Ruhephasen wird hierdurch im Vergleich zum Zeitraum vor der Applikation deutlich kleiner. In der Schlafmittelgruppe sinkt die Anspannung insgesamt ab, besonders in den Aufgabenphasen. Die Reaktivität wird damit etwas kleiner. In der Kontrollgruppe sinkt die Anspannung im Blockmittel insgesamt leicht ab. In den Ruhephasen nimmt sie ab und in den Aufgabenphasen zu. Die Reaktivität wird damit größer.

Befindenseinstufung vor und nach den beiden experimentellen Blöcken

Tabelle 17 zeigt die Mittelwerte der blockweise erhobenen subjektiven Einstufungen. Die entsprechenden Differenzwerte korrespondierender Phasen sind in Abbildung 6 abgebildet. Auf der 7-stufigen Skala der Adjektivliste hatte zu Beginn des ersten Blocks "aufmerksam" die höchste Ausprägung. Es folgen absteigend geordnet "ruhig", "aktiv" und "freudig". Eine mittlere Ausprägung hatte "nervös", eine geringe Ausprägung "träge". Alle bislang genannten Adjektive der Rangfolge unterscheiden sich signifikant vom jeweiligen Vorgänger und Nachfolger (ohne Tabelle, paarweiser t-Test für abhängige Stichproben). Wenig ausgeprägt waren die Befindensmerkmale "müde", "bedrückt" und "gereizt".

Tab. 17: Befindensskalierung Adjektivliste, 2-faktorielle Varianzanalyse mit den Faktoren Gruppe (GRU Weckmittel, Schlafmittel, Kontrolle) und Block (BLO vor vs. nach Applikation)

		Weckmittel		Schlafmittel		Kontrolle				
		vor	nach	vor	nach	vor	nach	GRU	BLO	WW
ruhig	RU	3.81	4.16	3.53	4.28	3.36	4.10	.458	*.000*	.284
gereizt	RU	0.74	0.58	0.67	0.58	0.81	0.55	.964	*.027*	.671
aktiv	RU	3.26	3.53	3.09	3.02	3.52	3.48	.110	.550	.210
nervös	RU	2.19	1.56	2.26	1.23	2.33	1.24	.875	*.000*	.196
freudig	RU	3.05	3.21	2.81	2.63	2.67	2.62	.188	.794	.284
träge	RU	1.26	1.21	1.23	1.74	1.00	1.19	.239	*.036*	*.087*
bedrückt	RU	0.93	0.56	0.79	0.67	0.50	0.62	.535	.159	*.074*
aufmerksam	RU	4.58	4.09	4.26	3.77	4.57	4.02	.162	*.000*	.950
müde	RU	0.95	1.02	0.93	1.44	0.90	1.09	.613	*.014*	.197
ruhig	AU	3.16	2.95	3.00	3.70	2.69	2.86	*.074*	*.080*	*.012*
gereizt	AU	1.16	0.95	0.93	0.98	1.52	1.24	.223	.117	.328
aktiv	AU	3.42	3.44	3.37	2.63	3.45	3.38	.118	*.002*	*.000*
nervös	AU	2.14	2.35	2.21	1.23	2.14	1.67	.165	*.000*	*.000*
freudig	AU	2.81	2.79	2.65	2.67	2.31	2.21	.194	.727	.866
träge	AU	0.98	1.16	1.14	2.00	1.33	1.21	.139	*.002*	*.000*
bedrückt	AU	0.70	0.84	0.98	0.81	0.81	0.79	.831	.841	.288
aufmerksam	AU	4.26	3.98	4.37	3.37	4.29	3.95	.360	*.000*	*.002*
müde	AU	1.14	1.16	1.33	1.88	1.41	1.55	.191	*.012*	*.055*
Anstrengung KO		5.02	5.37	5.37	5.49	5.19	5.62	.596	*.000*	.223
Anstrengung MA		5.61	5.79	5.67	5.61	5.67	5.95	.691	*.057*	.104

Anmerkung: RU Einstufung zu Beginn der beiden experimentellen Blöcke, vor der ersten Ruhe jedes Blocks (R1, R3), AU Einstufung am Ende der beiden experimentellen Blöcke, nach den Aufgabenphasen Matrizen (M1, M2), Anstrengung KO Kopfrechnen, MA Matrizen

Im Vergleich der beiden Anfangsruhen vor und nach der Applikation, wurde nachher im Mittel über alle Personen hinweg "ruhig", "müde" und "träge" stärker, "nervös", "aufmerksam" und "gereizt" schwächer angegeben. Tendenziell nahm "träge" in der Schlafmittelgruppe stärker zu und "bedrückt" in der Weckmittelgruppe stärker ab.

Im Vergleich der beiden Einstufungen nach der Aufgabenphase Matrizen wurde das Befinden nach der Applikation als weniger "aufmerksam", "nervös" und "aktiv" und als mehr "träge" und "müde" beschrieben. In der Weckmittelgruppe nahm "nervös" leicht zu, in den anderen beiden Gruppen ab. In der Schlafmittelgruppe nahmen im Vergleich zu den anderen beiden Gruppen "träge", tendenziell auch "müde" zu, "aufmerksam" und "aktiv" nahmen ab.

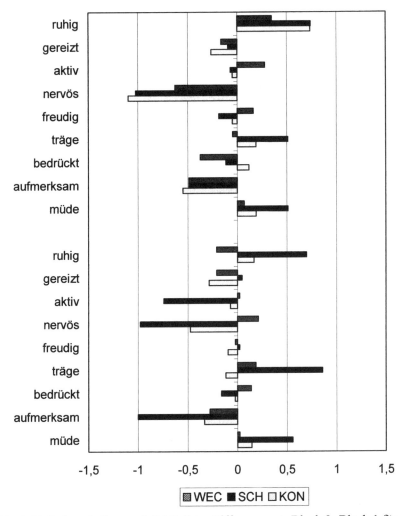

Abb. 6: Befindensskalierung Adjektivliste, Differenzwerte Block 2 -Block 1 für Ruhephasen (Grafik obere Hälfte) und Aufgabenphasen (unterer Hälfte)

3.2.2   Postexperimentelle Befindenseinstufungen in den Gruppen

Im Fragebogen zum Versuchserleben stuften die Probanden postexperimentell ihre Konzentration, Entspannung, Leistung bei der Aufgabenbearbeitung und körperliche Symptome ein. Die Einstufungen über alle drei experimentellen Gruppen, d.h. einschließlich der Kontrollgruppe, hinweg werden im folgenden dargestellt. Die gleichfalls erfassten direkten Medikamentenwirkungen werden im anschließenden Kapitel für die beiden Medikamentengruppen dargestellt.

Leistungsbeurteilung

Auf die allgemeinen Ergebnisse zur Leistungsbeurteilung wurde bereits im letzten Kapitel (3.1) eingegangen. Die angegebene Anstrengung nahm im Mittel in beiden Aufgaben zu, tendenziell in der Aufgabe Kopfrechnen etwas stärker (p=.056). Die Gruppen unterschieden sich tendenziell im Mittel dieser Zunahme über beide Aufgaben (p=.062). In Mittel nahm in der Kontrollgruppe die Anstrengung am stärksten zu (+0.36), gefolgt von der Weckmittelgruppe (+0.27) und der Schlafmittelgruppe (+0.02). In den einzelnen Aufgaben zeigte sich die gleiche Abfolge der Gruppen. Statistisch tendenziell bedeutsam ist der Unterschied jedoch nur in der Aufgabe Matrizen (p=.104). Die Schlafmittelgruppe zeigte in dieser Aufgabe einen leichten Rückgang, die anderen beiden Gruppen einen Anstieg der Anstrengung.

Tab. 18: 2-faktorielle Varianzanalyse mit den Faktoren Gruppe (Weckmittel, Schlafmittel, Kontrolle) und Block (vor vs. nach Applikation) für Aspekte der Leistungsbeurteilung

	Weckmittel		Schlafmittel		Kontrolle		G	B	GB
	vor	nach	vor	nach	vor	nach			
Subj Lei abs K	3.09	3.30	3.12	2.95	3.17	3.12	.633	.996	.105
Subj Lei rel K	2.40	2.56	2.26	2.23	2.26	2.45	.379	*.017*	.119
Subj Lei abs M	2.12	2.07	2.23	1.95	1.93	1.79	.201	*.064*	.520
Subj Lei rel M	1.74	1.77	1.86	1.81	1.64	1.50	.160	.411	.600
Erfolg% M	68.9	66.4	70.4	65.0	67.3	64.4	.477	*.000*	.442
Konzentratio	3.16	3.02	3.05	2.86	3.19	3.19	.152	*.058*	.385
Entspannung	2.88	2.53	2.56	2.63	2.62	2.52	.561	*.055*	*.030*

Anmerkung: K Kopfrechnen, M Matrizen

In der Aufgabe Kopfrechnen wurde die eigene Leistung absolut als erfolgreich eingestuft (3.13, 3 = teilweiser Erfolg, 4 = klarer Erfolg). Im Vergleich zu anderen Teilnehmern wurde diese Leistung tendenziell als etwas besser eingestuft

(2.36, 2 = gleich, 3 = etwas besser). Die absolute Einstufung blieb nach der Applikation etwa gleich, die relative Einstufung nahm etwas zu (+0.11, p=.017). Sowohl in der absoluten als auch in der vergleichenden Leistungseinstufung deuten sich Gruppenunterschiede an (Tab. 18). In der absoluten Einschätzung (GB: p=.105) nahm die Leistungseinschätzung in der Weckmittelgruppe zu (+0.21), in der Kontrollgruppe blieb sie etwa gleich (-0.05), in der Schlafmittelgruppe nahm sie ab (-0.17). In der relativen Einschätzung (GB: p=.119) nahm die Einstufung in der Kontrollgruppe am deutlichsten zu (+0.19), gefolgt von der Weckmittelgruppe (+ 0.16) und der Schlafmittelgruppe (-0.03). Die beiden Medikamentengruppen unterscheiden sich deutlich in der Einschätzung des Medikamenteneinflusses auf ihre Leistung bei der Aufgabe Kopfrechnen. Die Schlafmittelgruppe gibt postexperimentell an, sie sei tendenziell (MW -0.33, s 0.84; -1 = etwas) in ihrer Leistungsfähigkeit etwas beeinträchtigt worden, während die Weckmittelgruppe ihre Leistungsfähigkeit als "etwas" (MW 0.33, s 0.75) gesteigert beschrieb.

In der Aufgabe Matrizen lag die als Prozentsatz richtiger Lösungen - unmittelbar nach Phasenende - abgegebene Erfolgseinschätzung, jeweils etwas unter dem tatsächlich erreichten Prozentsatz. Diese Unterschätzung war im zweiten Block etwas stärker (vgl. Kap 3.1). Die drei Gruppen unterschieden sich weder in ihrem erreichten Erfolg, noch in ihrer Erfolgseinschätzung, der Differenz aus beiden sowie den Veränderungen dieser Variablen. In der Aufgabe Matrizen wurde postexperimentell im Mittel die eigene Leistung "absolut" weder als Erfolg noch als Misserfolg (2.01, 2 = weder noch) eingestuft. Im Vergleich zu den vermuteten Ergebnissen aller anderen Teilnehmer wurde die eigene Leistung als gleich bis tendenziell etwas schlechter (1.73, 1= etwas schlechter, 2= gleich) eingestuft. Die absolute Einstufung nahm tendenziell nach der Applikation etwas ab (-0.16, p=.064), die relative Einstufung blieb etwa gleich (-0.06, p=.411). Die drei experimentellen Gruppen unterschieden sich nicht signifikant im Mittel der Änderung der absoluten und relativen Leistungseinstufung in dieser Aufgabe. Die beiden Medikamentengruppen unterscheiden sich jedoch deutlich in der Einschätzung des Einflusses des Medikaments auf diese Leistung. Die Schlafmittelgruppe (MW -0.81, s 0.93) gibt im Vergleich zur Weckmittelgruppe (MW -0.09, s 0.92) an, dass ihre Leistungsfähigkeit bei dieser Aufgabe durch das Medikament stärker beeinträchtigt worden sei. Die Schlafmittelgruppe gibt im Vergleich zur Weckmittelgruppe vermehrt an, sie habe durch geeignete Maßnahmen versucht, die Wirkung des Medikaments zu beeinflussen (G: p=.027; S 1.84, W 1.49 ; 1= etwas, 2= ziemlich).

Zusammenfassend lässt sich festhalten, dass in beiden Aufgaben die Schlafmittelgruppe demnach im Mittel eine Leistungsbeeinträchtigung angibt. Die Weckmittelgruppe gibt dagegen nur in der Aufgabe Matrizen eine leichte Leistungsbeeinträchtigung an, in der Aufgabe Kopfrechnen dagegen eine leichte Leistungssteigerung. Im Vergleich der beiden Aufgaben und Gruppen ist die Leistungsbeeinträchtigung in der Aufgabe Matrizen (MW -0.45, s=0.99) deutlich höher als in der Aufgabe Kopfrechen (MW 0.00, s=0.85).
Die Probanden konnten sich im Mittel "ziemlich" (gut) konzentrieren, tendenziell nimmt dies im zweiten Block nach der Pause etwas ab. Die experimentellen Gruppen zeigen hierbei keine unterschiedlichen Veränderungen.
Die Probanden konnten sich insgesamt vor und nach der Applikation "ziemlich" (gut) entspannen (Tab. 18). In der Weckmittelgruppe nimmt die Entspannung nach der Applikation ab, in der Schlafmittelgruppe leicht zu.

Körperliche Symptome
Die körperlichen Symptome (Tab. 19) wurden postexperimentell allgemein ("gleich welcher Ursache") und explizit als Medikamentenwirkung ("Wirkung des Medikamentes") erfasst.
Im Durchschnitt wurden 4.62 allgemeine Symptome angegeben (3.06 Symptome mit "etwas", 1.27 mit "ziemlich", 0.28 mit "stark". Der Mittelwert über alle 16 allgemeine Symptome lag bei 0.40. Die drei experimentellen Gruppen unterschieden sich weder in der Anzahl der angegebenen Symptome noch im Mittelwert aller allgemeinen Symptome. Die Schlafmittelgruppe gab im Vergleich zu den anderen beiden Gruppen mehr Schläfrigkeit und weniger motorische Unruhe an. Im Vergleich zur Weckmittelgruppe gab sie als allgemeines Symptom tendenziell mehr körperliche Entspannung an. Die Weckmittelgruppe gab im Vergleich zu den beiden anderen Gruppen weniger Durst als allgemeines Symptom an.
In den beiden Medikamentengruppen wurden im Mittel 3.60 spezifische Symptome als direkte Medikamentenwirkung angegeben, 2.38 Symptome mit "etwas", 0.94 mit "ziemlich", 0.28 mit "stark". Der Mittelwert über alle 18 spezifischen Symptome hinweg lag bei 0.28. Die beiden Placebogruppen unterschieden sich nicht in Anzahl und Mittelwert der angegebenen Symptome. Im Vergleich der beiden Gruppen waren in der Weckmittelgruppe die Symptome Angespanntheit, motorische Unruhe und Nervosität ausgeprägter, in der Schlafmittelgruppe die Symptome Dösigkeit, Schläfrigkeit, körperliche Entspannung und Gelöstheit.

Tab. 19: Körperliche Symptome und Versuchserleben : 1-faktorielle Varianzanalyse mit dem Faktor Gruppen (WEC Weckmittel, SCH Schlafmittel,
KON Kontrolle)

		WEC	SCH	KON	F	p	Scheffé W S	Scheffé W K	Scheffé S K
allgemeines Unwohlsein	Allg	0.37	0.23	0.43	1.0	.369	.	.	.
eig Gefuehl im Magen	Allg	0.16	0.05	0.26	2.8	.063	.	.	+
Enge in Brust.Hals	Allg	0.40	0.30	0.45	0.5	.601	.	.	.
Herzklopfen	Allg	0.51	0.47	0.21	2.6	.079	.	.	.
Kopfschmerzen	Allg	0.23	0.12	0.31	1.4	.241	.	.	.
motorische Unruhe	Allg	0.81	0.19	0.57	8.5	.000	*	.	*
Mundtrockenheit	Allg	0.65	0.74	0.81	0.4	.677	.	.	.
körp Entspannung	Allg	0.81	1.05	1.19	2.4	.091	.	+	.
Gliederschmerzen	Allg	0.14	0.12	0.07	0.3	.732	.	.	.
Schläfrigkeit	Allg	0.33	1.26	0.86	13.8	.000	*	*	+
Schwindelgefühl	Allg	0.14	0.16	0.10	0.2	.815	.	.	.
Schwitzen	Allg	0.09	0.19	0.26	1.3	.264	.	.	.
Frieren	Allg	0.30	0.35	0.24	0.3	.713	.	.	.
Hungergefühl	Allg	0.23	0.19	0.33	0.6	.533	.	.	.
Durstgefühl	Allg	0.37	0.79	0.81	4.1	.018	+	*	.
sonstige	Allg	0.16	0.19	0.38	1.3	.275	.	.	.
Symptome Anzahl > 0	Allg	4.19	4.53	5.14	1.5	.220	.	.	.
Symptome Mittelwert	Allg	0.36	0.40	0.46	1.4	.240	.	.	.
allgemeines Unwohlsein	Med	0.21	0.12	-	0.9	.347	-	-	-
eig Gefühl im Magen	Med	0.16	0.07	-	1.5	.229	-	-	-
Enge in Brust.Hals	Med	0.09	0.02	-	1.3	.251	-	-	-
Herzklopfen	Med	0.19	0.23	-	0.2	.661	-	-	-
Kopfschmerzen	Med	0.14	0.09	-	0.2	.630	-	-	-
motorische Unruhe	Med	0.56	0.07	-	14.7	.000	-	-	-
Mundtrockenheit	Med	0.28	0.47	-	1.9	.174	-	-	-
körp Entspannung	Med	0.30	0.81	-	9.9	.002	-	-	-
Gliederschmerzen	Med	0.02	0.00	-	1.0	.320	-	-	-
Schläfrigkeit	Med	0.16	1.07	-	29.3	.000	-	-	-
Schwindelgefühl	Med	0.14	0.14	-	0.0	.999	-	-	-
Schwitzen	Med	0.05	0.05	-	0.0	.999	-	-	-
Dösigkeit	Med	0.23	1.09	-	21.8	.000	-	-	-
Gelöstheit	Med	0.37	0.70	-	3.6	.061	-	-	-

Anmerkung : Allg - Symptom gleich welcher Ursache ; Med - Symptom aufgrund der
Medikamenteneinnahme ; Skala 0-3; 0=nein; 1=etwas,3=ziemlich,4=stark.

Tab. 19, Forts.: Körperliche Symptome und Versuchserleben : 1-faktorielle Varianzanalyse mit dem Faktor Gruppen (WEC Weckmittel, SCH Schlafmittel, KON Kontrolle)

		WEC	SCH	KON	F	p	Scheffé W S S	Scheffé W K	Scheffé S K
Nervosität	Med	0.56	0.16	-	8.7	*.004*	-	-	-
Angespanntheit	Med	0.70	0.30	-	5.9	*.017*	-	-	-
Reizbarkeit	Med	0.30	0.19	-	0.8	.366	-	-	-
sonstiges	Med	0.12	0.05	-	0.7	.400	-	-	-
Symptome Anzahl > 0	Med	3.58	3.63	-	0.0	.941	-	-	-
Symptome Mittelwert	Med	0.25	0.31	-	0.9	.333	-	-	-
Med körp Zustand beeinf.		1.67	1.77	-	0.4	.506	-	-	-
Med psyc Befinden beeinf		1.81	1.72	-	0.3	.582	-	-	-
Unt körperlich beeinträch		1.12	1.30	1.26	2.2	.117	.	.	.
Unt psychisch beeinträch		1.14	1.23	1.21	0.5	.581	.	.	.

Anmerkung : Allg - Symptom gleich welcher Ursache ; Med - Symptom aufgrund der Medikamenteneinnahme ; Skala 0-3; 0=nein; 1=etwas,3=ziemlich,4=stark.

Im Vergleich der Symptome nach allgemeiner und spezifischer Ursache unterscheiden sich die Symptome Kopfschmerzen, eigenartiges Gefühl im Magen und Schwindelgefühl nicht. Für alle anderen doppelt erfassten Symptome sind die Symptome spezifischer Ursache jeweils signifikant geringer ausgeprägt. Die Mehrzahl der angegebenen Symptome werden demnach nicht vollständig auf das "Medikament" zurückgeführt. Die beiden Medikamentengruppen unterscheiden sich nicht in den Differenzen zwischen allgemeinem Symptom und spezifischem Symptom.

Die beiden Medikamentengruppen wurden im Mittel "etwas" in ihrem psychischen Befinden und ihrem körperlichen Zustand durch das Medikament beeinflusst. Ein Unterschied zwischen den Gruppen oder eine Wechselwirkung Gruppe x Art des Einflusses (körperlich vs. psychisch) ist nicht (signifikant) erkennbar (WW p=.198). In der abschließenden Befragung gab keine der drei Gruppen eine ausgeprägte körperliche oder psychische Beeinträchtigung durch das Experiment an. Im Vergleich der beiden Medikamentengruppen wurde in der Schlafmittelgruppe etwas mehr (W 1.12, S 1.30, p=.047; 1= nein, 2= etwas) körperliche Beeinträchtigung angegeben.

Einflussfaktoren der körperlichen Verfassung

Die Probanden stuften postexperimentell im Fragebogen Versuchserleben ein, inwieweit ihre körperliche Verfassung (Tab. 20) nach der Applikation (Pause) der Durchschnitts- oder Tagesverfassung entsprach und inwieweit dieser Zustand von dem eingenommenen Medikament, der Raumbedingung oder der Aufgabenbearbeitung beeinflusst wurde.

Tab. 20: Einflussfaktoren der Verfassung nach der Applikation:
1-faktorielle Varianzanalyse mit dem Faktor Gruppen (WEC Weckmittel, SCH Schlafmittel, KON Kontrolle)

	WEC	SCH	KON	F	p	Scheffé W S	Scheffé W K	Scheffé S K
V beeinflusst d. Medikament	1.86	1.84	-	0.0	.888	-	-	-
V beeinflusst d. Aufgabenbe.	1.93	1.95	1.69	2.0	.137	.	.	.
V beeinflusst d. Raumbeding.	1.72	1.67	1.90	0.8	.434	.	.	.
V entsprach Tagesverfassung	2.67	2.49	2.93	2.9	*.058*	.	.	+
V entsprach Durchschnitt	2.60	2.37	2.76	2.3	.101	.	.	.

Anmerkung: Skala 1-4; 1 nein, 2 etwas, 3 ziemlich, 4 stark

In allen drei experimentellen Gruppen wurde der Einfluss der Tagesverfassung (mw 2.70; 3 = ziemlich) im Vergleich der Einflussfaktoren am höchsten eingestuft, gefolgt von der Durchschnittsverfassung. Tendenziell ist der Einfluss der Tagesverfassung in den beiden Placebogruppen etwas geringer. In der Kontrollgruppe folgt an dritter Stelle als Einflussfaktor die Raumsituation gefolgt von der Aufgabenbearbeitung. In den beiden Placebogruppen folgt der Einfluss des Medikaments an vierter Stelle, zwischen den Einflussfaktoren Aufgabenbearbeitung und Raumsituation.

Beurteilung der Untersuchung

Die drei experimentellen Gruppen unterschieden sich nicht in ihren postexperimentell angegebenen Bedenken gegenüber der Ankündigung einer Medikamenteneinnahme (Tab. 21). Die beiden Medikamentengruppen unterschieden sich nicht in den ebenfalls postexperimentell angegebenen Befürchtungen bei Einnahme des Medikaments. In der Kontrollgruppe wurde im Vergleich zu den beiden Medikamentengruppen signifikant mehr angegeben, die Raumbedingungen hätten verunsichert (MW 1.4 1=nein, 2= etwas) und die Erwartungen an die Untersuchung hätten sich erfüllt (MM=3.2;2=etwas, 3= ziemlich).

Tab. 21: 1-faktorielle Varianzanalyse mit dem Faktor Gruppen (WEC Weckmittel, SCH Schlafmittel, KON Kontrolle) für Einflussfaktoren der körperlichen Verfassung und Aspekte der Untersuchungsbeurteilung aus dem Fragebogen zum Versuchserleben

	WEC	SCH	KON	F	p	Scheffé 1 2	Scheffé 1 3	Scheffé 2 3
früher VP	1.14	1.30	1.22	1.4	.250	.	.	.
Verfassung	3.93	3.70	3.74	1.5	.219	.	.	.
Med Bedenken	1.93	1.84	2.02	0.7	.501	.	.	.
Med Befürchtungen	1.44	1.40	-	0.1	.722			
Rd.bdg Raum verunsichert	1.07	1.12	1.40	8.2	.000 ***	.	*	*
Rd.bdg Luft unangenehm	1.26	1.30	1.55	2.7	.069 +	.	+	.
Rd.bdg Elektr. unangen.	2.50	2.62	2.66	0.4	.648	.	.	.
Rd.bdg Technik verunsic.	1.16	1.23	1.34	1.2	.301	.	.	.
Rd.bdg Schwierigk. VL	1.02	1.02	1.05	0.3	.762	.	.	.
Befindenseinstuf, leicht.	2.26	2.49	2.48	1.1	.327	.	.	.
Unt. Hypothesen	2.05	2.05	2.29	1.0	.356	.	.	.
Unt. Erwartungen erfüllt	2.88	2.83	3.20	4.2	.017 *	.	+	*
Unt. Zweifel Ziel	1.21	1.26	1.46	1.7	.182	.	.	.
Unt. sinnvoll	2.66	2.72	2.85	0.7	.478	.	.	.
Unt. wiederholen	3.12	3.19	3.33	0.7	.495	.	.	.

3.2.3 Direkte Wirkungseinstufung in den Medikamentengruppen

Im postexperimentell vorgelegten Fragebogen waren Items enthalten, in denen die Wirkung des "Medikaments" von den Probanden der Placebogruppen direkt eingestuft wurde. Innerhalb der Studie dient dies der Schätzung der Placeboreaktivität. Für den Vergleich mit der Literatur werden Prozentsätze der Wirkung geschätzt. Derartige Prozentangaben sind in der Literatur häufig zu finden.

In Tabelle 22 sind die exakten Häufigkeiten der Antwortkategorien für die Frage nach Einflussfaktoren auf die körperliche Verfassung nach der Applikation dargestellt. Zum Vergleich sind Mittelwert, Minimum und Maximum der anderen Einflussfaktoren mit aufgeführt. Wie bereits auf den vorausgehenden Seiten dargestellt, unterscheiden sich die beiden Medikamentengruppen nicht in der Stärke des angegebenen Einflusses des Medikaments auf ihre Verfassung.

Tab. 22: Einflussfaktoren der Verfassung nach der Applikation:
Häufigkeiten in den Medikamentengruppen

		Weckmittel		andere			Schlafmittel		andere	
		Med	mean	min	max	Med	mean	min	max
		n	%	%	%	%	n	%	%	%	%
nein	1	15	34.9	25.5	62.8	2.3	16	37.2	28.5	76.7	0.0
etwas	2	20	46.5	34.6	34.9	18.6	18	41.9	36.8	18.6	20.9
ziemlich	3	7	16.3	31.5	2.3	53.5	9	20.9	29.0	4.7	60.5
stark	4	1	2.3	8.8	0.0	25.6	0	0.0	5.8	0.0	18.6
Gesamt		43					43				
> nein			65.1					62.8			
>=max		10	23.2				10	23.3			
mean			1.86	2.24	1.40	3.02		1.84	2.12	1.28	2.98

Anmerkung: Med: Verfassung wurde vom Medikament beeinflusst. anderer: andere
Einflussfaktoren (Aufgaben, Situation. Tagesverfassung, durchschnittliche Ver-
fassung. siehe vorausgehende Seiten), mean, min, max Mittelwert, Minimum und
Maximum aus den anderen Einstufungen.

In der Weckmittelgruppe geben 34.9% an keinen Einfluss verspürt zu haben,
46.5% geben den Einfluss mit "etwas" an, weitere 16.3% mit "ziemlich" und
2.3% (1 Pb) mit "stark". Insgesamt geben 65.1% Wirkungen unterschiedlicher
Stärke an. Im Vergleich mit den anderen Angaben liegt bei 23.2% der Probanden die Höhe des Medikamenteneinflusses auf dem Niveau des größten anderen
Einflussfaktors (>=max) oder darüber.
Die Häufigkeiten in der Schlafmittelgruppe sind ähnlich ausgeprägt. 37.2% geben keinen Einfluss an, 62.8% einen Einfluss unterschiedlicher Höhe (41.9%
etwas, 20,9% ziemlich, 0% stark). In 23.3% liegt die Stärke des Einflusses auf
dem Niveau des größten anderen Einflussfaktors oder darüber.
Tabelle 23 enthält zusammenfassend für die Items der direkten Wirkungseinstufung Mittelwerte und Verteilungen. Prozentsätze der Wirkung sind wiederum
mit aufgeführt. Die Wirkung ist dabei als Komplement der expliziten Nichtwir-
kung definiert, ungeachtet der Größe und Richtung der Wirkung, d.h. jede Einstufung ungleich "nein", "weder/noch" wird als Wirkung gewertet. Zweiseitige
Wirkungen wie "beeinträchtigt/gesteigert" wurden zu einem Absolutwert "beeinflusst" zusammengefasst.
Die Mittelwertsunterschiede in der Leistungsbeeinflussung und den einzelnen
Symptome sind bereits in den vorausgehenden Kapiteln detailliert beschrieben
worden.

Neben der körperlichen Verfassung wurde direkt die körperliche und psychische Beeinflussung des Medikaments erfragt. Beide Gruppen beschrieben sich insgesamt als "etwas" körperlich und psychisch beeinflusst. Die jeweiligen Anteile an Personen, die einen Einfluss angeben, liegen etwas unter 60%. Die beiden Gruppen unterscheiden sich nicht im Ausmaß der Beeinflussung durch das Medikament.

Postexperimentell gaben die Probanden den Grad ihrer psychischen und körperlichen Beeinträchtigung durch die Untersuchung insgesamt an. Im Vergleich der beiden Angaben zum Medikamenteneinfluss und zur Beeinträchtigung durch die Untersuchung sind Unterschiede zwischen den Gruppen ($p=.046$) erkennbar. In der Schlafmittelgruppe fühlten sich von 27 Probanden, die durch das Medikament körperlich beeinflusst wurden, 11 Probanden durch die Untersuchung körperlich beeinträchtigt. In der Weckmittelgruppe fühlten sich dagegen von 27 Probanden, die einen Einfluss des Medikaments angaben, nur 4 körperlich beeinträchtigt.

Die Medikamentenwirkung wurde in der Weckmittelgruppe im Mittel weder angenehm noch unangenehm empfunden. Insgesamt 18 Probanden (41.9%) gaben eine Wirkung an, 8 Personen eine unangenehme, 10 Personen eine angenehme Wirkung. 25 Personen gaben die Wirkung mit "weder noch" an. In der Schlafmittelgruppe wurde die Medikamentenwirkung leicht negativ beschrieben. Von 20 der Probanden (46.5%) wurde eine Wirkung angegeben. 13 Probanden beschrieben die Wirkung als unangenehm, 7 Personen als angenehm, 23 Personen mit "weder noch". Die Unterschiede zwischen den Gruppen sind nicht signifikant ($p=.192$).

Der Einfluss des Medikaments auf die Aufgabenbearbeitung in der Aufgabe Kopfrechnen unterscheidet sich in den beiden Gruppen. In der Weckmittelgruppe wurde die Leistung im Mittel als leicht gesteigert, in der Schlafmittelgruppe als leicht beeinträchtigt beschrieben. In der Weckmittelgruppe gaben 51.2% der Probanden eine Leistungsbeeinflussung bei der Aufgabe Kopfrechnen an, 5 Personen eine Beeinträchtigung, 17 Personen eine Steigerung. 21 Personen geben keinen Einfluss an. In der Schlafmittelgruppe gaben ebenfalls 51.2% eine Leistungsbeeinflussung an, davon 18 Personen eine Beeinträchtigung und 4 Personen eine Steigerung. 21 Probanden berichten von keiner Beeinflussung ihre Leistung.

Tab. 23: direkte Wirkungsbeschreibung - Mittelwerte und Prozentangaben

		WEC	SCH	F	p
1	Verfassung beeinflusst	1.86	1.84	0.0	.888
	% Wirkung	65.1%	62.8%	0.0	.824
2	körperlich beeinflusst	1.67	1.77	0.4	.506
	% Wirkung	62.8%	62.8%		.999
3	psychisch beeinflusst	1.81	1.72	0.3	.582
	% Wirkung	60.5%	55.8%	0.2	.666
4	Wirkung unangenehm	3.05	2.84	1.7	.192
	absolut	0.47	0.49	0.0	.850
	% Wirkung	41.9%	46.5%	0.2	.668
	n ungenehm	8	13		
	n weder/noch	25	23		
	n angenehm	10	7		
5	Leistung Kopfr. beeinflusst	0.33	-0.33	14.5	*.000*
	absolut	0.56	0.60	0.1	.731
	% Wirkung	51.2%	51.2%	0.0	.999
	n beeinträchtigt	5	18		
	n weder/noch	21	21		
	n gesteigert	17	4		
6	Leistung Matr. beeinflusst	.-0.09	-0.81	13.0	*.000*
	absolut	0.60	0.91	3.3	*.072*
	% Wirkung	48.8%	62.8%	1.7	.196
	n beeinträchtigt	13	25		
	n weder/noch	22	16		
	n gesteigert	8	2		
7	Strategien entwickelt	1.49	1.84	4.9	*.029*
	% Wirkung	39.5%	65.1%	5.9	*.017*
8	Symptome Summe	4.58	5.63	0.9	.333
	% Wirkung	86.0	81.4	0.3	.564
9	Summe 1..7 abs	4.47	5.16	0.8	.367
10	Anzahl 1..7 <>0	3.70	4.07	0.5	.480
	% Wirkung	83.7%	90.7%	0.9	.338
11	Summe 1..8	9.05	10.79	1.0	.311
12	Anzahl 1..8 <>0	4.56	4.88	0.3	.573
	% Wirkung	88.4%	93.0%	0.5	.463

Anmerkung: absolut - Wirkung ungeachtet der Richtung
% Prozent Vpn mit Wirkungsangabe (Wirkung <> "nein","weder/noch"

In der Aufgabe Matrizen unterscheiden sich die Gruppen ebenfalls in der Leistungsbeeinflussung. Die Schlafmittelgruppe fühlte sich im Mittel in ihrer Lei-

stung durch die Medikamentenwirkung beeinträchtigt. 62.8% der Probanden gaben eine Beeinflussung an, 25 Probanden eine Beeinträchtigung, 2 eine Leistungssteigerung. In der Weckmittelgruppe gaben 48.8% der Probanden eine Leistungsbeeinflussung an, 13 Probanden eine Beeinträchtigung, 8 eine Steigerung. 22 Probanden geben keinen Einfluss an.

In der Schlafmittelgruppe gaben mit 65.1% der Personen, gegenüber 39.5% den Personen in der Weckmittelgruppe, deutlich mehr Personen an, eine Strategie entwickelt zu haben, um der Wirkung des Medikaments entgegenzuwirken.

Die Symptome des "Medikaments" wurden im einzelnen bereits im Kap 3.2.1 beschrieben. Die beiden Gruppen unterscheiden sich nicht in der Summe aus allen Symptomen. In der Schlafmittelgruppe führten 86.0% der Probanden mindestens ein Symptom auf das Medikament zurück, in der Weckmittelgruppe 81.4% der Probanden.

Die beiden Gruppen unterscheiden sich nicht in der Summe oder der Anzahl an angegebenen Wirkungen über die ersten sieben direkten Wirkungseinstufungen. Im Mittel wurden in der Weckmittelgruppe 3.7 von 7 Wirkungen angegeben. Insgesamt 83.7% der Probanden gaben eine Wirkung an. Der höchste Prozentsatz für eine einzelne Wirkungseinstufung liegt demgegenüber bei 65.1%. Die Vereinigungsmenge enthält damit 18.6% mehr Personen (8), als die größte Einzelwirkung. In der Schlafmittelgruppe wurden durchschnittlich 4.07 Wirkungen angegeben. Insgesamt 90.7% der Probanden gaben eine Wirkung an, dies sind 25.6% oder 11 Personen mehr als die größte Einzelwirkung. Dies ist ein Hinweis darauf, das Personen sich in den Bereichen in den sie Wirkung berichten unterscheiden.

Werden in diese Summenscores zusätzlich noch die Symptome aufgenommen, erhöhen sich die Prozentsätze auf 88.4% in der Weckmittelgruppe und 93.0% in der Schlafmittelgruppe.

Nach den Kriterien der direkten Wirkungseinstufung gaben demnach in der Weckmittelgruppe 38 Probanden (88.4%) mindestens eine Wirkung an, 3 Probanden (7.9%) gaben alle 8 Wirkungen an, 5 Probanden gaben überhaupt keine Wirkung an. In der Schlafmittelgruppe berichteten 40 Probanden (93.0%) von irgendeiner Wirkung, 10 Probanden (23.2%) gaben das Maximum von 8 Wirkungen an, 3 Probanden berichten definitiv keine direkte Wirkung.

Für die Befindenseinstufungen "Wachheit" und "Anspannung" lässt sich ein vergleichbares Kriterium für Reaktivität über die Abweichung vom Vertrauensintervall (x ± 1.96 Standardmessfehler) bestimmen (Lienert & Raatz 1994; Janke 1986, S.158). Im Vergleich zur Kontrollgruppe (Tab. 24) reagierten nach diesem Kriterium in der Weckmittelgruppe 20.9% der Probanden (9) mit vermehrter Wachheit nach der Applikation. Drei Probanden (7.0%) reagierten mit vermehrter Anspannung und fünf Probanden (11.6%) mit verminderter Anspannung. In der Schlafmittelgruppe reagierten 34.9% der Probanden (15) mit abnehmender Wachheit und 18.6% (8 Pbn) mit abnehmender Anspannung.

Tab. 24: Befindenseinstufungen der Medikamentengruppen- Vergleich mit dem Konfidenzintervall aus der Kontrollgruppe

| | Weckmittel | | Schlafmittel | |
| | Wachheit | Anspannung | Wachheit | Anspannung |
	n	%			n	%		
< x-se	0	0.0	3	7.0	15	34.9	8	18.6
	34	79.1	36	83.7	28	65.1	35	81.4
>x+se	9	20.9	4	9.3	0	0.0	0	0.0

Anmerkung: Konfidenzintervall aus Veränderungswerten der Kontrollgruppe
x± 1.96 Wachheit mw=-0.10, se = 1.20; Anspannung mw-0.13, se 1.15

Insgesamt schwankt die Gesamtschätzung der Placeboreaktivität stark in Abhängigkeit von den Kriterien und der Verknüpfung dieser einzelnen Kriterien.
Für das Einzelitem "Verfassung wurde durch das Medikament beeinflusst" zeigen sich über beide Medikamentengruppen hinweg eine mittlere Einstufungen von "etwas" (mw=1.85, 2=etwas). Etwa 64% der Probanden geben eine Einfluss des Medikamentes in unterschiedlicher Höhe an. Die häufigste Antwortkategorie ist dabei "etwas" mit 44%. Bei etwa 23% ist der Einfluss mindestens so groß wie der höchste Einfluss aus Aufgaben, Situation, Tages und Durchschnittsverfassung.
In der Verknüpfung aller aufgeführten Kriterien ergeben sich gleichfalls große Schwankungen der Placeboreaktivität. Sowohl Probanden, die überhaupt keine Wirkung angeben sind relativ selten (9.3%), als auch Probanden die alle Wirkungen angeben (15.1%).

3.2.4 Placeboreaktoren vs. Placeboreaktivität

Frühe Arbeiten zu differentiellen Placeboeffekten (Jesdinsky, 1980) kreisen um die Identifizierung der Placeboreaktors. Formal ist dies die Frage ob die Verteilung der Placeboreaktivität kontinuierlich ist, d.h. ob eine Verteilung mit bestimmten Erwartungswerten EW(x) und EW(s) zugrunde liegt oder ob zwei Verteilungen zugrunde liegen. Im zweiten Fall könnte man von Reaktoren sprechen, im ersten Fall von einem mehr oder weniger stark ausgeprägten, stetigen Merkmal (Lienert 1994, S. 153). Im folgenden wird untersucht, ob sich die Annahme eines Typus "Placeboreaktor" oder die Annahme eines stetigen Merkmals "Placeboreaktivität" stützen lässt.

Tab. 25: Direkte Wirkungsbeschreibung - Häufigkeiten einzelner Antwortkategorien und Test auf Stetigkeit bzw. Bimodalität

| | | | Kategorien | | | | | | |
| | | | nein | etwas | zieml. | stark | | | |
	p.bin		1	2	3	4	df	CHI^2	p
Verf. durch	0.2829	obs	31	38	16	1			
Medikament		exp	31.7	37.5	14.8	1.9	3	0.578	.901
beeinflusst		sres	-0.13	0.08	0.31	-0.68	2	0.025	.988
Medikament.	0.2403	obs	32	47	6	1			
körperlich		exp	37.7	35.8	11.3	1.2	3	6.911	*.075*
beeinflusst		sres	-0.93	1.88	-1.58	-0.18	2	6.809	*.033*
Medikament	0.2558	obs	36	36	12	2			
psychisch		exp	35.4	36.6	12.6	1.4	3	0.260	.967
beeinflusst		sres	0.09	-0.09	-0.16	0.47	2	0.017	.992
Placebo	0.2866	obs	36	30	16	4			
wirkung		exp	31.2	37.6	15.1	2.0	3	4.24	.235
		sres	0.86	-1.25	0.22	1.38	2	2.75	.252

Anmerkung : p.bin Wahrscheinlichkeit der Binominalverteilung, obs beobachtete Häufigkeiten, exp erwartete Häufigkeiten, sres standardisierte Chi2 Residuen. df Freiheitsgrade, df=2 Kategorien 3 und 4 zusammenfasst.

Nach Augenschein weisen die Items der direkten Wirkungseinstufungen "Verfassung beeinflusst", "körperlich beeinflusst", "psychisch beeinflusst" keine bimodalen Verteilungen (Tab. 25) auf. Für die drei Einzelitems und den ersten Wirkungsfaktor wurde die Verteilung explizit geprüft. Methodisch wurden hierzu cumulierte Häufigkeiten mit Erwartungswerten aus einer Binominalverteilung (Sachs 1992, S. 427) mit gleichem Mittelwert verglichen. Getestet wurde mittels des Kolmogorow-Smirnow Test (Lillefors-Modifikation) für ganzzahlige Ordinalzahlen. Unter der Annahme eines stetigen Merkmals lassen sich für die einzelnen Kategorien aus der Binominalverteilung Erwartungswerte bestimmen, die über die Chi^2 Statistik prüfbar sind. Diese Annahme wäre zurückzuweisen, wenn das Chi^2 signifikant wäre und die extremen Kategorien überrepräsentiert sind.

Der erste Wirkungsfaktor zeigt als kontinuierliches Item keine signifikante Abweichung von der Normalverteilung. Für die weitere Berechnung wurde der erste Wirkungsfaktor in vier Klassen gleicher Breite aufgeteilt. Die Variable "Verfassung durch die Medikamente beeinflusst" ist annähernd exakt bionominalverteilt. Bei der Variablen "Medikament beeinflusste körperlichen Zustand" liegt eine Abweichung von dieser theoretischen Verteilung vor. Die Kategorie 1 "etwas" ist über repräsentiert. Die Variable ""Medikament beeinflusste psychischen Zustand" ist wiederum annähernd genau binominalverteilt. Die Kategorien des ersten Wirkfaktors "direkte Einstufung der Medikamentenwirkung" zeigen keine signifikante Abweichung von der Binominalverteilung.

Insgesamt ist die Hypothese der Placeboreaktivität als einem stetigen Merkmal nicht zurückzuweisen. Es gibt keine begründeten Anzeichen für eine bimodale Verteilung, statistisch ist demnach die Annahme eines Typus "Placeboreaktor" nicht zu untermauern. Die vorliegenden Häufigkeiten sind mit der Annahme der Placeboreaktivität als einem stetigem Merkmal vereinbar.

3.2.5 Placeboreaktivität - Definition und Faktoren der direkten Wirkungsbeschreibung

Eine genauere Beschreibung und Definition der Placeboreaktion ist für weitere, insbesondere differentielle Fragestellungen notwendig. Auf der Grundlage der direkten Wirkungsbeschreibung werden in diesem Kapitel innerhalb der beiden Placebogruppen zunächst Faktoren der Placeboreaktivität und anschließend Subgruppen mit niedriger und hoher Reaktivität bestimmt.

Tab. 26: Korrelationen und Faktoren der direkten Wirkungseinstufung

								1	2	h^2
Med Ver beeinflußt	100							93	-00	86
Med beein psych Befi	72	100						83	06	69
Med beein körp Zusst	73	57	100					84	-21	75
Med angenehm	-04	02	-13	100				03	65	43
Med Leis Kopf gesteigert	-05	-07	-21	30	100			-05	83	69
Med Leis Matr gesteigert	-26	-20	-37	27	56	100		-32	77	69
Symptom Summe	69	49	66	-13	-19	-46	100	80	-27	70

In Tabelle 26 sind die Korrelation und Ergebnisse einer Faktoranalyse für beide Placebogruppen gemeinsam dargestellt.

Die zugrundeliegenden Korrelationsmatrizen wurden vorab auf Unterschiede zwischen den Gruppen geprüft. Die Homogenität der Varianz-Kovarianz Matrizen ist nicht verletzt (Box's M F 1.06 p=.376), die beiden Gruppen unterscheiden sich demnach nicht in der Struktur der Korrelationsmatrix. Eine gemeinsame Faktorenanalyse über beide Gruppen hinweg ist daher möglich.

Die Faktorenanalyse über die Variablen der direkten Wirkungseinstufung erbringt zwei Faktoren, die zusammen 68.6% der Varianz aufklären. Der erste Faktor (42.6%) beschreibt die ungerichtete Wirkung. Personen mit hoher Ausprägung auf diesem Faktor geben an, ihr Befinden sei durch das Medikament beeinflusst worden, sie seien psychisch und körperlich durch das Medikament beeinflusst worden, und sie hätten viele körperlichen Symptome des Medikamentes verspürt.

Der zweite Faktor (26.0% Varianz) beschreibt die Valenz dieser Wirkung. Personen mit hoher Ausprägung dieses Faktors stufen die Medikamentenwirkung angenehmer ein und geben eher eine Steigerung ihrer Leistungsfähigkeit an.

Insgesamt lässt sich die direkte Wirkungseinstufung in den beiden Dimensionen Stärke bzw. Reaktivität und Richtung der Wirkung beschreiben. In einer Regressionsanalyse mit dem ersten Faktor als Kriterium und dem zweiten Faktor als Prädiktor (linear und quadriert) ist eine Multiples R von .45 zu verzeichnen. Zwischen beiden Faktoren besteht demnach eine kurvilineare Beziehung. Der zweite gerichtet Faktor ist im ersten ungerichteten Faktor enthalten.

Die Überprüfung der differentiellen Effekte im folgenden Kapitel 3.2.6 erfolgt im wesentlichen anhand des ersten Faktors. Die Gruppierung nach Placeboreaktivität (wec- vs. wec+; sch- vs. sch+) wurde innerhalb der beiden Medikamentengruppen über eine Aufteilung am Median dieses Faktors vorgenommen.

Als Faktor der Wirkungsbeschreibung ist dies logisch ein a priori Kriterium, das jedoch rechnerisch post hoc gebildet wurde. Zur Überprüfung der Konvergenz dieses Kriteriums für Placeboreaktivität mit den bisherigen Befunden wurde eine 2-faktoriellen Varianzanalyse mit den Faktoren Medikamentengruppe und Placeboreaktivität durchgeführt. Gleichzeitig stellt dies eine Überprüfung der Konvergenz zwischen der direkten Wirkungsbeschreibung und den Befindenseinstufungen dar. In Tabelle 27 sind die Ergebnisse dieser Varianzanalyse abgebildet.

Die Gruppenunterschiede entsprechen alle den bereits (Kap 3.2) dargestellten Unterschieden zwischen Schlafmittel und Weckmittelgruppe. Für die angegebene Wachheit finden sich die Unterschiede auch in den Subgruppen nach Placeboreaktivität wieder. Die Gruppenunterschiede in der Anspannung sind innerhalb der Schlafmittelgruppe auch in Abhängigkeit von der Placeboreaktivität zu beobachten. Die Schlafmittelgruppe insgesamt, sowie Personen dieser Gruppe mit hoher Placeboreaktivität, zeigen ein größeres Absinken im Blockmittel, im Mittel der Ruhephasen und der Aufgabenphasen und in den einzelnen Vergleichen innerhalb der Ruhephasen. In den Aufgabenphasen zeigen sich nur in der Phase Matrizen ein Gruppenunterschied zwischen Weckmittel und Schlafmittel-

Tab. 27: 2-faktorielle Varianzanalyse mit dem Faktor Gruppen (GRU: WEC Weckmittel, SCH Schlafmittel) und Placeboreaktivität (WIR niedrige vs. hohe Reaktivität) für die Veränderungswerte der Befindensskalierungen (Block 2 - Block 1) und einfache Haupteffekte innerhalb der Gruppen

		wec-nied	wec+ hoch	sch-nied	sch+ hoch	pWe	pSc	GRU	WIR	WW
wach	BLO	0.75	2.33	-0.25	-2.35	*.000*	*.000*	*.000*	.430	*.000*
wach	RUH	1.02	2.86	-0.14	-2.00	*.004*	*.002*	*.000*	.983	*.000*
wach	AUF	0.48	1.80	-0.36	-2.70	*.009*	*.001*	*.000*	.234	*.000*
wach	REA	-0.55	-1.07	-0.21	-0.70	.429	.558	.511	.341	.977
wach	R3-R1	1.57	2.41	0.05	-1.32	.273	*.051*	*.000*	.604	*.033*
wach	K2-K1	1.14	2.27	0.19	-2.55	*.070*	*.000*	*.000*	.104	*.000*
wach	R4-R2	0.48	3.32	-0.33	-2.68	*.000*	*.001*	*.000*	.618	*.000*
wach	M2-M1	-0.19	1.32	-0.90	-2.86	*.033*	*.021*	*.000*	.674	*.002*
wach	R5-R2	0.38	3.18	-0.14	-2.55	*.003*	*.002*	*.000*	.733	*.000*
wach	CP-R2	3.90	5.91	2.52	2.86	.111	.708	*.005*	.129	.279
angesp.	BLO	0.35	0.42	-0.43	-1.65	.883	*.004*	*.000*	*.084*	*.051*
angesp.	RUH	0.76	0.98	-0.19	-1.59	.729	*.005*	*.000*	.135	*.043*
angesp.	AUF	-0.07	-0.14	-0.67	-1.70	.925	*.074*	*.018*	.220	.279
angesp.	REA	-0.83	-1.11	-0.48	-0.11	.734	.590	.203	.938	.545
angesp.	R3-R1	0.71	0.68	-0.14	-1.50	.963	*.066*	*.003*	.172	.192
angesp.	K2-K1	0.19	-0.32	-0.33	-1.27	.463	.163	.125	.133	.653
angesp.	R4-R2	0.81	1.27	-0.24	-1.68	.529	*.039*	*.000*	.328	*.059*
angesp.	M2-M1	-0.33	0.05	-1.00	-2.14	.669	.136	*.016*	.514	.193
angesp.	R5-R2	0.43	1.59	0.14	-1.36	.136	*.033*	*.002*	.739	*.011*
angesp.	CP-R2	4.38	4.82	2.33	3.86	.706	.100	*.044*	.184	.459
Schmerz	CP	11.95	12.41	10.00	12.86	.739	*.013*	.397	*.063*	.175
Dauer	CP	119.6	135.0	148.3	121.8	.365	.104	.505	.635	*.075*
Anstr	K2-K1	0.14	0.55	-0.05	0.27	.189	.236	.253	*.076*	.839
Anstr	M2-M1	0.05	0.32	0.00	-0.14	.287	.607	.171	.713	.267
subj.Er	M2-M1	-0.48	-4.55	-3.10	-7.50	.242	.166	.234	*.072*	.943

Anmerkung : pWe, pSc einfache Haupteffekte Weckmittel, Schlafmittel; GRU Haupteffekt Gruppen, WIR Haupteffekt Placeboreaktivität, WW Interaktion Gruppen x Placeboreaktivität

gruppe, der innerhalb der Schlafmittelgruppe nur als schwache Tendenz zu beobachten ist. Innerhalb der Weckmittelgruppe sind keine Unterschiede in der Anspannung in Abhängigkeit von der Placeboreaktivität festzustellen. Insgesamt zeigen die Ergebnisse eine Konvergenz der beiden Befragungsmethoden direkte Wirkungsbeschreibung und Befindenseinstufungen. In den Subgruppen nach Placeboreaktivität spiegeln sich die allgemeinen Unterschiede zwischen den beiden Placebogruppen in den Befindenseinstufungen wieder. Eine Verwendung des beschriebenen Kriteriums für die weiteren Berechnungen erscheint damit statthaft.

3.2.6 Differentielle Befunde zur Placeboreaktivität

Untersucht wurde ob sich Personen in Abhängigkeit von der Placeboreaktivität in habituellen Merkmalen, Lebensgewohnheiten und Medikamentenkonsum sowie ihrem aktuellen Befinden unterscheiden. Dies wird innerhalb der beiden Gruppen 1-faktoriell als einfacher Haupteffekt und über beide Medikamentengruppen hinweg 2-faktoriell dargestellt. Dies ist der Frage nach Pädiktoren der Placeboreaktivität.

3.2.6.1 Subjektive Placeboreaktivität und Personenmerkmale

Placeboreaktivität und Personenmerkmale (standardisiert)
Über beide Gruppen hinweg und innerhalb jeder Gruppe geprüft (pSC, pWE, WIR p < .05) unterscheiden sich Personen (Tab. 28), die stark auf das Placebo reagieren von Personen, die schwach auf das Placebo reagieren, durch höhere Werte in den FPI-Skalen "Beanspruchung", "Emotionalität" und "Beschwerden". Über beide Gruppen hinweg (WIR p <.05) sind bei höherer Reaktivität außerdem höhere Werte in der habituellen Ängstlichkeit (STAI), sowie mehr Beschwerden in der Freiburger Beschwerdenliste zu erkennen. Im wesentlichen sind dies Unterschiede auf dem, in Kap 2.3.3 beschriebenen, ersten und varianzstärksten Faktor (PSY_F1), der ein herabgesetztes Allgemeinbefinden beschreibt. In der Weckmittelgruppe sind darüber hinaus (pWE <.10) bei Personen mit starker Reaktivität tendenziell höhere Werte in den FPI Skalen "Erregbarkeit" und "Gehemmtheit" zu erkennen. Neben diesen generellen Effekten der Placebowirkung, sind tendenziell medikamentenspezifische Unterschiede auszumachen (Wechselwirkung INT Tendenz) in den Bereichen Extraversion und Leistungsorientierung. Personen mit hohen Werten in den FPI Skalen "Extraver-

sion" und "Leistungsorientierung" sowie höheren Werten im Leistungsmotivationstest LM20 reagieren auf das Schlafmittel, aber nicht auf das Weckmittel.

Tab. 28: 2-faktorielle Varianzanalyse mit dem Faktor Gruppen (GRU: WEC Weckmittel, SCH Schlafmittel) und Placeboreaktivität (PRE niedrige vs. hohe Reaktivität) und einfache Haupteffekte innerhalb der Gruppen für die standardisierten Persönlichkeitsfragebogen

| | Mittelwerte | | | | Effekte | | | | |
	wec-niedr	wec+hoch	sch-niedr	sch+hoch	pWE	pSC	GRU	WIR	INT
FPI_LEBE	7.86	6.45	7.10	6.45	.162	.530	.591	.152	.591
FPI_SOZI	7.76	7.50	6.57	7.73	.744	.120	.376	.411	.193
FPI_LEIS	7.10	6.18	6.29	7.36	.290	.209	.758	.891	.101
FPI_GEHE	3.67	5.05	4.95	5.00	*.089*	.959	.317	.250	.283
FPI_ERRE	3.95	5.50	5.43	5.77	*.055*	.683	.132	.103	.298
FPI_AGGR	4.38	4.50	4.62	4.14	.885	.557	.914	.755	.605
FPI_BEAN	3.33	5.59	3.00	6.27	*.015*	*.000*	.773	*.000*	.402
FPI_BESC	1.19	2.36	1.43	2.77	*.035*	*.017*	.400	*.001*	.824
FPI_GESU	3.81	3.91	4.33	4.45	.891	.887	.342	.844	.985
FPI_OFFE	7.33	7.32	8.67	8.23	.984	.546	*.040*	.674	.694
FPI_EXTR	9.05	7.68	7.71	8.77	.169	.258	.857	.820	*.075*
FPI_EMOT	3.48	5.95	4.57	7.23	*.020*	*.006*	*.092*	*.000*	.899
FBL_ALLG	17.62	19.95	18.05	19.95	.119	.148	.827	*.033*	.827
FBL_HERZKR	10.67	11.50	10.43	13.09	.463	*.019*	.392	*.029*	.248
LM20	32.95	31.73	30.05	31.41	.341	.220	*.058*	.935	.127
STAI	36.10	41.00	34.90	38.86	*.071*	.100	.352	*.015*	.791
IPC_INTE	37.81	36.27	36.19	36.14	.129	.963	.254	.301	.335
IPC_EXTE	21.43	22.55	20.57	21.55	.375	.462	.308	.252	.937
IPC_FATA	24.05	23.36	21.71	22.50	.641	.523	*.097*	.957	.442
HO_MISSE	22.14	22.77	22.00	22.95	.528	.335	.978	.259	.816
HO_HAPLA	24.38	22.95	23.29	22.50	.147	.489	.299	.140	.667
PSY_F1	-0.45	0.17	-0.51	0.43	*.029*	*.003*	.633	*.000*	.428
PSY_F2	-0.34	-0.15	0.12	0.09	.540	.926	.114	.713	.618
PSY_F3	0.02	0.17	-0.23	-0.06	.615	.593	.255	.462	.966
PSY_F4	0.18	-0.17	-0.14	0.16	.278	.342	.983	.929	.150
PSY_F5	0.21	0.06	-0.38	0.07	.640	.143	.189	.490	.174
PSY_F6	-0.12	-0.01	-0.30	0.24	.740	*.085*	.880	.148	.331
PSY_F7	0.02	0.10	-0.04	0.18	.734	.510	.951	.465	.753

Anmerkung: niedr/hoch - niedrige/hohe Placeboreaktivität; pWE Haupteffekt innerhalb der Weckmittelgruppe, pSC Haupteffekt innerhalb der Schlafmittelgruppe; GRU, WIR, INT 2-faktorielle Effekte Gruppe, Wirkung und Wechselwirkung

Keine Unterschiede, weder allgemein, noch medikamentenspezifisch zeigen sich in den Fragebogen zur Handlungskontrolle (HAKEMP) und Kontrollüberzeugung (IPC).

Placeboreaktivität und Personenmerkmale - Medikamente und Gesundheit
Personen mit hoher Placeboreaktivität geben im Mittel öfter an, sie würden über eine Hausapotheke (Tab. 29) verfügen und würden, über die Medikamente summiert, mehr Tabletten einnehmen. Im einzelnen geben in der Weckmittelgruppe Personen mit starker Reaktivität einen höheren Konsum von Vitaminpräparaten

Tab. 29: 2-faktorielle Varianzanalyse mit dem Faktor Gruppen (GRU: WEC Weckmittel, SCH Schlafmittel) und Placeboreaktivität (PRE niedrige vs. hohe Reaktivität) und einfache Haupteffekte innerhalb der Gruppen für die Lebensgewohnheiten (Fragebogen LGW)

	Mittelwerte				Effekte				
	wec- niedr	wec+ hoch	sch- niedr	sch+ hoch	pWE	pSC	GRU	WIR	INT
Krankenhaus	3.24	1.55	2.57	2.09	*.041*	.600	.921	*.077*	.321
Arztbesuche	1.76	1.50	1.48	1.64	.261	.379	.611	.729	.153
Psychotherapie	2.00	1.95	2.00	1.95	.334	.334	.999	.171	.999
Medikament	1.67	1.32	1.43	1.59	.138	.405	.909	.538	*.093*
Schmerztabletten	1.19	1.59	1.33	1.50	*.033*	.358	.839	*.029*	.363
Vitamine	1.19	1.82	1.62	1.73	*.014*	.752	.424	*.084*	.220
Naturheilmittel	1.43	1.32	1.19	1.55	.663	*.058*	.972	.434	.138
Summe Tabl.	5.81	6.77	6.14	6.77	*.026*	.127	.569	*.008*	.569
Hausapotheke	1.76	1.50	1.81	1.59	*.078*	.124	.493	*.019*	.830
Selbstmedikation	4.14	3.91	4.19	4.00	.345	.390	.675	.201	.896
Unverträglich	1.95	1.91	1.95	2.00	.588	.311	.326	.963	.326
Krankheiten	0.10	0.00	0.00	0.05	.144	.334	.531	.531	*.079*
Befinden	1.95	2.27	2.00	2.32	.113	*.048*	.713	*.013*	.993
Gesundheitszustand.	1.76	2.00	2.05	2.09	.311	.800	.195	.332	.501
Gesundheitsz. Vgl	2.38	2.68	2.43	2.32	.141	.587	.270	.505	.152
Gesundheitsz. Zukunft	2.05	2.32	2.14	2.14	.133	.967	.717	.270	.247
Belast. Studium	2.57	2.45	2.95	2.50	.608	.133	.255	.130	.370
Belast. Jobs	4.00	3.86	3.48	3.91	.618	.163	.245	.470	.168
Zufriedenheit Studium	2.10	2.18	2.48	2.27	.760	.451	.229	.765	.458

Anmerkung: niedr/hoch - niedrige/hohe Placeboreaktivität; pWE Haupteffekt innerhalb der Weckmittelgruppe, pSC Haupteffekt innerhalb der Schlafmittelgruppe; GRU, WIR, INT 2-faktorielle Effekte Gruppe, Wirkung und Wechselwirkung

und Schmerztabletten an. In der Schlafmittelgruppe wird von Personen mit starker Reaktivität tendenziell ein höherer Konsum von Naturheilmitteln angegeben. Von Personen mit schwacher Reaktion auf das Placebo werden tendenziell mehr Krankenhausaufenthalte angegeben. Kein Unterschied zeigt sich in der Häufigkeit von Arztbesuchen oder dem Kontakt zu Psychotherapeuten. Letzteres ist insgesamt selten in der Gesamtstichprobe. Personen mit starken Placeboreaktionen stuften im Vergleich ihr Allgemeinbefinden etwas schlechter ein. In der Einschätzung des gegenwärtigen und zukünftigen Gesundheitszustands zeigt sich jedoch kein Unterschied in Abhängigkeit von der Placeboreaktivität. In allen weiter erhobenen Informationen zu den Lebensgewohnheiten der Probanden sind keine Unterschiede in Abhängigkeit von der Stärke der Placeboreaktion erkennbar.

Placeboreaktivität und Situationsmerkmale - präexperimentelles Befinden
Die Stärke der Placeboreaktion zeigt sich unbeeinflusst von der Schlafdauer, von der Beurteilung der Schlafdauer, von der verstrichenen Zeit seit der letzten

Tab. 30: 2-faktorielle Varianzanalyse mit dem Faktor Gruppen (GRU: WEC Weckmittel, SCH Schlafmittel) und Placeboreaktivität (PRE niedrige vs. hohe Reaktivität) und einfache Haupteffekte innerhalb der Gruppen für den Fragebogen "augenblickliches Befinden vor der Untersuchung"

| | Mittelwerte | | | | Effekte | | | | |
	wec-niedr	wec+hoch	sch-niedr	sch+hoch	pWE	pSC	GRU	WIR	INT
Schlafdauer	7.38	7.14	7.31	7.00	.410	.323	.628	.198	.879
Schlaf ausreichend	4.43	4.09	4.14	4.05	.195	.758	.417	.287	.555
Mahlzeit	2.31	3.43	1.96	1.81	.359	.876	.205	.530	.412
Kaffee	0.67	0.86	0.76	1.18	.502	.233	.364	.177	.624
Zigaretten	0.24	0.14	0.52	0.27	.667	.449	.300	.385	.713
Medikamente	1.95	2.00	1.95	1.95	.311	.973	.574	.538	.574
Alkohol	0.40	0.26	0.45	0.25	.302	.136	.792	*.073*	.716
Belastungen	1.95	2.00	1.95	1.77	.311	*.093*	*.050*	.252	*.050*
Erwartungen	1.71	2.23	1.95	2.23	*.041*	.213	.468	*.018*	.468
Allgemeinbefinden	2.00	2.32	2.10	2.23	*.089*	.422	.986	*.070*	.450
Sport	1.90	1.95	2.00	1.91	.533	.164	.627	.688	.172

Anmerkung: niedr/hoch - niedrige/hohe Placeboreaktivität; pWE Haupteffekt innerhalb der Weckmittelgruppe, pSC Haupteffekt innerhalb der Schlafmittelgruppe; GRU, WIR, INT 2-faktorielle Effekte Gruppe, Wirkung und Wechselwirkung

Mahlzeit, und von am Morgen der Untersuchung zu sich genommenem Kaffee oder gerauchten Zigaretten. Als schwache Tendenz ist ein Einfluss des Alkoholkonsums (Tab. 30) am Abend vor der Untersuchung erkennbar. Personen mit stärkeren Reaktionen auf das Placebo hatten, über beide Gruppen hinweg betrachtet, am Vorabend etwas weniger Alkohol konsumiert. Weiter geben sie präexperimentell am Untersuchungstag, vor der Untersuchung, eine höhere Erwartungsspannung und tendenziell ein etwas schlechteres Allgemeinbefinden an. In der Schlafmittelgruppe werden von Personen mit hoher Placeboreaktivität etwas häufiger Belastungen angegeben, die vom Vortag her nachwirkten.

Tab. 31: 2-faktorielle Varianzanalyse mit dem Faktor Gruppen (GRU: WEC Weckmittel, SCH Schlafmittel) und Placeboreaktivität (PRE niedrige vs. hohe Reaktivität) und einfache Haupteffekte innerhalb der Gruppen für die Befindensskalierung "Adjektivliste" vor Beginn des ersten Blocks (R1)

	Mittelwerte				Effekte				
	wec-niedr	wec+hoch	sch-niedr	sch+hoch	pWE	pSC	GRU	WIR	INT
ruhig	3.90	3.73	3.81	3.27	.683	.171	.345	.221	.537
gereizt	0.48	1.00	0.29	1.05	.109	*.051*	.771	*.011*	.636
aktiv	3.52	3.00	3.24	2.95	.139	.408	.497	.100	.622
nervös	1.71	2.64	1.90	2.59	*.047*	.104	.813	*.010*	.700
freudig	3.38	2.73	3.05	2.59	.102	.284	.416	*.057*	.733
träge	1.10	1.41	0.95	1.50	.404	.172	.924	.116	.668
bedrückt	0.71	1.14	0.38	1.18	.230	*.025*	.557	*.014*	.440
aufmerksam	4.81	4.36	4.57	3.95	.107	*.074*	.138	*.016*	.694
müde	0.67	1.23	0.48	1.36	*.092*	*.021*	.913	*.004*	.509

Anmerkung: niedr/hoch - niedrige/hohe Placeboreaktivität; pWE Haupteffekt innerhalb der Weckmittelgruppe, pSC Haupteffekt innerhalb der Schlafmittelgruppe; GRU, WIR, INT 2-faktorielle Effekte Gruppe, Wirkung und Wechselwirkung

In der Befindenseinstufung unmittelbar vor Beginn der Hauptuntersuchung (Tab. 31) schildern sich Probanden mit starker Reaktion auf das Placebo im Vergleich müder, nervöser, gereizter, bedrückter und weniger aufmerksam und freudig als die anderen Probanden. Diese Unterschiede zeigen sich auch nach Auspartialisierung der Persönlichkeitsdimensionen aus dieser Befindenseinstufung. Vergleichbare Unterschiede in der Befindenseinstufung in Abhängigkeit von der Placeboreaktivität finden sich jedoch bereits in der Voruntersuchung einige Tage vorher. Dies deutet darauf hin, dass die angeführten Befindensunterschiede zumindest mittelfristig stabil sind und eher als habituelle Selbstschilderung zu bewerten sind.

3.2.7 Subjektive Einstufungen – Zusammenfassung und Bewertung

Die drei experimentellen Gruppen unterscheiden sich hochsignifikant in den subjektiven Befindenseinstufungen. Die Weckmittelgruppe schildert sich im Mittel wacher, die Kontrollgruppe ändert sich nicht wesentlich und die Schlafmittelgruppe schildert sich weniger wach. Nach der zweiten Aufgabenbearbeitung wird von der Weckmittelgruppe im Vergleich mehr "nervös" angegeben. Die Schlafmittelgruppe schildert sich im Vergleich mehr "träge", weniger "aufmerksam" und "aktiv". Die Weckmittelgruppe gibt im Vergleich mehr "motorische Unruhe" als allgemeines und medikamentenspezifisches körperliches Symptom an und mehr "Nervosität" und "Angespanntheit" als medikamentenspezifische körperliche Symptome. Die Schlafmittelgruppe gibt mehr "Schläfrigkeit" allgemein und spezifisch, und mehr "körperliche Entspannung", "Dösigkeit", tendenziell mehr "Gelöstheit" als medikamentenspezifische Symptome an. Die drei Gruppen unterscheiden sich nicht in der Gesamtzahl berichteter allgemeiner Symptome und die beiden Medikamentengruppen unterscheiden sich nicht in der Anzahl spezifischer Symptome. Bei Symptomen die wohl allgemein als auch medikamentenspezifisch abgefragt wurden waren die medikamentenspezifische Symptome jeweils niedriger ausgeprägt. Die Symptome wurden also nicht vollständig auf den Einfluss des Medikamentes zurückgeführt.

In beiden Aufgabenphasen nehmen die Leistung und Anstrengung nach der Applikation zu. Die drei experimentellen Gruppen unterscheiden sich nicht in ihrer Leistungszunahme. Die Schlafmittelgruppe sah sich in der Aufgabe "Kopfrechnen" etwas durch das Medikament beeinträchtig, während die Weckmittelgruppe hier ihre Leistungsfähigkeit etwas gesteigert sah. In der Aufgabe "Matrizen" zeigt sich der Gruppenunterschied auf niedrigerem Niveau. Die Schlafmittelgruppe sah sich stärker beeinträchtigt, die Weckmittelgruppe sieht im Mittel keine Leistungsveränderung durch das Medikament. Die Schlafmittelgruppe versuchte, durch "geeignete Maßnahmen" die Wirkung des Medikamentes zu beeinflussen. Die Placeboreaktion lässt sich beschreiben durch die Komponenten Stärke der Wirkung und Valenz der Wirkung. Die beiden Medikamentengruppen unterschieden sich nicht in der Stärke der Wirkung. In der Weckmittelgruppe wird die Wirkung des Medikaments zusammengefasst tendenziell etwas positiver gesehen.

In den direkten Wirkungseinstufungen wird der Einfluss des Medikamentes auf die körperliche Verfassung im Vergleich zu den anderen Einflussfaktoren Aufgaben, Situation, Tagesverfassung und durchschnittliche Verfassung an dritter Stelle. Am stärksten ist jeweils der Einflussfaktor Tagesverfassung. Bei immerhin 23% der Teilnehmer ist der Einfluss des Medikaments aber mindestens so groß wie der größte anderer Einflussfaktor. Je nach Kriterium und Verknüpfung der Kriterien liegt der Anteil an Placeboreaktoren unterschiedlich hoch. Sowohl Probanden die überhaupt keine Wirkung angeben (9.3%) als auch Probanden die in allen Kriterien Wirkungen angeben (15.1%) sind relativ selten. Für differentielle Betrachtungen wurde, auch aus statistischen forschungspraktischen Erwägungen zur Gruppenbesetzung und Power, eine Gruppeneinteilung am Median gewählt.

Eine Überprüfung von vier Merkmalen auf Stetigkeit und Bimodalität erbrachte keine Hinweise auf eine Bimodalität und damit auf einen Typus Placeboreaktor. Die Ergebnisse sind mit der Annahme der Placeboreaktivität als stetigem Merkmal vereinbar.

Im Vergleich der beiden methodischen Ansätze Befindenseinstufung und direkte Wirkungseinstufung zeigt sich eine Konvergenz der beiden Methoden. In den Subgruppen nach Placeboreaktivität, gebildet auf der Grundlage der direkten Wirkungseinstufung, spiegeln sich die allgemeinen Unterschiede zwischen den beiden Placebogruppen in den Befindenseinstufungen wieder.

In der Betrachtung differentieller Effekte zeigen sich Merkmale, die sich als herabgesetztes Allgemeinbefinden zusammenfassen lassen, als Prädiktor für Placeboreaktivität. Über beide Gruppen hinweg zeigen sich bei hoher Placeboreaktivität höhere Werte in den FPI Skalen "Beanspruchung", "Emotionalität" und "Beschwerden" und habituellen Ängstlichkeit (STAI), sowie mehr Beschwerden in der Freiburger Beschwerdenliste. Ein medikamentenspezifischer Effekt deutet sich tendenziell an für die Merkmale Extraversion und Leistungsmotivation. Extravertierte und leistungsorientierte Teilnehmer reagieren auf das Schlafmittel aber nicht auf das Weckmittel.

Probanden mit hoher Placeboreaktivität verfügen eher über eine Hausapotheke und nehmen insgesamt mehr Tabletten ein. In der Weckmittelgruppe geht hohe Reaktivität einher mit höherem Konsum von Vitaminpräparaten und Schmerztabletten. In der Schlafmittelgruppe wird von Personen mit starker Reaktivität tendenziell ein höherer Konsum von Naturheilmitteln angegeben. Auf der anderen Seite werden von Personen mit niedriger Reaktivität tendenziell mehr Krankenhausaufenthalte angegeben.

Vor Beginn der Untersuchung berichten Probanden mit hoher Placeboreaktivität eine höhere Erwartungsspannung und tendenziell ein schlechteres Allgemeinbefinden. Auf der anderen Seite berichten Personen mit niedriger Reaktivität einen etwas höheren Alkoholkonsum am Vorabend.

Über beide Gruppen hinweg sind Unterschiede im Befinden zu Beginn des Experiments zu verzeichnen. Teilnehmer mit hoher Reaktivität schildern sich müder, nervöser, gereizter, bedrückter und weniger aufmerksam und freudig als die anderen Probanden. Vergleichbare Unterschiede zeigten sich allerdings bereits einige Tage zuvor in der Voruntersuchung.

Insgesamt unterscheiden sich die drei Gruppen deutlich. Die berichteten Effekte gehen dabei in Richtung der durch die Placebos induzierten Erwartungen. Probanden mit höherer Placeboreaktivität zeichnen sich aus durch ein habituell herabgesetztes psychisches Allgemeinbefinden, durch ein manifestiertes aktuelles präexperimentelles Befinden, das sich entsprechend charakterisieren lässt.

Weiter verfügen sie eher über eine Hausapotheke und zeigen einen höheren Medikamentenkonsum, in der Weckmittelgruppe mehr Vitaminpräparate, in der Schlafmittelgruppe mehr Naturheilmittel. Bei niedriger Placeboreaktivität sind dagegen Krankenhausaufenthalte häufiger.

3.3 Physiologische Reaktionsmuster

Rekapitulation und formale Präzisierung der Fragestellung

Der Einfluss des Faktors "Placebo" ist generell als Interaktion Gruppe x Block (vor vs. nach der Applikation) zu überprüfen. Die Auswirkungen der Placeboapplikation können sich

1. In einer unterschiedlichen Niveauveränderung zwischen den Gruppen über alle vergleichbaren Phasen hinweg zeigen. Statistisch wäre dies in der globalen 4-faktoriellen Varianzanalyse die Interaktion Gruppe x Block (GB), ohne höhere Interaktionen bei mehrfaktoriellen Varianzanalysen.

Der Einfluss des Faktors "Placebo" kann sich weiter in Abhängigkeit vom Anregungsgehalt der Situation zeigen. Der Effekt könnte, in Abhängigkeit von der Stufe des Faktors "Placebo", eher in Ruhe oder eher unter Belastung zu beobachten sein. Wäre dies der Fall, könnten sich die Unterschiede

2. In einer unterschiedlichen Niveauveränderungen der Ruhephasen, der Aufgabenphasen oder in einer unterschiedlichen Veränderung der Reaktivität zeigen. Statistisch wäre dies eine Interaktion Gruppe x Block für einzelne Phasen (und für andere nicht oder schwächer) oder eine Interaktion Gruppe x Block x Reaktivität (GBR).

Außer in generellen Unterschieden im Niveau oder der Reaktivität kann sich der Effekt

3. In Verlaufsunterschieden im Vergleich zwischen Blöcken und Gruppen manifestieren. Statistisch wäre dies eine Interaktion Gruppe x Block x Verlauf (GBA).

Der Faktor könnte weiter

4. Nur in der Reaktivitätsveränderung einer Aufgabe oder in einer, im Vergleich der beiden Aufgaben, unterschiedlichen Reaktivitätsveränderungen zu beobachten sein. Dieser Effekt wäre an der Interaktion Gruppe x Block x Aufgabe x Reaktivität (GBAR) zu erkennen. Zur weiteren Aufklärung müssten Vergleiche einzelner Phasen herangezogen werden.

In der Ergebnisdarstellung werden zunächst die varianzanalytisch überprüften Mittelwertunterschiede beschrieben. Die Ergebnisse der 4-faktoriellen Varianzanalyse sind im Überblick in Tabelle 32 dargestellt, die Mittelwerte sind der Tabelle 34 oder den Abbildungen zu entnehmen. Mögliche Effekte des Faktors "Placebo" sind, unter den Spalten P-Effekt, die Interaktionen GB, GBA, GBR und GBAR. Die Spalten unter G-Effekte beschreiben allgemeine Gruppenunterschiede, die Spalten "allgemeine Effekte" Veränderungen, die in der Gesamt-stichprobe zu beobachten sind. In der nachfolgenden Tabelle 33 sind für zwei allgemeine Effekte und den experimentellen Trend der Ruhephasen die Effekt-stärken dargestellt. Nach der Darstellung dieser allgemeinen Effekte folgen die experimentellen Gruppenunterschiede. Die Tabellen 34a..34f enthalten Mittel-werte und Varianzanalysen für den paarweisen Vergleich korrespondierender Phasen auf unterschiedlichem Aggregationsniveau. Die Vergleiche der nachfol-genden Phasen Ruhe5, Cold-Pressor-Test und Ergometrie mit der Referenzruhe sind in analoger Weise dargestellt.

Im Anschluss an die Darstellung der Mittelwertseffekte erfolgt in Kap 3.3.2 eine zufallskritische Betrachtung der Effekte.

Im darauf folgenden Kapitel 3.3.3 wird der Niveaueffekt näher betrachtet. Dar-gestellt werden Varianzveränderung, korrelative Muster und eventuelle Modera-toreffekte sowie, abschließend, eine multivariate Darstellung dieses Effekts.

3.3.1 Physiologische Reaktionsmuster in den Gruppen

Allgemeine Effekte

In Tabelle 32 sind unter den Spalten "allgemeine Effekte" die Veränderungen dargestellt, die sich bei der Betrachtung der Gesamtstichprobe zeigen. Vor dem Hintergrund dieser Effekte sind die experimentelle Gruppenunterschiede zu sehen.

Tab. 32: 4-faktorielle Varianzanalyse für Phasenwerte korrespondierender Phasen aus Block 1 und Block 2 mit den Faktoren Gruppe (G : WEC Weckmittel, SCH Schlafmittel, KON Kontrolle), Block (b: vor vs. nach Applikation), Aufgabenblock (a : Kopfrechnen vs. Matrizen) und Reaktivität (r : Ruhe vs. Aufgabe) - Signifikanzniveau aller Effekte und Interaktionen (p < 0.100) - geordnet nach Bedeutsamkeit für die vorliegende Fragestellung

		P-Effekte				G-Effekte				Allgemeine Effekte					
		Gb	Gba	Gbr	Gbar	G	Ga	Gr	Gar	b	a	r	Ba	br	ar	bar
1	HFm	002	.	.	.	.	.	.	051	000	000	000	000	013	000	001
2	HFq	.	.	.	.	.	.	.	.	.	.	022	.	.	.	.
3	SV	.	.	.	.	.	.	.	.	.	097	000	078	.	000	.
4	HMV	.	.	.	.	.	.	.	.	000	017	004	.	.	.	.
5	PEP	.	.	.	.	.	.	.	.	000	014	000	000	000	033	001
6	LVET	003	.	.	.	.	.	.	.	000	000	000	000	.	000	.
7	P/L	.	.	.	.	.	.	.	.	.	.	000	.	000	055	014
8	RZ	.	.	.	.	.	.	.	.	000	000	000	000	000	000	000
9	HI	.	.	.	.	.	.	.	.	000	001	.	054	.	.	051
10	AF	.	036	.	.	.	.	.	.	016	040	000	028	.	.	.
11	AZV	.	.	.	.	.	.	009	.	000	000	000	.	.	.	.
12	AMV	040	041	.	.	.	.	.	.	001	000	000	001	030	038	.
13	VO2	.	.	.	.	.	.	.	.	001	000	000	074	001	.	.
14	RQ	.	.	.	.	.	060	.	.	000	000	000	024	055	000	057
15	EO2	028	017	085	.	.	002	.	.	.	.	000	001	.	000	.
16	PS	.	.	.	.	.	.	.	.	003	.	000	.	056	.	.
17	PD	.	.	.	.	.	.	.	.	000	000	000	.	.	.	.
18	Anspa	000	.	026	.	.	050	.	.	050	000	000	.	.	000	.
19	Wach	000	.	.	.	013	.	.	.	.	.	000	005	007	041	.

Anmerkung: Signifikanzniveau ohne Dezimalpunkt und Hervorhebung

In Tabelle 33 sind die entsprechenden Effektstärken für die Effekte "Reaktivität" (REA, gesamt und für die beiden Aufgaben) und "Blockdifferenzen" (BLO) dargestellt. Zum Vergleich ist der Effekt "Trend in den Ruhephasen" zusätzlich aufgenommen. Dieser beschreibt lineare Veränderungen über alle fünf Ruhephasen hinweg. Rechnerisch wurde dieser mit semiipsatisierten Daten ermittelt.

Tab. 33: Effektstärken für die Aufgabenreaktivität (REA), Reaktivität für die Aufgaben Kopfrechnen und Matrizen, linearer Trend der Ruhephasen (RUH), Blockdifferenz (BLO Block 2 - Block 1)

		REA		Kopfr.		Matri.		Ruhe		BLO	
		r_{eff}	P	r_{eff}	p	r_{eff}	p	r_{eff}	p	r_{eff}	p
1	HFm	*+71*	*.000*	*+78*	*.000*	*+54*	*.000*	*-52*	*.000*	*-75*	*.000*
2	HFq	-20	.023	-23	.009	-14	.108	+09	.317	+10	.239
3	SV	*-55*	*.000*	*-66*	*.000*	*-33*	*.000*	-15	*.083*	-02	.834
4	HMV	+26	*.004*	+26	*.003*	+20	*.023*	*-49*	*.000*	*-67*	*.000*
5	PEP	*-65*	*.000*	*-63*	*.000*	*-60*	*.000*	*+39*	*.000*	*+54*	*.000*
6	LVET	*-40*	*.000*	*-61*	*.000*	-03	.745	*+60*	*.000*	*+78*	*.000*
7	P/L	*-58*	*.000*	*-50*	*.000*	*-50*	*.000*	+05	.570	+00	.503
8	RZ	*-67*	*.000*	*-70*	*.000*	*-58*	*.000*	*+42*	*.000*	*+57*	*.000*
9	HI	-02	.856	+00	.983	-03	.756	*-57*	*.000*	*-72*	*.000*
10	AF	*+80*	*.000*	*+76*	*.000*	*+79*	*.000*	+21	*.020*	+22	*.015*
11	AZV	*-59*	*.000*	*-54*	*.000*	*-56*	*.000*	-35	*.000*	*-40*	*.000*
12	AMV	*+78*	*.000*	*+77*	*.000*	*+73*	*.000*	-19	*.034*	-28	*.002*
13	VO2	*+80*	*.000*	*+76*	*.000*	*+75*	*.000*	-26	*.004*	-29	*.001*
14	RQ	*+37*	*.000*	*+55*	*.000*	+16	.185	*-46*	*.000*	*-60*	*.000*
15	EO2	*+63*	*.000*	*+67*	*.000*	*+52*	*.000*	+09	.306	-01	.955
16	PS	*+72*	*.000*	*+65*	*.000*	*+69*	*.000*	-00	.963	-25	*.004*
17	PD	*+56*	*.000*	*+46*	*.000*	*+50*	*.000*	*+49*	*.000*	*+54*	*.000*

Anmerkung: REA Reaktivität Aufgabenphasen; Kopfr. Reaktivität Kopfrechnen; Matr. Reaktivität Matrizen; Ruhe intraexperimenteller linearer Trend der Ruhephasen; BLO Blockdifferenz Block 2 - Block 1; zweiseitige Signifikanzberechnung, fett Effektsstärken > .50

Als linearer Trend über alle Probanden und Ruhephasen hinweg ist zu beobachten: eine Abnahme der Herzfrequenz (HFm) ohne Veränderung der Herzfrequenzvariabilität (HFq), eine Zunahme der Austreibungszeit (LVET), der Anspannungszeit (PEP) und der RZ-Zeit. Der Quotient aus PEP und LVET ändert sich nicht. Das Schlagvolumen nimmt tendenziell ab, das Herzminutenvolumen und der Heather-Index (HI) signifikant. Der systolische Blutdruck ändert sich nicht, der diastolische Blutdruck steigt. Im Bereich der kardiovaskulären Variablen liegt der stärkste Effekt in der Zunahme der Austreibungszeit. Auf der Atmungsseite nimmt im Verlauf der Ruhephasen die Atemfrequenz (AF) zu, das Atemzugvolumen (AZV), das Atemminutenvolumen (AMV), die

Sauerstoffaufnahme (VO2) und der Respiratorischen Quotient nehmen ab. Das Atemäquivalent ändert sich nicht.

Der Effekt Aufgabenreaktivität (REA) erfasst den Mittelwert aller vier Differenzen aus Aufgabenphase minus vorausgehender Ruhephase, in der Spalte "Kopfrechnen" und "Matrizen" sind die analogen Effekte getrennt für diese beiden Aufgaben angeführt. Unterschiede in der Reaktivität zwischen den Aufgaben werden in der obigen 4-faktoriellen MANOVA angezeigt durch den Effekt "Aufgabe x Reaktivität" (AR).

Über beide Aufgaben und alle Probanden hinweg steigt die Herzfrequenz, die Anspannungszeit (PEP) und RZ-Zeit nehmen ab. Die Veränderungen sind jeweils stärker in der Aufgabe Kopfrechnen. In der Aufgabe Kopfrechnen nimmt die Austreibungszeit (LVET) ab, in der Aufgabe Matrizen bleibt sie etwa gleich. Der Quotient PEP/LVET nimmt damit in der Aufgabe Matrizen stärker ab als in der Aufgabe Kopfrechnen. Die Herzfrequenzvariabilität nimmt in der Aufgabe Kopfrechnen ab, in der Aufgabe Matrizen nur tendenziell. Das Schlagvolumen nimmt in beiden Aufgaben jeweils ab, stärker in der Aufgabe Kopfrechnen. Das Herzminutenvolumen nimmt jeweils leicht zu. Der Heather-Index ändert sich nicht. Der systolische Blutdruck nimmt zu, etwas schwächer der diastolische Blutdruck.

In beiden Aufgaben steigt die Atemfrequenz, sinkt das Atemzugvolumen und steigen Atemminutenvolumen und Sauerstoffaufnahme. Das Atemminutenvolumen steigt stärker in der Aufgabe Kopfrechnen. Das Atemäquivalent steigt insgesamt und stärker in der Aufgabe Kopfrechnen. Beim Kopfrechnen steigt auch der respiratorische Quotient, bei der Matrizenbearbeitung bleibt er in etwa gleich.

Die allgemeinen Effekte "Block x Reaktivität" (BR) und "Block x Aufgabe x Reaktivität" (BAR) verweisen auf eine unterschiedliche Aufgabenreaktivität vor und nach der Applikation, sowie auf unterschiedliche Veränderungen in den beiden Aufgaben. Die signifikanten Effekte sind im wesentlichen auf einen Rückgang der Reaktivität in der Aufgabe Kopfrechnen zurückzuführen. In der Aufgabe Matrizen ändert sich die Reaktivität nicht signifikant.

Die Effekte "Trend in den Ruhephasen" und "Aufgabenreaktivität" zeigen auch bei Berücksichtigung der Polung eine unterschiedliche Charakteristik. Am deutlichsten ist dies beim Heather-Index. Im Verlauf der Ruhephasen zeigt dieser einen deutlichen Rückgang, in der Aufgabenreaktivität keinen Effekt. Der umgekehrte Sachverhalt zeigt sich beim Quotienten PEP/LVET und beim systolische Blutdruck: ein starker Reaktivitätseffekt und eine schwache Tendenz beim Ruhetrend.

Der letzte in Tabelle 33 dargestellte Effekt "Blockdifferenzen" (BLO) beschreibt Niveauunterschiede zwischen den korrespondierenden Blöcken vor und nach der Applikation und ist identisch mit dem gleichnamigen Effekt aus der 4-faktoriellen MANOVA. Über alle Probanden hinweg ist als Niveauveränderung zu beobachten: eine Abnahme der Herzfrequenz bei gleichbleibender Variabilität, eine Zunahme der Austreibungszeit, Anspannungszeit und RZ-Zeit. Der Quotient aus PEP und LVET ändert sich nicht.

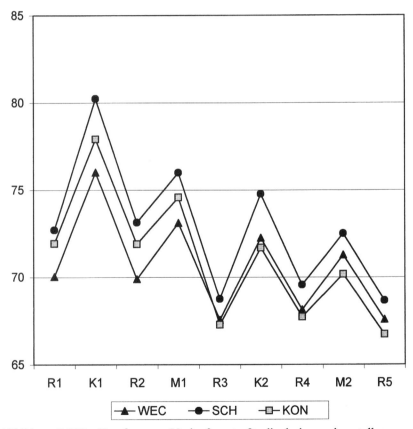

Abbildung 7: HFm Herzfrequenz Verlaufswerte für die drei experimentellen Gruppen

Statistisch am bedeutsamsten ist wiederum die Zunahme der Austreibungszeit (LVET). Das Schlagvolumen ändert sich nicht, das Herzminutenvolumen und der Heather-Index nehmen ab. Der systolische Blutdruck nimmt ab, der diastolische Blutdruck nimmt zu. Im Bereich der Atmung nimmt die Atemfrequenz zu, das Atemzugvolumen, Atemminutenvolumen, die Sauerstoffaufnahme und der Respiratorische Quotient nehmen ab, das Atemäquivalent ändert sich nicht. Dieser Effekt in den Niveauunterschieden beim Vergleich der korrespondierenden Blöcke zeigt in der Gegenüberstellung eine ähnliches Muster wie der lineare Trend der Ruhephasen. Da in beiden Effekten die Ruhephasen enthalten sind, ist eine gewisse Ähnlichkeit zu erwarten, sie folgt jedoch nicht zwingend.

Der Verlauf der Herzfrequenz in den drei Gruppen ist in Abb. 7 dargestellt. Deutlich sichtbar ist der starke Effekt der Aufgabenreaktivität und das allgemeine Absinken im Verlauf des Experiments. Für andere Variablen zeigt sich ein ähnliches Bild. Um die für die Fragestellung relevanten Gruppenunterschiede zu illustrieren, werden im folgenden auf Abbildungen die Differenzwerte korrespondierender Phasen dargestellt.

Experimentelle Gruppeneffekte korrespondierender Phasen

In Tabelle 32 sind in den Spalten P-Effekte die bereits zu Beginn des Kapitels definierten experimentellen Effekte dargestellt. Die getrennten Effekte für Ruhephasen, Aufgabenphasen und einzelne korrespondierende Phasen sind in der nachfolgenden Tabelle 34 dargestellt. Die Mittelwerte sind dieser Tabelle sowie den Abbildungen zu entnehmen.

Im globalen Vergleich der korrespondierenden Blöcke (Tab. 32) zeigt sich eine sehr signifikante Interaktion Gruppe x Block (GB) für die Variable Herzfrequenz (HFm). Der entsprechende Effekt ist ebenfalls signifikant in der getrennten Berechnung für Ruhe- und Aufgabenphasen, sowie für den Vergleich der einzelne Phasen.

Die Gruppen unterscheiden sich demnach in einer allgemeinen Veränderung des Niveaus der Herzfrequenz (Abb. 8) nach der Applikation. Das größte Absinken des Niveaus zeigt mit -4.9 Herzschlägen die Kontrollgruppe (74.1/69.2 bpm), gefolgt von der Schlafmittelgruppe mit -4.1 Schlägen (75.5/71.4 bpm) und der Weckmittelgruppe mit -2.5 Schlägen (72.3/69.8 bpm). Im paarweisen posthoc Vergleich via Scheffé ist die entsprechende Interaktion signifikant für die Vergleiche Weckmittel vs. Schlafmittelgruppe (p<.10) und Weckmittel vs. Kontrollgruppe (p< .05). In der Variablen Austreibungszeit (LVET) (Abb. 9) zeigen

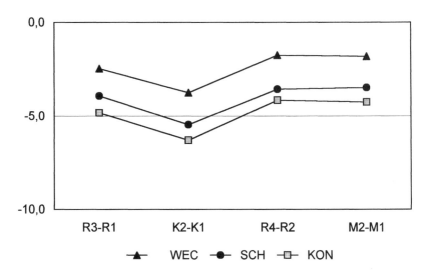

Abbildung 8: HFm Herzfrequenz Differenzwerte korrespondierender Phasen für die drei experimentellen Gruppen

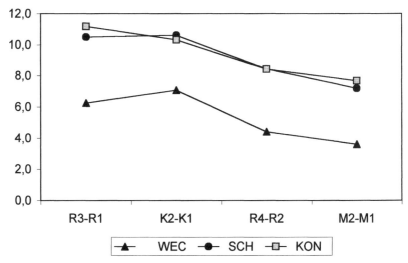

Abbildung 9: LVET Austreibungszeit -Differenzwerte korrespondierender Phasen für die drei experimentellen Gruppen

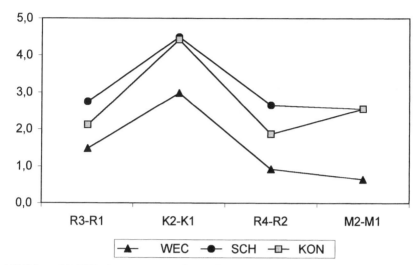

Abbildung 10: PEP Anspannungszeit - Differenzwerte korrespondierender Phasen für die drei experimentellen Gruppen

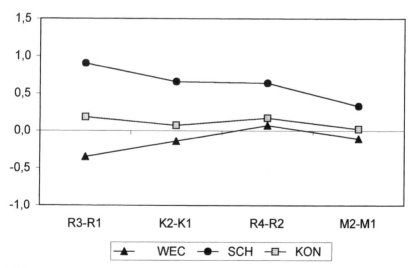

Abbildung 11: Herzfrequenz MQSD - Differenzwerte korrespondierender Phasen für die drei experimentellen Gruppen

sich die analogen Effekte und Signifikanzen. Die Weckmittelgruppe zeigt im Vergleich zu den anderen beiden Gruppen den geringsten Anstieg der Austreibungszeit. In der Anspannungszeit (PEP) (Abb. 10) lassen sich im globalen 4-faktoriellen Vergleich und im 3-faktoriellen Vergleich über die Ruhephasen und Aufgabenphasen keine signifikanten Interaktionen erkennen. In den Vergleichen pro Messpunkt zeigt sich für die Situation Matrizen eine tendenzielle Interaktion Gruppe x Block. Die Weckmittelgruppe zeichnet sich in dieser Situation von Block 1 nach Block 2 im Vergleich zu den anderen beiden Gruppen durch geringsten Anstieg in der PEP aus. In der Variablen RZ-Zeit ist ein analoger Befund erkennbar. In der Situation Matrizen weist die Weckmittelgruppe den geringsten Anstieg auf, gefolgt von der Schlafmittelgruppe und der Kontrollgruppe. Im Quotient PEP/LVET (P/L) finden sich keine Interaktionen mit dem Faktor Gruppe.

Über alle bislang angeführten Betrachtungsweisen sind für Schlagvolumen (SV), Herzminutenvolumen (HMV) und Heather-Index (HI) sowie für den systolischen Blutdruck (PS) und diastolischen Blutdruck (PD) keine Unterschiede zwischen den Gruppen zu beobachten.

In der Variabilität der Herzfrequenz (HFq) (Abb.11) zeigen sich tendenzielle Effekte in den Anfangsruhen (R1/R3), den mittleren Ruhephasen sowie ein signifikanter Effekt im Vergleich der Referenzruhe R2 mit der Ruhephase 5. In der Schlafmittelgruppe ist hierbei ein Anstieg der Variabilität, in der Kontrollgruppe ein leichter Anstieg, in der Weckmittelgruppe ein Absinken derselben zu beobachten. Die Schlafmittelgruppe unterscheidet sich dabei von den anderen beiden Gruppen.

In den Atmungsvariablen sind im globalen Vergleich signifikante Interaktionen des Gruppen- und Blockfaktors in den Variablen Atemfrequenz, Atemminutenvolumen und Atemäquivalent zu beobachten. Im Vergleich der einzelnen Phasen sind diese Effekte teilweise sichtbar.

Bei der Atemfrequenz (Abb. 12) zeigt sich eine Interaktion Gruppe x Block x Aufgabenblock. Das heißt, der Verlauf in den Blöcken unterscheidet sich. Der Vergleich pro Situation weist eine signifikante Interaktion Gruppe x Block für die erste Ruhephase im Block (R1, R3) auf. In den übrigen drei Vergleichen pro Situation ist keine entsprechende Interaktion signifikant. Im Vergleich der beiden Ruhephasen (R1 vs. R3) ist in der Weckmittelgruppe einen Anstieg von +1.1 Atemzügen (12.0/13.1) zu erkennen, die Schlafmittelgruppe weist mit +0.1 Atemzügen (12.6/12.7) ebenso wie die Kontrollgruppe mit -0.2 Atemzügen

Tab. 34a: 2-faktorielle Varianzanalyse mit dem Faktor Gruppe (Gru: Weck-mittel, Schlafmittel, Kontrolle) und dem Faktor Zeit (Blo: vor vs. nach Applikation) für die Blockmittelwerte, Ruhemittelwerte, Aufgabenmittelwerte und korrespondierende Phasen vor und nach der Applikation - Mittelwerte und Signifikanz der Effekte

	WEC vor	nach	SCH vor	nach	KON vor	nach	Gru p	Blo p	WW p	Scheffé 1 1 2 / 2 3 3
HFm Herzfrequenz Mittelwert										
GES	72.26	69.81	75.51	71.39	74.19	69.30	.482	*.000*	*.002*	+ * .
RUH	69.96	67.85	72.91	69.16	71.91	67.51	.557	*.000*	*.008*	+ * .
AUF	74.55	71.76	78.11	73.63	76.35	71.07	.436	*.000*	*.009*	. * .
R1/R3	70.03	67.56	72.69	68.76	71.91	67.28	.623	*.000*	*.066*	. + .
K1/K2	76.01	72.25	80.23	74.76	77.91	71.69	.290	*.000*	*.034*	. * .
R2/R4	69.90	68.14	73.13	69.56	71.90	67.74	.499	*.000*	*.006*	+ * .
M1/M2	73.10	71.28	75.99	72.50	74.57	70.31	.600	*.000*	*.018*	. * .
R2/R5	69.90	67.59	73.13	68.66	71.90	66.74	.536	*.000*	*.005*	+ * .
HFq Herzfrequenz MQSD										
GES	4.767	4.636	4.851	5.483	4.090	4.203	.172	.240	.185	. . .
RUH	4.842	4.702	4.946	5.716	4.318	4.488	.167	.109	.076	+ . .
AUF	4.692	4.569	4.756	5.249	3.840	3.888	.195	.476	.411	. . .
R1/R3	5.056	4.705	4.963	5.865	4.376	4.552	.185	.277	*.072*	+ . .
K1/K2	4.710	4.570	4.701	5.355	3.786	3.865	.152	.425	.399	. . .
R2/R4	4.628	4.699	4.928	5.567	4.259	4.424	.166	*.026*	.160	. . .
M1/M2	4.673	4.568	4.812	5.143	3.877	3.900	.251	.588	.487	. . .
R2/R5	4.628	4.491	4.928	6.398	4.259	4.395	*.038*	*.043*	*.015*	* . +
SV Schlagvolumen										
GES	102.04	101.05	98.44	99.03	101.44	101.59	.765	.858	.368	. . .
RUH	104.37	102.94	99.35	99.36	104.23	104.32	.478	.421	.446	. . .
AUF	99.71	99.16	96.54	97.23	99.18	99.16	.822	.943	.642	. . .
R1/R3	104.83	103.38	99.96	100.71	104.09	105.04	.569	.910	.336	. . .
K1/K2	98.65	98.24	94.64	96.52	98.14	98.96	.748	.254	.374	. . .
R2/R4	103.90	102.50	98.74	98.01	104.37	103.60	.404	.169	.907	. . .
M1/M2	100.76	100.07	97.53	97.31	100.91	99.84	.756	.342	.882	. . .
R2/R5	103.90	100.96	98.74	97.93	104.37	103.11	.460	*.033*	.494	. . .

Anmerkung: GES Mittelwerte Gesamt Block 1 vs. Block 2; RUH Mittelwerte Ruhe-phasen Block 1 vs. Block 2; AUF Mittelwerte Aufgabenphasen Block 1 vs. Block 2; R1/R3.. M1/M2 korrespondierende Phasen Block 1 vs. Block 2; R2/R5 Referenzruhephase vs. Ruhe 5; Scheffé Test aus 1-faktorieller VA mit den Veränderungswerten, Signifikanz Niveau * p <.05 ; + p < .10

Tab. 34b: 2-faktorielle Varianzanalyse mit dem Faktor Gruppe (Grau: Weckmittel, Schlafmittel, Kontrolle) und dem Faktor Zeit (Blo: vor vs. nach Applikation) für die Blockmittelwerte, Ruhemittelwerte, Aufgabenmittelwerte
und korrespondierende Phasen vor und nach der Applikation - Mittelwerte
und Signifikanz der Effekte

	WEC vor	nach	SCH vor	nach	KON vor	nach	Gru p	Blo p	WW p	Scheffé 1 1 2 / 2 3 3
SV Schlagvolumen										
GES	102.04	101.05	98.44	99.03	101.44	101.59	.765	.858	.368	. . .
RUH	104.37	102.94	99.35	99.36	104.23	104.32	.478	.421	.446	. . .
AUF	99.71	99.16	96.54	97.23	99.18	99.16	.822	.943	.642	. . .
R1/R3	104.83	103.38	99.96	100.71	104.09	105.04	.569	.910	.336	. . .
K1/K2	98.65	98.24	94.64	96.52	98.14	98.96	.748	.254	.374	. . .
R2/R4	103.90	102.50	98.74	98.01	104.37	103.60	.404	.169	.907	. . .
M1/M2	100.76	100.07	97.53	97.31	100.91	99.84	.756	.342	.882	. . .
R2/R5	103.90	100.96	98.74	97.93	104.37	103.11	.460	*.033*	.494	. . .
HMV Herzminutenvolumen										
GES	7.275	6.953	7.303	6.935	7.434	6.950	.956	*.000*	.218	. . .
RUH	7.220	6.890	7.162	6.799	7.404	6.947	.775	*.000*	.429	. . .
AUF	7.330	7.016	7.374	6.994	7.488	6.973	.981	*.000*	.160	. . .
R1/R3	7.261	6.893	7.188	6.855	7.401	6.980	.826	*.000*	.824	. . .
K1/K2	7.396	7.002	7.429	7.080	7.555	7.013	.961	*.000*	.290	. . .
R2/R4	7.178	6.887	7.137	6.744	7.407	6.913	.729	*.000*	.286	. . .
M1/M2	7.265	7.029	7.269	6.874	7.450	6.952	.917	*.000*	.130	. . .
R2/R5	7.178	6.714	7.137	6.633	7.407	6.784	.735	*.000*	.475	. . .
PEP Pre-Ejection Period										
GES	76.13	77.64	74.42	77.53	75.02	77.76	.909	*.000*	.127	. . .
RUH	77.67	78.87	75.89	78.43	76.81	78.71	.863	*.000*	.327	. . .
AUF	74.59	76.41	72.55	76.07	73.26	76.75	.859	*.000*	*.084*	. . .
R1/R3	77.55	79.03	75.66	78.18	76.64	78.66	.808	*.000*	.569	. . .
K1/K2	73.66	76.64	71.54	76.03	72.54	76.84	.819	*.000*	.309	. . .
R2/R4	77.79	78.71	76.13	78.67	76.97	78.77	.916	*.000*	.274	. . .
M1/M2	75.53	76.17	73.22	75.86	74.11	76.66	.829	*.000*	*.076*	. . .
R2/R5	77.79	80.25	76.13	80.31	76.97	79.75	.912	*.000*	.260	. . .

Anmerkung: GES Mittelwerte Gesamt Block 1 vs. Block 2; RUH Mittelwerte Ruhephasen Block 1 vs. Block 2; AUF Mittelwerte Aufgabenphasen Block 1 vs. Block
2; R1/R3.. M1/M2 korrespondierende Phasen Block 1 vs. Block 2; R2/R5 Referenzruhephase vs. Ruhe 5; Scheffé Test aus 1-faktorieller VA mit den Veränderungswerten, Signifikanz Niveau * p <.05 ; + p < .10

Tab. 34c: 2-faktorielle Varianzanalyse mit dem Faktor Gruppe (Gru: Weck-mittel, Schlafmittel, Kontrolle) und dem Faktor Zeit (Blo: vor vs. nach Applikation) für die Blockmittelwerte, Ruhemittelwerte, Aufgabenmittelwerte und korrespondierende Phasen vor und nach der Applikation - Mittelwerte und Signifikanz der Effekte

| | WEC | | SCH | | KON | | Gru | Blo | WW | Scheffé 1 1 2 |
	vor	nach	vor	nach	vor	nach	p	p	p	2 3 3
LVET Left-Ventricular Ejection Time										
GES	274.86	280.19	272.42	281.60	275.68	285.08	.703	*.000*	*.003*	* * .
RUH	276.54	281.87	273.07	281.85	276.72	286.40	.615	*.000*	*.008*	+ * .
AUF	273.18	278.52	271.71	280.61	274.91	283.91	.676	*.000*	*.013*	* * .
R1/R3	276.24	282.50	272.69	282.46	276.02	286.91	.640	*.000*	*.023*	. * .
K1/K2	270.62	277.69	268.24	278.86	271.96	282.20	.703	*.000*	*.080*	. . .
R2/R4	276.83	281.24	273.44	281.23	277.42	285.89	.595	*.000*	*.028*	. * .
M1/M2	275.74	279.34	274.58	282.15	278.23	285.91	.554	*.000*	*.008*	* * .
R2/R5	276.83	282.59	273.44	283.15	277.42	289.50	.453	*.000*	*.003*	+ * .
PEP/LVET Quotient										
GES	0.279	0.279	0.276	0.278	0.275	0.275	.905	.497	.687	. . .
RUH	0.283	0.282	0.280	0.281	0.280	0.278	.917	.487	.624	. . .
AUF	0.275	0.276	0.269	0.274	0.269	0.273	.866	*.044*	.589	. . .
R1/R3	0.283	0.281	0.280	0.280	0.280	0.277	.908	.297	.749	. . .
K1/K2	0.274	0.278	0.269	0.275	0.269	0.275	.880	*.005*	.774	. . .
R2/R4	0.283	0.282	0.281	0.283	0.280	0.278	.914	.835	.611	. . .
M1/M2	0.276	0.274	0.269	0.272	0.269	0.271	.828	.558	.599	. . .
R2/R5	0.283	0.286	0.281	0.287	0.280	0.278	.772	.317	.266	. . .
RZ-Zeit										
GES	129.14	131.74	124.34	128.24	126.99	132.22	.446	*.000*	.102	. . .
RUH	132.15	134.28	127.53	130.54	129.78	133.67	.459	*.000*	.395	. . .
AUF	126.13	129.19	121.14	125.93	124.30	130.69	.432	*.000*	*.044*	. * .
R1/R3	132.00	134.66	127.26	130.53	129.36	133.88	.438	*.000*	.429	. . .
K1/K2	124.68	129.40	119.07	125.07	122.41	130.60	.334	*.000*	.117	. . .
R2/R4	132.30	133.89	127.80	130.56	130.21	133.47	.488	*.000*	.468	. . .
M1/M2	127.59	128.99	123.22	126.79	126.48	130.76	.535	*.000*	.077	. + .
R2/R5	132.30	135.58	127.80	132.69	130.21	135.72	.488	*.000*	.276	. . .

Anmerkung: GES Mittelwerte Gesamt Block 1 vs. Block 2; RUH Mittelwerte Ruhe-phasen Block 1 vs. Block 2; AUF Mittelwerte Aufgabenphasen Block 1 vs. Block 2; R1/R3.. M1/M2 korrespondierende Phasen Block 1 vs. Block 2; R2/R5 Referenzruhephase vs. Ruhe 5; Scheffé Test aus 1-faktorieller VA mit den Veränderungswerten, Signifikanz Niveau * p <.05 ; + p < .10

Tab. 34d: 2-faktorielle Varianzanalyse mit dem Faktor Gruppe (Gru: Weckmittel, Schlafmittel, Kontrolle) und dem Faktor Zeit (Blo: vor vs. nach Applikation) für die Blockmittelwerte, Ruhemittelwerte, Aufgabenmittelwerte
und korrespondierende Phasen vor und nach der Applikation - Mittelwerte
und Signifikanz der Effekte

	WEC		SCH		KON		Gru	Blo	WW	Scheffé 1 1 2
	vor	nach	vor	nach	vor	nach	p	p	p	2 3 3
HI Heather-Index										Scheffé
GES	17.77	16.78	16.82	15.45	16.54	15.19	.288	*.000*	.257	. . .
RUH	17.72	16.71	16.89	15.57	16.72	15.50	.425	*.000*	.482	. . .
AUF	17.81	16.85	16.82	15.41	16.52	15.05	.258	*.000*	.174	. . .
R1/R3	17.85	16.69	17.14	15.78	16.84	15.60	.515	*.000*	.858	. . .
K1/K2	18.06	16.74	17.11	15.60	16.98	15.29	.411	*.000*	.569	. . .
R2/R4	17.59	16.74	16.65	15.35	16.59	15.41	.343	*.000*	.393	. . .
M1/M2	17.57	16.96	16.51	15.23	16.24	15.00	.195	*.000*	.128	. . .
R2/R5	17.59	15.94	16.65	14.84	16.59	14.84	.407	*.000*	.906	. . .
AF Atemfrequenz										
GES	14.72	15.33	15.19	15.45	15.19	15.34	.875	*.016*	.359	. . .
RUH	12.45	13.36	12.59	12.84	13.22	13.57	.612	*.005*	.273	. . .
AUF	16.92	17.25	17.65	17.84	17.16	17.15	.595	.272	.679	. . .
R1/R3	12.00	13.10	12.54	12.66	13.28	13.13	.643	.127	*.074*	. + .
K1/K2	16.71	16.96	17.78	17.86	17.10	16.69	.371	.875	.347	. . .
R2/R4	12.85	13.53	12.47	12.96	13.16	14.02	.455	*.002*	.786	. . .
M1/M2	17.13	17.55	17.51	17.82	17.20	17.65	.895	*.039*	.950	. . .
R2/R5	12.85	13.93	12.34	12.52	13.16	14.02	.187	*.000*	.145	. . .
AZV Atemzugvolumen										
GES	701.15	671.62	746.10	683.24	696.65	669.53	.464	*.000*	.149	. . .
RUH	744.04	706.16	815.17	748.76	719.54	685.66	.069	*.000*	.458	. . .
AUF	658.35	639.77	675.22	620.53	666.90	644.41	.949	*.000*	*.080*	. . .
R1/R3	767.01	724.12	834.15	757.74	737.48	700.40	.107	*.000*	.464	. . .
K1/K2	675.68	656.07	701.37	630.28	684.59	656.93	.981	*.000*	*.058*	+ . .
R2/R4	721.37	691.65	800.06	733.26	701.61	670.93	*.070*	*.002*	.444	. . .
M1/M2	641.01	623.46	649.08	610.78	644.65	624.42	.984	*.001*	.435	. . .
R2/R5	721.37	646.48	803.05	750.27	701.61	637.46	*.002*	*.000*	.821	. . .

Anmerkung: GES Mittelwerte Gesamt Block 1 vs. Block 2; RUH Mittelwerte Ruhephasen Block 1 vs. Block 2; AUF Mittelwerte Aufgabenphasen Block 1 vs. Block
2; R1/R3.. M1/M2 korrespondierende Phasen Block 1 vs. Block 2; R2/R5 Referenzruhephase vs. Ruhe 5; Scheffé Test aus 1-faktorieller VA mit den Veränderungswerten, Signifikanz Niveau * p <.05 ; + p < .10

Tab. 34e: 2-faktorielle Varianzanalyse mit dem Faktor Gruppe (Gru: Weckmittel, Schlafmittel, Kontrolle) und dem Faktor Zeit (Blo: vor vs. nach Applikation) für die Blockmittelwerte, Ruhemittelwerte, Aufgabenmittelwerte
und korrespondierende Phasen vor und nach der Applikation - Mittelwerte
und Signifikanz der Effekte

	WEC vor	nach	SCH vor	nach	KON vor	nach	Gru p	Blo p	WW p	Scheffé 1 1 2 / 2 3 3
AMV Atemminutenvolumen										
GES	9.95	9.86	10.82	10.10	10.19	9.95	.312	*.001*	*.040*	+ . .
RUH	8.901	8.931	9.851	9.201	9.122	9.010	.239	*.036*	*.044*	+ . .
AUF	10.95	10.80	11.66	10.88	11.17	10.78	.646	*.000*	.084	+ . .
R1/R3	8.830	8.941	9.922	9.219	9.312	8.898	.193	*.024*	*.073*	+ . .
K1/K2	11.14	10.87	12.07	10.99	11.44	10.64	.461	*.000*	*.061*	+ . .
R2/R4	8.949	8.908	9.613	9.051	8.932	9.123	.552	.314	*.073*	. . +
M1/M2	10.77	10.72	11.25	10.78	10.82	10.82	.823	.145	.211	. . .
R2/R5	8.949	8.664	9.540	8.974	8.932	8.793	.425	*.009*	.362	. . .
VO2 Sauerstoffaufnahme										
GES	298.66	291.23	319.65	304.85	311.72	301.43	.253	*.001*	.652	. . .
RUH	279.85	273.90	299.61	289.98	287.47	282.07	.247	.056	.879	. . .
AUF	316.73	309.37	336.38	317.06	332.83	317.09	.437	*.000*	.305	. . .
R1/R3	282.10	277.36	302.96	292.54	294.42	284.83	.231	*.065*	.851	. . .
K1/K2	321.15	310.96	342.05	319.36	337.20	313.54	.494	*.000*	.260	. . .
R2/R4	277.21	270.78	295.47	285.30	280.52	279.31	.337	.139	.656	. . .
M1/M2	312.32	307.78	330.44	314.31	325.73	316.55	.487	*.004*	.375	. . .
R2/R5	277.21	261.83	295.42	282.59	280.52	270.10	.173	*.000*	.844	. . .
RQ Respiratorischer Quotient										
GES	0.846	0.825	0.861	0.829	0.843	0.813	.274	*.000*	.383	. . .
RUH	0.831	0.818	0.851	0.823	0.834	0.804	.246	*.000*	.124	. . .
AUF	0.863	0.832	0.870	0.836	0.853	0.822	.478	*.000*	.917	. . .
R1/R3	0.834	0.825	0.860	0.832	0.840	0.803	*.075*	*.000*	.100	. . .
K1/K2	0.879	0.844	0.896	0.851	0.876	0.835	.424	*.000*	.642	. . .
R2/R4	0.829	0.811	0.840	0.810	0.829	0.806	.808	*.000*	.560	. . .
M1/M2	0.847	0.819	0.842	0.819	0.831	0.811	.607	*.000*	.741	. . .
R2/R5	0.829	0.800	0.841	0.806	0.829	0.790	.413	*.000*	.699	. . .

Anmerkung: GES Mittelwerte Gesamt Block 1 vs. Block 2; RUH Mittelwerte Ruhephasen Block 1 vs. Block 2; AUF Mittelwerte Aufgabenphasen Block 1 vs. Block
2; R1/R3.. M1/M2 korrespondierende Phasen Block 1 vs. Block 2; R2/R5 Referenzruhephase vs. Ruhe 5; Scheffé Test aus 1-faktorieller VA mit den Veränderungswerten, Signifikanz Niveau * p <.05 ; + p < .10

Tab. 34f: 2-faktorielle Varianzanalyse mit dem Faktor Gruppe (Gru: Weckmittel, Schlafmittel, Kontrolle) und dem Faktor Zeit (Blo: vor vs. nach Applikation) für die Blockmittelwerte, Ruhemittelwerte, Aufgabenmittelwerte
und korrespondierende Phasen vor und nach der Applikation - Mittelwerte
und Signifikanz der Effekte

	WEC vor	WEC nach	SCH vor	SCH nach	KON vor	KON nach	Gru p	Blo p	WW p	Scheffé 1 2 3	1 3	2 3
EO2 Atemäquivalent												
GES	33.51	34.08	33.86	32.81	32.55	32.89	.360	.860	*.028*	*	.	.
RUH	32.06	32.99	32.74	31.46	31.68	31.95	.678	.922	*.014*	*	.	.
AUF	34.90	35.12	34.91	34.08	33.50	33.95	.293	.829	*.091*	.	.	.
R1/R3	31.49	32.57	32.69	31.24	31.49	31.21	.674	.551	*.020*	*	.	.
K1/K2	35.00	35.16	35.62	34.16	33.87	34.01	.362	.182	*.037*	+	.	+
R2/R4	32.59	33.32	32.44	31.64	31.88	32.68	.536	.456	*.083*	.	.	.
M1/M2	34.80	35.07	34.05	33.87	33.20	34.11	.280	.181	.207	.	.	.
R2/R5	32.59	33.51	32.32	31.70	31.88	32.54	.410	.336	.135	.	.	.
PS systolischer Blutdruck												
GES	121.57	121.19	121.53	120.89	121.13	119.89	.873	*.003*	.375	.	.	.
RUH	119.67	119.58	119.62	119.20	119.23	118.50	.894	.193	.716	.	.	.
AUF	123.47	122.79	123.44	122.58	123.02	121.29	.861	*.000*	.306	.	.	.
R1/R3	119.67	119.30	119.51	118.91	119.41	118.52	.952	.101	.858	.	.	.
K1/K2	123.58	122.65	123.30	122.61	122.91	121.33	.860	*.008*	.647	.	.	.
R2/R4	119.67	119.86	119.72	119.49	119.05	118.48	.818	.600	.732	.	.	.
M1/M2	123.35	122.93	123.58	122.56	123.14	121.24	.868	*.002*	.244	.	.	.
R2/R5	119.67	120.19	119.72	119.40	119.05	119.19	.898	.770	.656	.	.	.
PD Diastolischer Blutdruck												
GES	78.98	80.52	77.71	78.76	76.82	78.37	.246	*.000*	.466	.	.	.
RUH	78.12	79.98	77.02	78.42	76.04	77.55	.227	*.000*	.708	.	.	.
AUF	79.84	81.07	78.40	79.09	77.60	79.19	.271	*.000*	.288	.	.	.
R1/R3	77.77	79.58	76.28	78.00	75.60	77.00	.188	*.000*	.854	.	.	.
K1/K2	79.35	80.74	77.86	78.65	76.95	78.62	.215	*.000*	.531	.	.	.
R2/R4	78.47	80.37	77.77	78.84	76.48	78.10	.290	*.000*	.413	.	.	.
M1/M2	80.33	81.40	78.93	79.54	78.24	79.76	.358	*.000*	.361	.	.	.
R2/R5	78.47	80.51	77.77	79.58	76.48	79.10	.434	*.000*	.495	.	.	.

Anmerkung: GES Mittelwerte Gesamt Block 1 vs. Block 2; RUH Mittelwerte Ruhephasen Block 1 vs. Block 2; AUF Mittelwerte Aufgabenphasen Block 1 vs. Block
2; R1/R3.. M1/M2 korrespondierende Phasen Block 1 vs. Block 2; R2/R5 Referenzruhephase vs. Ruhe 5; Scheffé Test aus 1-faktorieller VA mit den Veränderungswerten, Signifikanz Niveau * p <.05 ; + p < .10

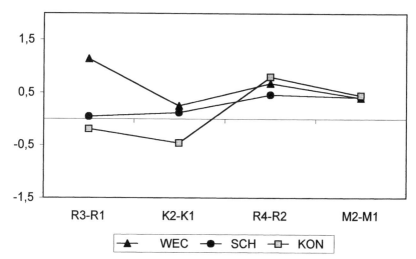

Abbildung 12: AF Atemfrequenz - Differenzwerte korrespondierender Phasen für die drei experimentellen Gruppen

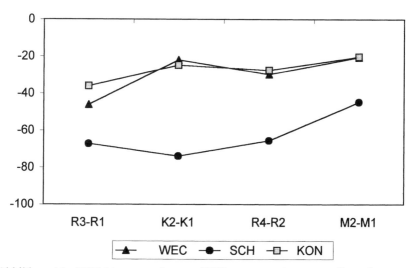

Abbildung 13: AZV Atemzugvolumen - Differenzwerte korrespondierender Phasen für die drei experimentellen Gruppen

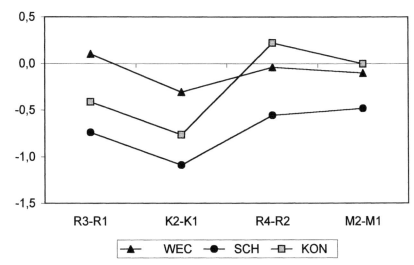

Abbildung 14: AMV Atemminutenvolumen - Differenzwerte korrespondierender Phasen für die drei experimentellen Gruppen

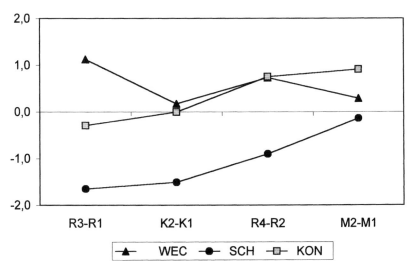

Abbildung 15: EO2 Atemäquivalent - Differenzwerte korrespondierender Phasen für die drei experimentellen Gruppen

(13.3/13.1) keine deutlichen Veränderungen auf. Die Unterschiede in Ruhe 1 und Ruhe 3 zwischen den Gruppen sind jeweils nicht signifikant.

Das Atemminutenvolumen (Abb. 14) nimmt in der Schlafmittelgruppe nach der Applikation um 0.675 l/min (10.7/10.0 l/min) ab. In der Kontrollgruppe ist die Abnahme mit 0.3 l/min (10.1/9.8) weniger ausgeprägt. In der Weckmittelgruppe bleibt das Atemminutenvolumen mit der Veränderung von -0.1 l/Min (9.9/9.8) im Mittel annähernd gleich. Die Interaktion ist im paarweisen Vergleich Schlafmittel vs. Weckmittelgruppe signifikant. Neben diesen unterschiedlichen Niveauveränderungen deutet die Interaktion Gruppe x Block x Aufgabenblock auf einen unterschiedlichen Verlauf hin. Für die ersten drei Situationsvergleiche sind tendenzielle Interaktionen Gruppe x Block zu beobachten. Die Abnahme des Atemminutenvolumens ist in der Schlafmittelgruppe im Aufgabenblock Kopfrechnen größer, als im nachfolgenden Aufgabenblock Matrizen. Bei getrennter Betrachtung der Blöcke ist zu erkennen, dass sich die Schlafmittelgruppe von den anderen Gruppen in Block 1 unterscheidet (vgl. Kap. 2.6). In Block 2, nach Applikation, unterscheiden sich die Gruppen im Verlauf nicht.

Die Schlafmittelgruppe weist nach der Applikation einen Rückgang des Atemäquivalents (-1.0; 33.7/32.7) (Abb. 15) auf. In der Kontrollgruppe nimmt das Atemäquivalent zu (0.4; 32.6/33.0), in der Weckmittelgruppe nimmt das Atemäquivalent etwas stärker zu (0.5; 33.5/34.0). Neben dieser Interaktion Gruppe x Block, ist die Interaktion Gruppe x Block x Aufgabenblock signifikant, und Gruppe x Block x Reaktivität tendenziell signifikant. Die Vergleiche pro Messpunkt zeigen signifikante Interaktionen für die ersten drei Phasen von Block 1 und 2. In der Weckmittelgruppe ist im Vergleich der Einzelphasen jeweils einen Anstieg des Atemäquivalents zu beobachten, der stärker ist in den Ruhephasen, insgesamt über den Block hinweg jedoch schwächer wird. Die Schlafmittelgruppe weist dagegen über alle einzelnen Vergleiche hinweg ein Absinken auf, das im Verlauf des Blockes abnimmt. Die Kontrollgruppe ist über die 4 Vergleiche hinweg, zuerst ein Absinken, dann einen Anstieg des Atemäquivalents im Vergleich der beiden Blöcke erkennbar. Die Vergleiche pro Block zeigen eine hoch signifikante Interaktion für den Verlauf in Block 1 (vgl. Kap.2.6). Die vergleichbare Interaktion in Block 2 ist nur schwach signifikant. In den weiteren Variablen aus dem Atmungsbereich, dem Atemzugvolumen, der Sauerstoffaufnahme, und dem respiratorischen Quotienten sind keine Interaktionen Gruppe x Block (x weiterer Faktor) beobachtbar.

Vor einer zufallskritischen und aktivierungstheoretischen Bewertung der Effekte werden zunächst noch die beiden zusätzlichen Belastungen Cold-Pressor-Test und Ergometrie dargestellt.

Cold-Pressor-Test und Ergometrie

Für den Vergleich der experimentellen Gruppen wurde als Referenzphase die zweite Ruhe des ersten Blocks vor der Applikation (Ruhe 2,R2) verwendet.

Tab. 35: 2-faktorielle Varianzanalyse mit dem Faktor Gruppe (Weckmittel, Schlafmittel, Kontrolle) und dem Faktor Zeit (RCP Referenz vor vs. Phase nach Applikation) für die Phasen "Ruhe 2 vs. Cold-Pressor-Test (R2,CP)

		WEC		SCH		KON		GRU		RCP	WW
		Ruhe	CP	Ruhe	CP	Ruhe	CP	p	r_{eff}	p	p
1	HFm	69.90	73.53	73.13	73.72	71.90	74.28	.698	+27	*.002*	.202
2	HFq	4.628	4.608	4.928	5.029	4.259	3.766	*.091*	-08	.361	.239
3	SV	103.90	90.93	98.74	89.65	104.37	89.57	.712	-66	*.000*	.158
4	HMV	7.178	6.585	7.137	6.466	7.407	6.587	.787	-62	*.000*	.497
5	PEP	77.79	76.86	76.13	76.63	76.97	76.46	.900	-05	.593	.583
6	LVET	276.83	282.90	273.44	283.97	277.42	285.95	.768	+57	*.000*	.232
7	P/L	0.283	0.273	0.281	0.272	0.280	0.269	.917	-37	*.000*	.930
8	RZ	132.30	131.71	127.80	128.59	130.21	129.59	.522	-01	.874	.757
9	HI	17.59	14.90	16.65	14.18	16.59	14.14	.532	-73	*.000*	.887
10	AF	12.85	15.53	12.34	14.90	13.16	15.03	.588	+63	*.000*	.393
11	AZV	721.37	721.14	803.05	742.32	701.61	723.03	.160	-05	.562	.311
12	AMV	8.95	10.98	9.54	10.89	8.93	10.80	.773	+45	*.000*	.645
13	VO2	277.21	334.79	295.42	346.07	280.52	329.77	.481	+48	*.000*	.919
14	RQ	0.829	0.801	0.841	0.800	0.829	0.805	.874	-38	*.000*	.541
15	EO2	32.59	33.23	32.32	31.43	31.88	32.81	.433	+05	.554	.117
16	PS	119.67	136.79	119.72	134.05	119.05	137.19	.752	+83	*.000*	.263
17	PD	78.47	96.70	77.77	93.40	76.48	93.33	.143	+91	*.000*	.288

Im Vergleich des Cold-Pressor-Tests mit dieser Ruhephase (Tab. 35) sind über alle Probanden hinweg folgende Veränderungen zu beobachten. Die Herzfrequenz (HFm) steigt, die intraindividuelle Variabilität der Herzfrequenz (HFq) ändert sich nicht. Die Anspannungszeit (PEP) und RZ-Zeit ändern sich nicht, die Austreibungszeit (LVET) steigt, der Quotient PEP/LVET wird kleiner. Das Schlagvolumen (SV), das Herzminutenvolumen (HMV) und der Heather-Index sinken. Der systolische und der diastolische Blutdruck steigen.

Im Bereich der Atmung steigt die Atemfrequenz, bei etwa gleichbleibendem Atemzugvolumen und steigendem Atemminutenvolumen. Die Sauerstoffaufnahme nimmt zu, der Respiratorische Quotient sinkt, das Atemäquivalent ändert sich nicht.

Nach dem Kriterium der Effektstärken (r_{eff}) liegen die stärksten Effekte für die Belastung Cold-Pressor-Test im Anstieg des diastolischen Blutdrucks, gefolgt vom Anstieg des systolischen Blutdrucks sowie der Abnahme des Heather Index und des Schlagvolumens. Der stärkste Effekt im Bereich der Atmung ist die Zunahme der Atemfrequenz.

Die experimentellen Gruppen unterscheiden sich nicht signifikant in den Veränderungen von der Ruhe vor der Applikation zum Cold-Pressor-Test.

Im Vergleich der Referenzruhe (R2) mit der Ergometrie sind die folgenden allgemeinen Verläufe der Mittelwerte zu beobachten. Die Herzfrequenz (HFm) ist während der Ergometrie höher als in Ruhe. Sie nimmt während der Ergometrie kontinuierlich zu. Die intraindividuelle Variabilität der Herzfrequenz (HFq) ist während der Ergometrie niedriger als in Ruhe. Während der Ergometrie nimmt die Variabilität tendenziell ab (Tab. 36).

Der systolische und der diastolische Blutdruck wurden während der Ergometrie nach der Belastung von 100 Watt ermittelt. Sowohl der systolische als auch der diastolische Blutdruck nehmen bei der Ergometrie zu.

Die Atemfrequenz (AF), das Atemzugvolumen (AZV), das Atemminutenvolumen (AMV) und die Sauerstoffaufnahme (VO2) weisen analoge Effekte auf: die Mittelwerte nehmen kontinuierlich zu.

Der respiratorische Quotient (RQ) sinkt zu Beginn der Ergometrie (50 Watt) unter den Ruhewert und steigt danach wieder an. Bei größerer Wattzahl (>= 125 Watt) ist der respiratorische Quotient höher als in Ruhe. Das Atemäquivalent ist insgesamt während der Ergometrie niedriger als in Ruhe. Während der Ergometrie sinkt das Atemäquivalent bis zur Belastung von 100 Watt und steigt danach wieder an.

Die experimentellen Gruppen unterscheiden sich nicht grundsätzlich in ihrer körperlichen Leistungsfähigkeit operationalisiert über die Pulse-Working-Capacity (PWC$_{170}$).

Die experimentellen Gruppen unterscheiden sich in der Zunahme der Herzfrequenz von der Referenzruhe zur Belastung von 50 Watt, tendenziell zur Belastung von 100 Watt (p=.083) und 125 Watt (p=.118). In der Weckmittelgruppe nimmt die Herzfrequenz von der Ruhe zur Belastung von 50 Watt um 23.8

Schläge (Ruhe 2/50Watt 70.4/94.2 bpm), zur Belastung von 100 Watt um 39.7 Schläge und zur Belastung von 125 Watt um 48.97 Schlägen zu. In der Schlafmittelgruppe liegen die entsprechenden Zunahmen bei 19.5 Schlägen (Ruhe 2/50 Watt 73.1/92.6 bpm), 36.3 Schlägen und 45.51 Schlägen, in der Kontrollgruppe

Tab. 36: 2-faktorielle Varianzanalyse für mit den Faktoren Gruppe (WEC Weckmittel, SCH Schlafmittel, KON Kontrolle) und dem Faktor Bedingung (ERG: Ruhe 2 vs. Ergometrie,50..100 Watt)

		WEC Ruhe	Ergo n=42	SCH Ruhe	Ergo n=43	KON Ruhe	Ergo n=42	GRU	ERG	WW
	50 Watt									
	PWC		252.64		252.63		268.48	.267		
1	HFm	70.36	94.20	73.13	92.59	71.90	91.22	.770	.000	*.030*
2	HFq	4.629	2.754	4.928	3.436	4.259	1.993	*.090*	.000	.489
10	AF	12.80	19.25	12.34	18.74	13.16	18.73	.751	.000	.478
11	AZV	723.9	1061.9	803.1	1065.1	701.6	1042.1	.219	.000	.256
12	AMV	8.94	19.94	9.54	19.07	8.93	18.98	.585	.000	*.020*
13	VO2	277.53	846.03	295.42	835.04	280.52	812.92	.479	.000	.188
14	RQ	0.828	0.725	0.841	0.726	0.829	0.732	.794	.000	.488
15	EO2	32.52	23.82	32.32	22.81	31.88	23.17	.572	.000	.592
	100 Watt		n=42		n=43		n=42	GRU	ERG	WW
1	HFm	70.36	110.01	73.13	109.39	71.90	106.50	.541	.000	*.083*
2	HFq	4.628	1.795	4.928	3.274	4.259	1.621	*.069*	.000	.328
10	AF	12.80	20.32	12.34	19.62	13.16	20.31	.577	.000	.926
11	AZV	723.9	1541.5	803.1	1533.4	701.6	1469.6	.180	.000	.494
12	AMV	8.94	29.88	9.54	28.90	8.93	28.69	.519	.000	*.055*
13	VO2	277.5	1374.7	295.4	1385.8	280.5	1345.8	.317	.000	.425
14	RQ	0.828	0.769	0.841	0.771	0.829	0.775	.804	.000	.493
15	EO2	32.52	21.93	32.32	20.87	31.88	21.25	.547	.000	.567
16	PS	119.67	156.95	119.72	156.09	119.05	153.81	.655	.000	.519
17	PD	78.43	83.52	77.77	85.91	76.48	82.86	.386	.000	.199
	125 Watt		n=40		n=43		n=41	GRU	ERG	WW
1	HFm	70.27	119.24	73.13	118.54	71.84	115.51	.552	.000	.119
2	HFq	4.632	1.583	4.950	3.918	4.262	1.616	*.016*	.000	*.066*
10	AF	12.65	21.55	12.34	21.47	13.07	22.03	.691	.000	.974
11	AZV	727.7	1803.7	803.1	1779.2	707.7	1760.2	.540	.000	.474
12	AMV	8.88	37.19	9.54	36.63	8.96	37.23	.994	.000	.313
13	VO2	275.7	1619.7	295.4	1646.6	281.8	1648.3	.428	.000	.711
14	RQ	0.829	0.849	0.841	0.857	0.831	0.857	.697	.003	.818
15	EO2	32.55	23.11	32.32	22.27	31.84	22.55	.620	.000	.704

bei 19.3 Schlägen (Ruhe 2/50 Watt 71.9/91.2 bpm) 34.6 und 43.7 Schlägen. Im Vergleich der höheren Phasen unterscheiden sich die Gruppen nicht mehr.

Analoge Effekte sind in der Zunahme des Atemminutenvolumens zu verzeichnen. Die Gruppen unterscheiden sich in der Zunahme zur Belastung von 50 Watt (p =.020) und tendenziell zur Belastung von 100 Watt (p=.055). In der Weckmittelgruppe nimmt unter der Belastung von 50 Watt das Atemminutenvolumen um 11.0 Liter zu (Ruhe 2/50 Watt 8.94/19.94l), zur Belastung von 100 Watt um 29.88 Liter und zur Belastung von 125 Watt um 27.19 Liter. Die entsprechenden Zunahmen liegen bei der Schlafmittelgruppe bei 9.5, 19.4 und 27.1 Liter und bei der Kontrollgruppe bei 10.1,19.8 und 28.3 Liter. Bei höherer Belastung sind keine weiteren signifikanten Unterschiede in den Zunahmen zu beobachten. Auf Mittelwertsebene ähnliche, jedoch nicht signifikante Veränderungen zeigt die Sauerstoffaufnahme.

3.3.2   Zufallskritische Bewertung der experimentellen Effekte

In die Darstellung der physiologischen Ergebnisse ging eine Vielzahl statistischer Vergleiche ein. In der 4-faktoriellen Varianzanalyse wurden 17 physiologische Variablen und insgesamt 15 Effekte geprüft. Acht der 15 Effekte (136 Vergleiche) betreffen allgemeine Fragestellungen. (Typ allg). Diese Effekte beschreiben systematische Veränderungen über die experimentellen Gruppen hinweg. Drei Effekte (51 Vergleiche) beziehen sich auf allgemeine Unterschiede zwischen den Gruppen (Typ = Grup). In den verbleibenden 4 Effekten (68 Vergleiche) werden die eigentlichen Hypothesen (Typ = Hypo) aus der Fragestellung getestet. Allein rein zufällig sind dabei schon einige signifikante Effekte zu erwarten. Im folgenden wird auf der Grundlage der dargestellten 4-faktoriellen Varianzanalyse eine zufallskritische Bewertung der beobachteten Effekte vorgenommen.

Als erstes wurden pro Effekt die Vergleiche mit p <.05 ausgezählt. Bei 17 Vergleichen pro Effekt sind rein zufällig 0.85 auf dem 5% Niveau signifikante Effekte zu erwarten. Nach einer Bonferroni-Adjustierung sind mindestens 3 Effekte mit p < .05 zu fordern, um insgesamt mit einer Irrtumswahrscheinlichkeit von p = .05 zu testen.

Als zweites wurde ein Chi^2-Omnibustest (Bortz, 1990, S. 47) über eine Agglutination der p-Werte durchgeführt. Dieses Verfahren beruht auf eine Transformation der p-Werte in Chi^2-Werte und einer anschließenden Addition der (additiven) Chi^2-Werte. Das so erhaltene Summen-Chi^2 ist bei 17 Vergleichen mit 34

Tab. 37: Agglutinierte Wahrscheinlichkeit für die verschiedenen experimentellen Effekte - Anzahl der signifikanten Effekte

	Effekt		Typ	CHI^2-S	nsi
1	B	Block	allg	125.632 ***	10
2	A	Aufgabe	allg	94.399 ***	7
3	R	Reaktivität	allg	178.758 ***	14
4	BA	Block x Aufgabe	allg	98.273 ***	4
5	BR	Block x Reaktivität	allg	79.651 ***	4
6	AR	Aufgabe x Reaktivität	allg	101.443 ***	6
7	BAR	Block x Aufg. x Reaktivität	allg	61.240 **	2
8	G	Gruppe	allg	25.396	0
9	GB	Gruppe x Block	Hypo	70.338 ***	4
10	GBA	Gruppe x Block x Aufgabe	Hypo	37.346	3
11	GBR	Gruppe x Block x Reaktivität	Hypo	25.652	0
12	GBAR	Gruppe x Block x Aufg. x Reakt.	Hypo	8.985	0
13	GA	Gruppe x Aufgabe	Grup	43.188	1
14	GR	Gruppe x Reaktivität	Grup	26.640	1
15	GAR	Gruppe x Aufgabe x Reaktivität	Grup	17.847	0

Anmerkung: nsi Anzahl Vergleiche p < .05;
Signifikanzschranken für CHI^2-S (df = 34)
CHI^2-S > 44.89 p < .100; CHI^2-S > 48.60 p < .050;
CHI^2-S > 56.06 p < .010; CHI^2-S > 65.25 p < .001;

Freiheitsgraden (2 * Vergleiche) zu testen. Vorausgesetzt wird dabei allerdings eine Unabhängigkeit der Vergleiche, die im vorliegenden Fall kaum gegeben sein dürfte. Diese Voraussetzung ist jedoch für alle Effekte in ähnlicher Weise verletzt, so dass ein Vergleich der Effekte untereinander vertretbar erscheint.
Tabelle 37 zeigt die deutlichen allgemeinen Effekte (Typ: allg, 1..8). Sowohl die erforderlichen Summen-Chi^2-Werte, als auch die nach der Bonferroni-Adjustierung geforderte Anzahl signifikanter (p < .05) Vergleiche wird weit überschritten. Gemessen an der Chi^2-Summe ist der Effekt "Reaktivität" am stärksten, gefolgt vom Effekt "Block". In der gleichen Betrachtungsweise für die Effekte der Fragestellung (Typ: Hypo, 9..12) ist der Effekt "Gruppe x Block" der deutlichste und, bezogen auf Chi^2-Summe und Anzahl von Effekten p <.05, der einzig signifikante Effekt in dieser Gruppe von Effekten. Von den allgemeinen Gruppeneffekte (Typ: Grup, 13..15) erreicht bei dieser Betrachtung keiner eine

statisch bedeutsame Ausprägung. Generelle Gruppenunterschiede, unabhängig von der Placeboapplikation, liegen damit nicht vor.

Der stärkste und einzig signifikante hypothesentestende Effekt ist die Interaktion Gruppe x Block. Dieser beschreibt als Differenz unterschiedliche Niveauänderungen zwischen den Gruppen nach der Applikation. Für diesen Effekt kann die globale Nullhypothese (H0: die Gruppen unterscheiden sich nicht in der Veränderung ihren physiologischen Reaktionsmustern nach der Applikation des Placebos) abgelehnt werden: Die experimentellen Gruppen zeigen unterschiedliche Niveauveränderungen nach der Placeboapplikation.

3.3.3. Niveaueffekt - physiologische Reaktionsmuster in den Gruppen

Nach der detaillierten Betrachtung der experimentellen Effekte im zeitlichen Verlauf wurde eine variablen-orientierte Überprüfung der physiologischen Muster durchgeführt. Zielsetzung ist die weitere Identifikation und genauere Beschreibung eventueller Gruppenunterschiede.

Die Berechnungen wurden durchgeführt an den Differenzwerten zwischen den beiden experimentellen Blöcken. Dieser Veränderungswert beschreibt als Mittelwertsveränderung zwischen den Blöcken eine allgemeine Niveauveränderung nach der Applikation. Der Effekt ist statistisch identisch mit dem Effekt Gruppe x Block aus der zentralen 4-faktoriellen Varianzanalyse aus Kap 3.3.1. In der zufallskritischen Betrachtung (Kap 3.3.2) zeigte sich für diesen Effekt ein globaler signifikanter Unterschied zwischen den Gruppen.

Tab. 37: 1-faktorielle Varianzanalyse mit dem Faktor Gruppe (Weckmittel WEC, Schlafmittel SCH, Kontrollgruppe KON) für die Veränderungswerte Block 1- Block 1.

		WEC		SCH		KON				Scheffé W S	W K	S K
		mw	sd	mw	sd	mw	sd	F	p			
1	HFm	-2.453	2.757	-4.116	3.702	-4.887	3.101	6.33	*.002*	+	*	.
2	HFs	-0.131	0.813	0.632	3.204	0.112	0.564	1.71	.184	.	.	.
3	SV	-0.990	4.787	0.588	5.771	0.150	5.241	1.01	.368	.	.	.
4	HMV	-0.322	0.379	-0.368	0.520	-0.484	0.389	1.54	.218	.	.	.
5	PEP	1.506	3.312	3.110	5.092	2.743	2.422	2.10	.126	.	.	.
6	LVET	5.333	5.323	9.183	6.891	9.402	5.880	6.04	*.003*	*	*	.
7	P/L	-0.000	0.013	0.003	0.023	0.000	0.011	0.38	.687	.	.	.
8	RZ	2.594	4.905	3.899	7.028	5.231	4.510	2.32	.102	.	.	.
9	HI	-0.987	0.980	-1.370	1.492	-1.348	1.057	1.37	.257	.	.	.
10	AF	0.616	1.420	0.259	1.599	0.149	1.629	1.03	.358	.	.	.
11	AZV	-29.53	71.36	-62.86	100.68	-27.11	99.72	1.93	.149	.	.	.
12	AMV	-0.087	0.878	-0.718	1.395	-0.240	1.143	3.31	*.039*	*	.	.+
13	VO2	-7.43	23.30	-14.80	47.23	-10.29	32.30	0.43	.652	.	.	.
14	RQ	-0.021	0.033	-0.032	0.035	-0.030	0.041	0.97	.383	.	.	.
15	EO2	0.575	1.765	-1.051	4.359	0.338	1.693	3.69	*.028*	*	.	+.
16	PS	-0.384	2.195	-0.640	3.161	-1.232	3.099	0.99	.375	.	.	.
17	PD	1.547	1.963	1.047	2.335	1.554	2.200	0.77	.466	.	.	.
18	Ansp	0.384	1.656	-1.052	1.454	-0.125	1.418	9.95	*.000*	*	.	*
19	Wach	1.558	1.640	-1.326	1.909	-0.095	1.556	30.81	*.000*	*	*	*

Anmerkung: Scheffé * p < .05, + p <.10

In Tabelle 37 sind die Veränderungswerte und univariaten Tests als Zusammenfassung der bisherigen Ergebnisse und als Einführung für die folgenden Kapitel dargestellt. Die Abbildungen 16 und 17 zeigen die entsprechenden standardisierten Veränderungswerte. Die Standardisierung erfolgte an der Streuung der Veränderungswerte.

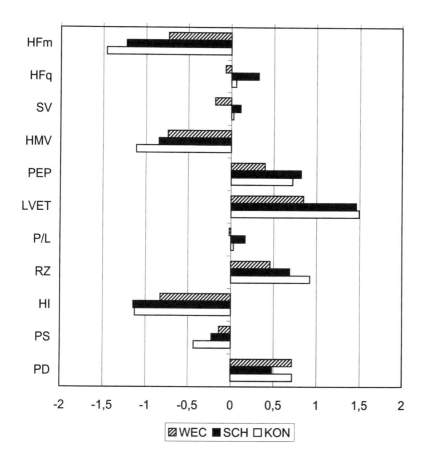

Abbildung 16: Standardisierte Veränderungswerte Block 2 - Block 1 für die experimentellen Gruppen - kardiovaskuläre Variablen

Die Weckmittelgruppe zeigt als Niveauänderungen nach der Applikation ein geringeres Absinken der Herzfrequenz und einen geringeren Anstieg der Austreibungszeit (LVET) im Vergleich zur Schlafmittel- und Kontrollgruppe. Die

Schlafmittelgruppe zeigt im Vergleich zu den anderen beiden Gruppen ein größeres Absinken des Atemminutenvolumens, des Atemäquivalents und tendenziell des Atemzugvolumens.

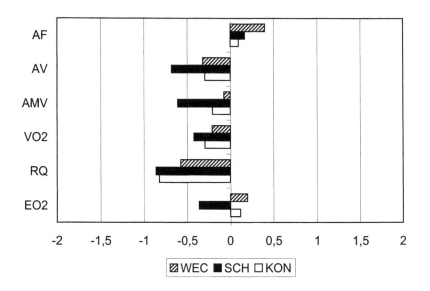

Abbildung 17: Standardisierte Veränderungswerte Block 2 - Block 1 für die experimentellen Gruppen - Atmungs-Variablen

3.3.3.1 Varianzveränderungen und experimentelle Effekte

Im vorangegangenen Kapitel der Ergebnisdarstellung (Kap.3.3.1) sind die unterschiedlichen Mittelwertsveränderungen in den Gruppen beschrieben worden. Experimentelle Gruppeneffekte könnten sich daneben oder darüber hinaus auch in Varianzveränderungen zeigen. Die zugrundeliegende Annahme einer Varianzausweitung unter Belastung ist in Kapitel 2.8 überprüft worden. Die Annahme trifft auf die meisten Variablen zu.

Im einzelnen lassen sich für den einfachsten Fall eines Ein-Gruppen-Messwiederholungsdesign - allen Probanden wird das gleiche Treatment appliziert - folgende mögliche experimentelle Effekte der Varianzveränderung formulieren, die als Wirkung des Treatments zu interpretieren wären.

1. Alle Probanden reagieren gleich stark in die gleiche Richtung. Dies hat einen Mittelwertsunterschied zur Folge. Die Varianz ändert sich nicht.

2. Alle Probanden reagieren in die gleiche Richtung. Die Probanden unterscheiden sich in der Stärke ihrer Reaktion. Die Folge wäre eine Mittelwertsunterschied verbunden mit einer Varianzausweitung.

3. Die Probanden reagieren unterschiedlich nach Stärke und Richtung. Bei ausgeglichenen Reaktionen würde der Mittelwert konstant bleiben. In diesem Fall wäre als Treatmenteffekt nur eine Varianzausweitung zu beobachten.

In diese Formulierungen geht implizit als Voraussetzung die Annahme eines vergleichbaren Ausgangsniveaus vor der Treatmentapplikation oder einer Unabhängigkeit der Reaktion vom Ausgangswert ein. Sind diese Voraussetzungen nicht erfüllt, kann anstatt einer Varianzausweitung eine Varianzeinengung vorliegen. Die Frage nach Varianzveränderungen ist hier eng verknüpft mit dem Ausgangswertproblem (Myrtek & Foerster, 1986), und beide Probleme haben formal identische Tests gemeinsam (Foerster, 1994, zur Methodik vgl. Kap 2.5.2).

Die obige Auflistung der Reaktionen ist in der allgemeinen Formulierung grundsätzlich auf ein Mehr-Gruppen-Messwiederholungsdesign - das Design der vorliegenden Studie - übertragbar. Dabei können Veränderungen der Gesamtvarianz jedoch nur im Hinblick auf alle Probanden interpretiert werden. Eine Einengung der Gesamtvarianz etwa könnte als Konvergenz der Probanden interpretiert werden. Eine Varianzausweitung könnte dagegen als Divergenz verstanden werden. Im vorliegenden Design wäre bei unterschiedlichen Veränderungen in den Gruppen, d.h. bei einer signifikanten Interaktion Gruppe x Block, idealerweise eine Varianzausweitung zu erwarten. Diese Erwartung setzt allerdings starke experimentelle Effekte voraus. In der Darstellung der Mittelwertsunterschiede (Kap.3.3) waren jedoch starke allgemeine Effekte, unter anderem ein allgemeiner intraexperimenteller Trend in den Ruhephasen, erkennbar. Vor diesem Hintergrund, und mit Blick auf die geschilderten Zusammenhänge zwischen Mittelwerts- und Varianzveränderungen (Kap 2.8), erscheinen Ausweitungen der Gesamtvarianz daher wenig wahrscheinlich. Eine dennoch vorliegende Ausweitung der Gesamtvarianz könnte jedoch, bei allen geäußerten Vorbehalten, als Hinweis auf einen Treatmenteffekt gewertet werden.

Vergleichbare Hinweise wären auch von der Betrachtung der Varianzveränderungen innerhalb der Gruppen und aus dem Vergleich dieser Varianzveränderungen zwischen den Gruppen zu erwarten. Innerhalb der Gruppen kann eine Varianzveränderung, in Anlehnung an die obige Auflistung, ein Indikator für die Homogenität der Reaktionen oder, bei Varianzausweitungen, für differentielle Effekte sein. Ein weiterer Hinweis auf differentielle Effekte ist aus dem Vergleich der Korrelationskoeffizienten zwischen den Zeitpunkten abzuleiten. Diese Stabilitätskoeffizienten geben an, inwieweit innerhalb einer Gruppe eine Rangordnung über die Zeit hinweg erhalten bleibt.

Tab. 38: Standardabweichungen der Blockmittelwerte vor und nach Placeboapplikation für die Gesamtgruppe und die experimentellen Gruppen

		ALL		WEC		SCH		KON	
		vor	nach	vor	nach	vor	nach	vor	nach
1	HFm	9.91	9.38	9.91	9.30	10.19	10.35	9.55	8.45
2	HFq	2.20	3.08	2.17	1.97	2.54	4.58	1.77	1.73
3	SV	19.88	20.29	19.21	19.24	19.43	20.93	21.26	21.09
4	HMV	1.35	1.31	1.29	1.20	1.24	1.36	1.55	1.39
5	PEP	9.44	9.88	10.74	11.05	9.31	10.55	8.19	7.95
6	LVET	19.83	19.68	18.26	17.43	20.51	21.39	21.01	20.27
7	P/L	0.039	0.040	0.042	0.041	0.037	0.044	0.037	0.035
8	RZ	15.90	16.41	17.39	18.31	16.88	17.55	12.93	12.77
9	HI	4.42	4.37	4.98	5.17	4.15	3.95	4.06	3.75
10	AF	2.77	2.93	2.71	3.11	3.16	3.18	2.45	2.55
11	AZV	142.2	124.2	128.7	133.7	120.6	116.5	170.2	124.1
12	AMV	1.84	1.71	1.61	1.54	1.97	2.01	1.86	1.59
13	VO2	52.28	48.12	47.08	46.38	49.46	50.76	58.67	47.54
14	RQ	0.052	0.049	0.050	0.052	0.050	0.046	0.055	0.047
15	EO2	3.93	3.42	3.86	3.97	4.91	3.08	2.80	3.01
16	PS	8.06	8.35	7.98	8.55	9.47	9.55	6.64	6.83
17	PD	6.29	6.09	7.11	6.87	6.36	6.41	5.19	4.65

Die Veränderungen der Gesamtvarianz, Varianzveränderungen und Stabilitätskoeffizienten in den Gruppen werden im folgenden dargestellt. Zugrunde gelegt werden hierbei die Mittelwerte aus den Blöcken 1 und 2, vor und nach der Applikation. Varianzanalytisch entspricht dies der Interaktion Gruppe x Block. In Tabelle 38 sind die Streuungen der zugrundeliegenden Blockmittelwerte aufgeführt. Tabelle 39 faßt die Tests auf Varianzveränderungen (r_v) in der Gesamtstichprobe und den experimentellen Gruppen, die Stabilitätskoeffizienten sowie den paarweisen Vergleich der Varianzveränderungen und Stabilitätskoeffizienten zusammen. Zusätzlich sind die Effektstärken für den Veränderungseffekt (r_m) innerhalb der Gruppen mit aufgeführt.

Veränderungen der Gesamtvarianz

Die Gesamtvarianz nimmt signifikant zu in der Variabilität der Herzfrequenz (HFq) und signifikant ab beim Atemzugvolumen (AZV), beim Atemäquivalent

(EO2) und tendenziell bei der Herzfrequenz (HFm). In allen vier Variablen finden sich in einzelnen Gruppen korrespondierende Effekte: die Varianzzunahme in der Herzfrequenzvariabilität in der Schlafmittelgruppe, die Varianzabnahme beim Atemzugvolumen in der Weckmittelgruppe, die Varianzabnahme beim Atemäquivalent in der Schlafmittelgruppe und die Varianzabnahme bei der Herzfrequenz in der Kontrollgruppe.

Tab. 39: Effektstärken für Mittelwertsveränderung (r_m) und Varianzveränderungen (r_v) des Blockeffekts (Block 2 - Block 1), Korrelation zwischen Block 1 und Block 2 (r_t) in der Gesamtstichprobe und in den experimentellen Gruppen - paarweiser Vergleiche der Varianzveränderung und Korrelationen

		ALL		WEC			SCH			KON			Vgl r_v			Vgl r_t		
		r_m	r_v	r_m	r_v	r_t	r_m	r_v	r_t	r_m	r_v	r_t	w s	w k	s k	w s	w k	s k
1	HFm	-75	-16	-67	-22	96	-75	04	94	-85	-36	95	.	.	.	.	.	.
2	HFq	10	48	-16	-25	93	20	68	74	19	-08	95	*	.	*	*	.	*
3	SV	-02	08	-21	01	97	10	26	96	03	-03	97	.	.	.	.	.	.
4	HMV	-67	-11	-65	-24	96	-58	23	92	-78	-40	97	.	.	*	.	.	*
5	PEP	54	12	42	10	95	53	25	88	75	-10	96	.	.	.	*	.	*
6	LVET	78	-02	71	-16	96	80	13	95	85	-13	96	.	.	.	.	.	.
7	P/L	06	07	-02	-10	95	12	29	85	05	-17	95	.	.	.	*	.	*
8	RZ	57	09	47	19	96	49	10	92	76	-04	94	.	.	.	+	.	.
9	HI	-72	-04	-71	19	98	-68	-14	93	-79	-29	97	.	*	.	*	.	.
10	AF	22	11	40	29	89	16	01	87	09	07	79	.	.	.	.	.	.
11	AZV	-40	-21	-39	07	85	-53	-05	64	-27	-48	81	.	*	.	*	.	+
12	AMV	-28	-12	-10	-09	85	-46	03	76	-21	-25	79	.	.	.	.	.	.
13	VO2	-29	-13	-31	-03	88	-30	03	56	-31	-36	84	.	.	.	*	.	*
14	RQ	-60	-08	-54	08	79	-68	-12	74	-60	-19	68	.	.	.	.	.	.
15	EO2	-00	-19	31	06	90	-24	-48	48	20	13	83	*	.	*	*	.	*
16	PS	-25	10	-17	26	97	-20	02	94	-37	06	89	.	.	.	.	*	.
17	PD	54	-09	62	-12	96	41	02	93	58	-25	91	.	.	.	.	*	.
18	Ansp	-16	41	23	43	63	-59	28	72	-09	51	67	.	.	.	.	.	.
19	Wach	02	38	69	13	58	-57	28	68	-06	46	73	.	.	.	.	.	.

Anmerkung: Koeffizienten ohne Dezimalpunkt; r_m Effektstärke Mittelwertsveränderung, $r_m < 0$ Abnahme Mittelwert; r_v Effektstärke Varianzveränderung, $r_v < 0$ Abnahme Varianz; fett p <.10;
Signifikanzniveau ALL (n=128) r >.17 p <.05, Gruppen (n=43) r > .30 p <.05

Varianzveränderungen in den Gruppen

In der Weckmittelgruppe sind von Block 1 nach Block 2 tendenzielle Zunahmen der Varianz in den Variablen Atemfrequenz und systolischer Blutdruck zu verzeichnen. Bei der Atemfrequenz ist in dieser Gruppe gleichzeitig eine signifikante Zunahme des Mittelwerts zu beobachten.

In der Schlafmittelgruppe nimmt die Varianz in der Variabilität der Herzfrequenz signifikant zu. Beim Mittelwert des Atemäquivalents nimmt die Varianz signifikant ab. Die Schlafmittelgruppe unterscheidet sich in diesen Änderungen signifikant von den beiden anderen Gruppen. Neben diesen, im Vergleich der Gruppen signifikant unterschiedlichen Varianzveränderungen, sind innerhalb der Schlafmittelgruppe zusätzlich tendenzielle Varianzausweitungen beim Schlagvolumen und dem Quotienten PEP/LVET erkennbar. In keiner dieser vier Variablen sind signifikante korrespondierende Mittelwertseffekte innerhalb der Gruppe zu verzeichnen.

In der Kontrollgruppe nimmt bei der Herzfrequenz, dem Herzminutenvolumen, dem Heather-Index, dem Atemzugvolumen und der Sauerstoffaufnahme die Varianz ab. In allen fünf Variablen finden sich gleichzeitig auch signifikante Mittelwertseffekte.

Im Vergleich der Gruppen deuten sich Unterschiede in der Herzfrequenzvariabilität und dem Heather-Index an, die durch die bislang dargestellten Mittelwertsunterschiede zwischen den Gruppen nicht abgedeckt sind. In der Schlafmittelgruppe ist im Vergleich mit den beiden anderen Gruppen eine starke Varianzausweitung der Herzfrequenzvariabilität zu beobachten. In der Weckmittelgruppe ist im Vergleich der Gruppen beim Heather-Index eine Varianzausweitung zu erkennen. Die stärkere Mittelwertsabnahme des Atemäquivalents (EO2) ist als Gruppenunterschied bereits im vorausgehenden Kapitel (3.3.1) beschrieben worden.

Stabilität in den Gruppen

Alle Stabilitätskoeffizienten (r_t) liegen signifikant auf hohem Niveau. In Vergleich der Gruppen sind einige signifikant unterschiedliche Koeffizienten zu verzeichnen. Im einzelnen sind in der Schlafmittelgruppe im Vergleich zu den anderen beiden Gruppen die Koeffizienten signifikant niedriger bei der Herzfrequenzvariabilität, der Anspannungszeit (PEP), dem Quotienten PEP/LVET, dem Atemzugvolumen (AZV), der Sauerstoffaufnahme (VO2) und dem Atemäquivalent (EO2). Weiter sind in dieser Gruppe im Vergleich zur Weckmittelgruppe die Koeffizienten niedriger bei RZ-Zeit und dem Heather-Index sowie im Vergleich zur Kontrollgruppe beim Herzminutenvolumen.

Die beiden anderen Gruppen unterscheiden sich in den Koeffizienten des Blutdrucks: Beim systolischen und beim diastolischen Blutdruck sind die Stabilitätskoeffizienten in der Kontrollgruppe signifikant niedriger als in der Weckmittelgruppe.

Aufsummiert über alle signifikanten und tendenzielle Varianzveränderungen zeigen sich in der Weckmittelgruppe zwei Varianzzunahmen, in der Schlafmittelgruppe stehen drei Varianzzunahmen einer Abnahme gegenüber und in der Kontrollgruppe sind fünf Varianzabnahmen zu beobachten. Auf dieser Analyseebene zeigen demnach die beiden Placebogruppen die inhomogensten Reaktionen, während in der Kontrollgruppe die größte Konvergenz zu beobachten ist. Der Vergleich der Stabilitätskoeffizienten verweist auf eine im Vergleich der Gruppen niedrigere Stabilität der physiologischen Variablen in der Schlafmittelgruppe. Insgesamt liegen demnach in der Schlafmittelgruppe eine signifikant größere Inhomogenität und Instabilität vor. Dies deutet auf einen stärkeren differentiellen Effekt in dieser Gruppe hin.

3.3.3.2 Niveaueffekt: Gruppenzugehörigkeit als Moderatorvariable korrelativer Zusammenhänge

Im weiteren wird der Frage nachgegangen, ob sich die Gruppen in Zusammenhängen innerhalb der Veränderungswerte unterscheiden. Untersucht wird dies für die Veränderungen der Herzfrequenz. Die Herzfrequenz stellt eine zentrale Aktivierungsvariable dar. Veränderungen der Herzfrequenz können jedoch durch unterschiedliche Einflüsse determiniert sein (Antoni, 1995; Busse, 1995; Fahrenberg & Foerster, 1989, S.37).
Die Herzfrequenz nimmt in allen drei Gruppen nach der Placeboapplikation bzw. Pause signifikant ab. Am stärksten ist diese Abnahme in der Kontrollgruppe, gefolgt von der Schlafmittelgruppe und der Weckmittelgruppe.
Die Frage ist nun, ob die Herzfrequenzabnahme in allen Gruppen in gleicher Weise einhergeht mit Veränderungen in anderen Variablen oder ob sich, in Abhängigkeit von der Gruppenzugehörigkeit als Moderatorvariable (Dalbert & Schmitt, 1986; Schmitt & Baltes-Götz 1992, Wermuth, 1989;), unterschiedliche Zusammenhänge nachweisen lassen. Wäre dies der Fall könnte, auf unterschiedliche physiologische Veränderungsmuster geschlossen werden.
Methodisch wurden hierzu pro Variable die drei Korrelationen aus den einzelnen Gruppen verglichen und die Verträglichkeit mit einer Gleichheitsannahme

geprüft. Es werden damit explizit die Zusammenhangsmuster der Herzfrequenzänderungen zwischen den Gruppen verglichen. Die Korrelationen für die Herzfrequenz sind in Tabelle 40 dargestellt. Zur Beschreibung der allgemeinen Effekte werden die gepoolten Korrelationen verwendet.

Die Herzfrequenzänderung zeigt in der Gesamtstichprobe signifikante Zusammenhänge zu anderen Änderungswerten. Dies gilt sowohl für die Korrelation
der NV-transformierten Rohwerte als auch für die innerhalb der Gruppen berechneten und anschließend gepoolten Korrelationen.

Eine Abnahme der Herzfrequenz geht einher mit einer Abnahme des Herzminutenvolumens (HMV) bei Zunahme des Schlagvolumens (SV) und einer tenden-
ziellen Abnahme des systolischen Blutdrucks (PS). Weiter geht der Rückgang
der Herzfrequenz einher mit einer Zunahme der RZ-Zeit und Austreibungszeit
(LVET) und einer Abnahme des Quotienten PEP/LVET. Zwischen Änderungen
der Herzfrequenz und Änderungen der Anspannungszeit (PEP) ist in der Gesamtgruppe ein tendenziell negativer Zusammenhang zu beobachten.

Tab. 40: Korrelation der Herzfrequenzveränderung mit den Veränderungswerten
der übrigen Variablen - NV-Transformierte Daten DN

	ALL		ALL		WEC		SCH		KON			w	w	s
	r.	p.	rp	p.	r	p.	r.	p.	r.	p.	Chi²	s	k	k
1 HFm	.	.	.	.	.	.	.	.	.	.	.	.	.	.
2 HFq	-.13	.159	-.08	.343	-.14	.382	-.14	.366	.04	.814	0.83	.	.	.
3 SV	-.26	*.004*	-.23	*.008*	-.21	.170	-.10	.515	-.44	*.004*	2.80	.	.	.
4 HMV	.46	*.000*	.44	*.000*	.50	*.001*	.50	*.001*	.29	*.061*	1.61	.	.	.
5 PEP	-.16	*.074*	-.11	.204	-.45	*.002*	.30	*.050*	-.35	*.024*	**14.79**	*	.	*
6 LVET	-.70	*.000*	-.67	*.000*	-.68	*.000*	-.60	*.000*	-.76	*.000*	1.98	.	.	.
7 P/L	.20	*.022*	.22	*.013*	-.10	.527	.51	*.001*	.16	.313	**8.78**	*	.	+
8 RZ	-.38	*.000*	-.36	*.000*	-.55	*.000*	-.14	.360	-.47	*.002*	4.97	*	.	.
9 HI	.12	.180	.09	.319	.31	*.040*	-.09	.570	.14	.372	3.46	+	.	.
10 AF	-.01	.903	-.05	.573	-.00	.983	.01	.963	-.17	.274	0.82	.	.	.
11 AZV	.19	*.029*	.19	*.033*	.14	.355	.15	.322	.28	*.078*	0.46	.	.	.
12 AMV	.21	*.018*	.17	*.055*	.21	.185	.17	.283	.14	.379	0.10	.	.	.
13 VO2	.27	*.002*	.25	*.005*	.32	*.036*	.19	.214	.26	.102	0.37	.	.	.
14 RQ	.03	.702	.01	.914	.06	.722	.05	.732	-.08	.633	0.45	.	.	.
15 EO2	-.03	.763	-.07	.462	-.11	.467	.04	.786	-.15	.336	0.86	.	.	.
16 PS	.23	*.010*	.21	*.016*	.10	.509	.18	.243	.35	*.024*	1.38	.	.	.
17 PD	.03	.749	.01	.890	-.03	.868	-.04	.777	.12	.433	0.68	.	.	.

Anmerkung: r Korrelation, rp Korrelation pooled-within-groups
Chi² Test der Korrelationen auf Homogenität Chi²;df 2; p<.05 = 5.99;
paarweiser Vergleich * p <.05; + p <.10

Innerhalb der Gruppen sind diese genannten Zusammenhänge nur teilweise zu beobachten. In allen drei Gruppen nimmt mit abnehmender Herzfrequenz das Herzminutenvolumen (HMV) ab und die Austreibungszeit (LVET) nimmt zu. Beim Schlagvolumen (SV), der Anspannungszeit PEP, dem Quotienten PEP/LVET, der RZ-Zeit und dem Heather-Index (HI) deuten sich Unterschiede an.

Der negative Zusammenhang zwischen Abnahme der Herzfrequenz und Zunahme des Schlagvolumens ist in der Kontrollgruppe stärker ausgeprägt.

Der Zusammenhang zwischen den Änderungen der Herzfrequenz und der Anspannungszeit (PEP) ist in der Schlafmittelgruppe im Vergleich zu den anderen beiden Gruppen signifikant unterschiedlich. In der Schlafmittelgruppe zeigt sich ein positiver Zusammenhang, in den anderen beiden Gruppen ein negativer Zusammenhang. Im einzelnen ist dieser positive Zusammenhang in der Schlafmittelgruppe darauf zurückzuführen, dass diese Gruppe Probanden umfasst, bei denen ein starker Anstieg der Anspannungszeit bei geringem Rückgang der Herzfrequenz zu beobachten war. Dies spiegelt sich auch im hohen Zusammenhang des Quotienten PEP/LVET in der Schlafmittelgruppe wieder. Der negative Zusammenhang zwischen Abnahme der Herzfrequenz und Zunahme der RZ-Zeit ist in der Weckmittel- und in der Kontrollgruppe ausgeprägt zu beobachten, nicht jedoch in der Schlafmittelgruppe. Die Abnahme des Heather Index zeigt nur in der Weckmittelgruppe einen markanten positiven Zusammenhang zur Abnahme der Herzfrequenz.

Im Bereich der Atmungsvariablen gehen bei Betrachtung der Gesamtstichprobe Abnahmen der Herzfrequenz signifikant einher mit Abnahmen des Atemzugvolumens (AZV), des Atemminutenvolumens (AMV) und der Sauerstoffaufnahme (VO2). In den einzelnen Gruppen weisen diese Zusammenhänge in die gleiche Richtung, werden jedoch nur teilweise signifikant. Der gleichsinnige Zusammenhang zwischen Herzfrequenz und Atemzugvolumen wird nur signifikant in der Kontrollgruppe, der Zusammenhang zwischen Herzfrequenz und Sauerstoffaufnahme nur in der Weckmittelgruppe. Die Gruppen unterscheiden sich nicht signifikant in den Zusammenhängen. Ein signifikant unterschiedlicher Zusammenhang zwischen den Gruppen ist jedoch bei eher niedrigen Zusammenhängen innerhalb der einzelnen Gruppen auch nicht zu erwarten.

Insgesamt zeigen sich im Vergleich der Gruppen signifikant unterschiedliche Zusammenhänge zwischen der Abnahme der Herzfrequenz und der Änderung der Anspannungszeit (PEP). Weiter Unterschiede deuten sich an für den Quotienten PEP/LVET, die RZ-Zeit, den Heather-Index und das Schlagvolumen.

Die genauere Zuordnung der einzelnen Effekte zu Gruppen und Subgruppen erscheint auf dieser Analyseebene jedoch methodisch problematisch und auch nicht unbedingt notwendig. Allgemein kann jedoch formuliert werden, dass den Herzfrequenzänderungen in den Gruppen unterschiedliche Reaktionsmuster zugrunde liegen. Damit unterscheiden sich die Gruppen nicht nur auf einer quasi eindimensionalen Aktivierungsdimension, sondern zeigen unterschiedliche Aktivierungsmuster. Im folgenden Kapitel werden die Gruppenunterschiede multivariat auf zwei Dimensionen dargestellt.

3.3.3.3 Niveaueffekt: multivariate Darstellung der Blockeffekte

Zur näheren Beschreibung und aktivierungstheoretischen Einordnung der physiologischen Reaktionsmuster wurde eine multivariate Varianzanalyse und abschließend eine Diskriminanzanalyse durchgeführt. Die Analysen erfolgten für die Differenzen der Blockmittelwerte. Auf dieser Ebene sind die bedeutsamsten experimentellen Effekte zu vermerken. Fehlende Daten wurden hierbei konservativ durch Mittelwerte ersetzt. Ziel dieses Vorgehens ist zum einen ein globaler multivariater Test der Gruppenunterschiede. Zum anderen wird hierdurch jedoch auch die Teilmenge an Variablen bestimmt, die bei Berücksichtigung der Interdependenzen der Variablen, am meisten zur Unterscheidung der Gruppen beiträgt. Die Beschreibung der Funktionen kann schließlich Aufschluss über das Konstrukt geben, das dieser Trennung zugrunde liegt.

Die Fragestellung dieses Kapitels ist also: Wie lassen sich die Gruppen anhand der physiologischen Variablen trennen? Welche Variablen tragen in welchem Ausmaß zu dieser Trennung bei? Und welche Dimensionen liegen dieser Trennung zugrunde?

Tab. 41: Multivariater Vergleich der Blockdifferenzen - MANOVA mit dem Faktor Gruppen und allen 17 physiologischen Variablen

Vergleich	Pillais	Appr.F	df.hyp	df.err	p
WEC-SCH-KON	.39129	1.57387	34	220	*.029*
WEC-SCH	.32200	1.89967	17	68	*.033*
WEC-KON	.32896	1.93202	17	67	*.030*
SCH-KON	.22209	1.12521	17	67	.350

Anmerkung: Vergleiche Gesamt (WEC-SCH-KON) und paarweise; Pillais multivariates Pillais trace

Tab. 42: Diskriminanzanalyse - Kennwerte der beiden Funktionen

	Eigenwert	Wilk's Lambda	Chi2	df	p
Fkt1	.3031	.6963	43.99	16	*.000*
Fkt2	.1021	.9073	11.82	7	.106

In der vorab durchgeführten MANOVA (Tab. 41) mit allen 17 Variablen ist der globale Gruppenunterschied signifikant. In den analogen paarweisen Berechnungen unterscheidet sich die Weckmittelgruppe von den anderen beiden Gruppen.

Die multivariate schrittweise Diskriminanzanalyse wurde nach dem Kriterium der Mahalanobisdistanzen (Backhaus, 1996, S. 128; SPSS, .1991, S.80) durchgeführt. Die erste Funktion (Tab. 42) wird mit Wilk's Lambda von .69 hochsignifikant, die zweite Funktion mit einem Lambda vom .90 wird tendenziell signifikant. Die drei experimentellen Gruppen unterscheiden sich im multivariaten Test (Tab. 43) alle paarweise signifikant voneinander. Der Unterschied zur MANOVA ist durch das schrittweise Verfahren zu erklären. Irrelevante oder redundante Variablen werden hierbei nicht berücksichtigt, damit reduziert sich die Anzahl an Freiheitsgraden.

Tab. 43: Diskriminanzanalyse - paarweiser multivariater Vergleiche der Gruppen

Vergleich	F	df.hyp	df.err	p
WEC-SCH	4.4694	8	118	*.000*
WEC-KON	2.3041	8	118	*.025*
SCH-KON	2.1757	8	118	*.034*

Tab. 44: Diskriminanzanalyse - Klassifikationsergebnisse

Gruppe			vorhergesagte Gruppe WEC n	WEC %	SCH n	SCH %	KON n	KON %
Weckmittel	WEC	43	27	62.8	6	14.0	10	23.3
Schlafmittel	SCH	43	10	23.3	24	55.8	9	20.9
Kontrolle	KON	42	15	35.7	8	19.0	19	45.2
			52		38		38	

Tab. 45: Diskriminanzanalyse - Gruppencentroide und 1-faktorielle Varianzanalyse mit dem Faktor Gruppen für die beiden Diskriminanzfunktionen

	WEC	SCH	KON	F	p	1 2	1 3	2 3
Fkt1	-0.67312	0.65402	0.01956	18.9	.000	*	*	*
Fkt2	-0.21095	-0.23031	0.45177	6.4	.002	.	*	*

In der Klassifikation (Tab. 44) lassen sich insgesamt 70 Pbn (54.7%) richtig zuordnen. Dies liegt deutlich über der reinen Zufallserwartung (Bortz, 1993,
S.578) von 42.7 Pbn (33.3%). In der Weckmittelgruppe werden 27 von 43 Probanden (62.8%) richtig klassifiziert, in der Schlafmittelgruppe 24 von 43
(55.8%) in der Kontrollgruppe 19 von 42 (45.2%) richtig zugeordnet. Die Kontrollgruppe wird damit am schlechtesten klassifiziert. Dies ist durch die Ausprägung der ersten Diskriminanzfunktion in dieser Gruppe zu erklären.

Tab. 46: Diskriminanzanalyse - Standardisierte Diskriminanzkoeffizienten und
Korrelation der Variablen mit den Diskriminanzfunktionen (Pooled Within
Groups)

		nr	Fkt 1 coeff	r.po	p		Fkt 2 coeff	r.po	p		Univariat F	p
1	HFm	1	-0.146	**-0.40**	*.000*		-0.630	**-0.72**	*.000*	●	6.35	*.002*
2	HFq	-	.	**0.23**	*.009*	●	.	0.04	.636		1.73	.182
3	SV	-	.	0.11	.209		.	**0.26**	*.003*	●	1.02	.362
4	HMV	-	.	**-0.20**	*.023*		.	**-0.24**	*.007*	●	1.57	.212
5	PEP	5	-2.097	**0.32**	*.000*	●	-1.343	0.16	*.067*		2.14	.123
6	LVET	6	1.802	**0.49**	*.000*		0.398	**0.51**	*.000*	●	6.15	*.002*
7	P/L	8	3.132	0.14	.126	●	1.199	-0.07	.451		0.38	.685
8	RZ	4	-0.275	**0.18**	*.038*		0.680	**0.51**	*.000*	●	2.32	.102
9	HI	-	.	**-0.30**	*.000*	●	.	-0.07	.408		1.40	.251
10	AF	-	.	-0.11	.239	●	.	-0.10	.276		1.06	.349
11	AZV	3	-0.380	**-0.26**	*.003*		0.503	**0.32**	*.000*	●	1.96	.146
12	AMV	-	.	**-0.34**	*.000*	●	.	0.14	.110		3.35	*.038*
13	VO2	-	.	-0.11	.215	●	.	-0.01	.891		0.44	.644
14	RQ	-	.	-0.14	.113	●	.	0.07	.449		1.01	.366
15	EO2	2	-0.510	**-0.41**	*.000*	●	0.344	**0.30**	*.000*		3.77	*.026*
16	PS	-	.	-0.15	*.094*		.	**-0.26**	*.002*	●	1.00	.375
17	PD	7	-0.321	-0.17	*.054*		0.165	**0.18**	*.038*	●	0.77	.466

Anmerkung : nr Reihenfolge der Aufnahme in das Modell; coeff standardisierte Dis-
kriminanzfunktionskoeffizienten; r.po Korrelation der Variablen mit den Diskriminanzfunktionen (pooled within Groups), p Signifikanz der Korrelation,
Punkte ● kennzeichnet die Funktion mit der höheren Korrelation

Die Gruppen unterscheiden sich signifikant in beiden Diskriminanzfunktionen (Tab. 45). In der ersten Funktion unterscheiden sich alle drei Gruppen paarweise. Die Weckmittelgruppe zeigt hier höhere Werte als die Kontrollgruppe und diese höhere Werte als die Schlafmittelgruppe. Auf der zweiten Diskriminanzachse unterscheidet sich die Kontrollgruppe von den anderen beiden Gruppen.

In Tabelle 46 und Abbildung 18 sind die einzelnen Funktionen und Variablen im einzelnen dargestellt. Die Tabelle zeigt die standardisierten Diskriminanzkoeffizienten der Variablen im Modell, die gepoolten Korrelationen der Variablen mit den Diskriminanzfunktion sowie die univariaten Tests. Die standardisierten Diskriminanzkoeffizienten geben Aufschluss über die Bedeutung der Variablen im Modell und für die Berechnung der Funktionswerte. Die Variablen ohne Koeffizienten in der Tabelle wurden bei der schrittweisen Analyse nicht in das Modell aufgenommen, d.h. sie tragen nichts oder nichts zusätzliches zur Gruppenunterscheidung bei. Die Interpretation der Koeffizienten wird in der Literatur problematisiert (u.a. Tatsuoka, 1988; Huberty, 1984) und ist immer vor dem Hintergrund der schrittweisen Modellbildung vorzunehmen. Grundsätzlich deuten jedoch numerisch große Koeffizienten auf einen großen Beitrag dieser Variablen in der Berechnung der Funktionen und für die Gruppenunterscheidung hin. Die Korrelationen beschreiben dagegen den Zusammenhang der Variablen mit den berechneten Funktionswerten. Dieser ist grundsätzlich auch für Variablen zu berechnen, die nicht in das Modell aufgenommen wurden.

Bei der schrittweisen Analyse wurden acht Variablen in das Modell aufgenommen. Als erste Variable wurde die Herzfrequenz (HFm), als zweite Variable das Atemäquivalent (EO2) aufgenommen. In beiden Variablen zeigten sich auch univariat Gruppenunterschiede. Die Austreibungszeit, in der univariat gleichfalls ein Effekt zu beobachten war, wurde trotz ihres relativ hohen Zusammenhangs zur Herzfrequenz in die Berechnung eingeschlossen, das Atemminutenvolumen (AMV) in dem sich univariat auch Gruppenunterschiede zeigten, dagegen nicht. Als weitere Variable wurden das Atemzugvolumen, die RZ-Zeit, die Anspannungszeit (PEP) der diastolische Blutdruck (PD) und der Quotient PEP/LEVT aufgenommen.

In der Abbildung ist die Platzierung der Gruppen im zweidimensionalen Diskriminanzraum dargestellt. Eingezeichnet sind die Gruppencentroide und illustrativ die Zusammenhänge der Variablen mit den Achsen. Die Projektion der Gruppencentroide auf die Diskriminanzfunktionen entsprechen den Gruppenmittelwerten auf diesen Funktionen. Die Centroide sind dabei absolut als Platzierung im Diskriminanzraum zu interpretieren. Die eingezeichneten Variablen sind als Richtungsvektoren der Veränderungen vom Ursprung aus zu interpretieren, wobei der Abstand vom Ursprung die Stärke des Zusammenhangs wiedergibt. Variablen mit einem starken Zusammenhang mit nur einer Achse liegen dabei nahe an dieser Achse, also senkrecht oder waagrecht vom Ursprung. Variablen mit Zusammenhängen zu beiden Variablen liegen näher an den Diagonalen.

Die starken allgemeinen Veränderungen der Herzfrequenz verlaufen annähernd in der Richtung der Hauptdiagonalen (links unten/rechts oben) und zeigen Zusammenhänge zu beiden Funktionen.

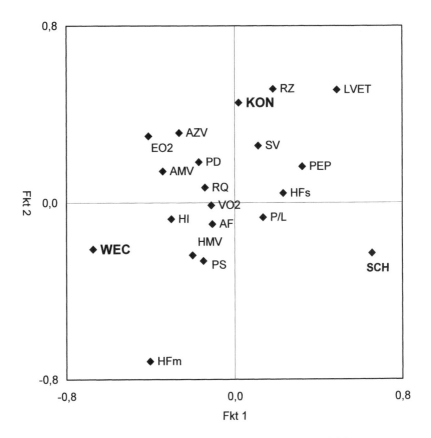

Abbildung 18: Diskriminanzraum: Gruppen Centroide und Variablen

Alle kardiovaskulären Veränderungen verlaufen mit mehr oder weniger starken Abweichungen in dieser Richtung. Eher in Richtung der waagrechten ersten Diskriminanzfunktion verlaufen die Vektoren der Anspannungszeit, des Heather-Index und des Quotienten PEP/LVET. Näher in Richtung der zweiten senkrechten Achse weisen Veränderungen der RZ-Zeit und des Schlagvolumens. Die respiratorischen Veränderungen weisen eher in Richtung der Nebendiagonale (links oben/rechts unten). Hierin spiegelt sich die teilweise mathematische Unabhängigkeit der kardiovaskulären und respiratorischen Veränderungen wieder. Die Veränderung im Bereich der Atmung zeigen jedoch starke Zusammenhänge zur ersten Diskriminanzfunktion und schwächere zur zweiten Funktion.

In der ersten Funktion unterscheiden sich, wie bereits dargestellt, alle drei Gruppen voneinander (WEC < KON < SCH). Auf der Grundlage der gepoolten Korrelationen zeichnen sich Personen mit hohen Werten auf dieser Funktion aus durch einen stärkeren Rückgang der Herzfrequenz, des Herzminutenvolumens und des Heather Index. Gleichzeitig geht damit einher ein stärkerer Anstieg der Herzfrequenzvariabilität, der Anspannungszeit (PEP) und der Austreibungszeit (LVET). Im Bereich der Atmung sind hohe Funktionswerte gekennzeichnet durch einen stärkeren Rückgang des Atemminutenvolumens und des Atemäquivalents. Nach dem Kriterium der höheren Korrelationen mit einer Funktion im Vergleich zur anderen sind für diese erste Funktion die Zusammenhänge zu Anspannungszeit, Heather Index, Herzfrequenzvariabilität, Atemminutenvolumen und Atemäquivalent die Markiervariablen. Insgesamt zeigen die Atmungsvariablen, mit Ausnahme des Atemzugvolumens, numerisch höhere absolute Zusammenhänge mit dieser Funktion.

In der zweiten Funktion unterscheiden sich die Kontrollgruppe von den anderen beiden Gruppen. Personen mit hohen Werten lassen sich beschreiben durch einen stärkeren Rückgang der Herzfrequenz, des Herzminutenvolumens und des systolischen Blutdruck. Damit verbunden ist der gleichzeitige Anstieg des Schlagvolumens der Austreibungszeit, der RZ-Zeit und des diastolischen Blutdrucks. Im Bereich der Atmung ist ein Anstieg des Atemzugvolumens und Atemäquivalent mit hohen Funktionswerten assoziiert. Charakteristisch für die zweite Funktion sind die Zusammenhänge zu Herzfrequenz, Schlagvolumen und RZ-Zeit, sowie dem systolischen und diastolischen Blutdruck.

In den Projektionen der Gruppen Centroide auf die Hauptdiagonale zeigen sich bereits dargestellte univariate Unterschiede zwischen der Weckmittelgruppe und den beiden anderen Gruppen in der Veränderung der Herzfrequenz und Austreibungszeit. In den Projektionen der Gruppen Centroide auf die Nebendiagonale zeigen sich die univariaten Unterschiede zwischen der Schlafmittelgruppe und den anderen beiden Gruppen im Bereich der Atmung.

Insgesamt lassen sich die drei Gruppen deutlich trennen. Auf der varianzstärksten ersten Funktion zeigt sich die Rangfolge: Weckmittelgruppe, Kontrollgruppe, Schlafmittelgruppe.

3.3.4 Placeboreaktivität und physiologische Reaktionsmuster

In den bislang dargestellten Ergebnissen sind Auswirkungen der Placeboapplikation als Gruppenunterschiede auf Mittelwertsebene dargestellt worden. Sowohl auf subjektiver als auch auf physiologischer Ebene waren dabei Effekte der Applikation zu verzeichnen. In folgenden wird untersucht, ob die Effekte dieser beiden Ebenen konvergieren. Dies wird auf individueller Ebene korrelativ und auf Subgruppenebene varianzanalytisch geprüft.

Tab. 47: Korrelation der Veränderungswerte Physiologie (Block - Block1) mit den Faktoren der direkten Wirkungseinstufung (WIR, VAL) und der Veränderung der Wachheit (WAC).

			Weckmittel				Schlafmittel		
		n	WIR	VAL	WAC	n	WIR	VAL	WAC
1	HFm	43	-.12	-.05	-.14	43	-.06	-.25	.10
2	HFq	43	.08	.09	.25	43	-.12	-.04	.28
3	SV	43	.00	-.26	.18	41	-.20	.08	.23
4	HMV	43	-.05	-.26	.06	41	-.17	-.06	.22
5	PEP	43	.15	.22	-.06	41	.04	-.05	.04
6	LVET	43	.07	-.01	.11	41	.01	.21	.20
7	P/L	43	.09	.19	-.10	41	.02	-.12	-.04
8	RZ	43	.08	.24	-.02	43	.05	.19	.08
9	HI	43	.06	-.25	.26	41	-.12	-.05	.03
10	AF	42	-.19	-.10	-.21	40	-.09	-.01	.29
11	AZV	42	.23	.05	.15	40	-.15	-.15	-.05
12	AMV	42	-.08	-.10	-.10	40	-.16	-.18	.24
13	VO2	41	-.09	-.08	-.18	37	-.17	-.15	.06
14	RQ	41	.16	.24	.11	37	-.08	-.23	.07
15	EO2	41	-.03	-.16	-.03	37	.06	.02	.24
16	PS	43	-.20	-.00	-.07	43	.08	-.07	.02
17	PD	43	.02	.18	.01	43	.20	.16	.02
18	Ansp	43	.21	-.04	.31	43	-.52	-.13	.31
19	Wach	43	.65	.32	1.00	43	-.44	.11	.00
20	Anstr	43	.29	.25	.25	43	.01	.21	-.08

Anmerkung: Signifkanzniveau (n=43) zs. $r > .30$ $p <= .05$; $r > .39$ $p <= .01$ $r > .48$ $p < .001$

Auf der subjektiven Ebene wird die Placeboreaktivität hierbei beschrieben durch Veränderungen der Wachheit, sowie durch die beiden Faktoren Stärke und Valenz der Placeboreaktivität, die durch Zusammenfassung der direkten Wirkungseinstufung (Kap.3.2.5) gebildet worden sind. Auf der physiologischen Ebene wird die Niveauveränderung als Differenz zwischen den Blöcken vor und nach der Applikation darstellt. Die Gruppeneffekte auf beiden Ebenen sind in den vorausgegangenen Kapitel dargestellt worden.

In Tabelle 47 sind für die beiden Placebogruppen die Korrelationen zwischen Indikatoren der subjektiven Placeboreaktivität und den physiologischen Veränderungswerten dargestellt. Weder die Veränderungen der Wachheit (WAC), noch die Stärke (WIR) oder Valenz (VAL) der Placeboreaktivität zeigen korrelativ signifikante Zusammenhänge zu den physiologischen Veränderungswerten innerhalb der beiden Placebogruppen.

Tab. 48: 2-faktorielle Varianzanalyse mit dem Faktor Gruppen (GRU: WEC Weckmittel, SCH Schlafmittel) und Placeboreaktivität (PRE niedrige vs. hohe Reaktivität) und einfache Haupteffekte innerhalb der Gruppen für die Veränderungswerte Physiologie Block 2 - Block 1 Mittelwerte

		Weckmittel				Schlafmittel			
		niedrig		hoch		niedrig		hoch	
		a		b		c		d	
		mw	sd	mw	sd	mw	sd	mw	sd
1	HFm	-1.931	3.027	-2.952	2.436	-4.253	4.143	-3.986	3.321
2	HFq	-0.210	0.908	-0.056	0.723	1.141	4.550	0.146	0.555
3	SV	-0.735	5.141	-1.234	4.532	2.554	5.965	-1.285	5.027
4	HMV	-0.264	0.338	-0.378	0.414	-0.255	0.560	-0.475	0.466
5	PEP	0.323	3.116	2.636	3.155	2.762	6.337	3.442	3.670
6	LVET	5.228	5.791	5.433	4.972	10.608	5.487	7.827	7.900
7	P/L	-0.004	0.013	0.004	0.013	0.000	0.025	0.005	0.021
8	RZ	0.838	4.609	4.271	4.675	4.445	8.039	3.378	6.053
9	HI	-0.907	0.964	-1.063	1.011	-1.165	1.438	-1.565	1.551
10	AF	0.924	1.712	0.308	1.003	0.480	1.575	0.078	1.632
11	AZV	-49.26	82.46	-9.80	53.11	-39.62	88.08	-81.87	108.17
12	AMV	0.000	1.084	-0.174	0.625	-0.294	1.181	-1.066	1.485
13	VO2	-3.758	28.39	-11.29	16.24	1.48	43.70	-27.20	47.01
14	RQ	-0.028	0.031	-0.014	0.035	-0.025	0.037	-0.036	0.033
15	EO2	0.489	2.007	0.666	1.517	-1.426	6.329	-0.766	1.993
16	PS	-0.048	1.890	-0.704	2.453	-0.738	3.269	-0.546	3.128
17	PD	1.429	1.989	1.659	1.978	0.810	1.894	1.273	2.716
18	Ansp	0.345	1.513	0.421	1.817	-0.429	0.994	-1.648	1.590
19	Wach	0.750	1.309	2.329	1.572	-0.250	1.156	-2.352	1.938
20	Anstr	0.095	0.875	0.432	0.417	-0.024	0.536	0.068	0.917
21	FKT1	-0.652	0.860	-0.693	0.665	0.782	1.441	0.532	1.083
22	FKT2	-0.537	0.782	0.101	0.842	-0.017	1.292	-0.434	1.053

Anmerkung: niedrig - niedrige Placeboreaktivität, hoch - hohe Placeboreaktivtät.

Tab. 49: 2-faktorielle Varianzanalyse mit dem Faktor Gruppen (GRU: WEC Weckmittel, SCH Schlafmittel) und Placeboreaktiviät (WIR niedrige vs. hohe Reaktivität) und einfache Haupteffekte innerhalb der Faktorstufen für die Veränderungswerte Physiologie Block 2 - Block 1 Signifikanz der Effekte

		GRU	WIR	INT	wec	sch	nie	hoc
1	HFm	*.020*	.596	.365	.228	.816	*.044*	.245
2	HFq	.128	.407	.258	.540	.314	.189	.306
3	SV	.156	*.058*	.143	.737	*.031*	*.065*	.972
4	HMV	.653	*.093*	.595	.327	.179	.955	.475
5	PEP	*.083*	.110	.380	*.020*	.674	.123	.443
6	LVET	*.005*	.339	.268	.901	.200	*.004*	.239
7	P/L	.452	.123	.672	*.049*	.525	.439	.802
8	RZ	.297	.363	*.086*	*.019*	.624	*.082*	.586
9	HI	.172	.316	.657	.609	.396	.503	.213
10	AF	.315	.131	.749	.162	.436	.407	.582
11	AZV	.103	.941	*.034*	*.072*	.190	.726	*.008*
12	AMV	*.021*	*.065*	.240	.527	*.081*	.423	*.014*
13	VO2	.513	*.029*	.197	.306	*.066*	.661	.159
14	RQ	.203	.893	.121	.207	.346	.844	*.044*
15	EO2	*.029*	.579	.749	.752	.654	.199	*.013*
16	PS	.655	.696	.475	.332	.844	.407	.851
17	PD	.287	.462	.805	.705	.521	.307	.592
18	Ansp.	*.000*	*.084*	*.051*	.883	*.004*	*.057*	*.000*
19	Wach	*.000*	.430	*.000*	*.000*	*.000*	*.012*	*.000*
20	Anstr	.123	.171	.432	.112	.691	.597	*.097*
21	FKT1	.000	.522	.644	.863	.521	*.000*	*.000*
22	FKT2	.974	.615	*.018*	.013	.251	*.124*	*.070*
	CHI^2	*69.1*	*48.7*	40.9	*49.2*	41.3	*51.1*	*55.1*

Anmerkung: GRU, WIR, INT Effekte der 2-faktoriellen MANOVA wec, sch einfache Haupteffekte innerhalb der Weckmittel und Schlafmittelgruppe nach dem Faktor Wirksamkeit; nie, hoc einfache Haupteffekte innerhalb der Gruppierung nach niedriger und hoher Reaktivität nach dem Faktor experimentelle Gruppen; Chi^2-Omnibustest über 17 physiologische Variable, df=34; Chi2 Omnibus Test (vgl. Kap. 3.3.2) Chi^2 >48.6 p <.05; Chi^2 > 56.1 p < .01

In einem nächsten Schritt wurde die Dimension "Stärke der Placeboreaktivität" weiter untersucht. Dies erfolgt in Analogie zur Darstellung der psychischen Effekte (Kap 3.2.5, Kap 3.2.6.1). Die Mittelwerte und varianzanalytischen Ergebnisse sind den Tabellen 48 und 49 zu entnehmen. Die Varianzanalysen wurden zweifaktoriell mit den Faktoren Gruppe (GRU) und Wirkung (WIR) durchgeführt. Auf den einzelnen Stufen dieser Faktoren wurden einfache Haupteffekte als einfaktorielle Varianzanalyse berechnet: innerhalb der beiden Medikamentengruppen mit dem Faktor Wirksamkeit, innerhalb der beiden Gruppen nach Wirksamkeit mit dem Faktor Medikamentengruppe.

Die zweifaktorielle Varianzanalysen zeigt zunächst die Bestätigung der Resultate aus dem Vergleich aller drei experimenteller Gruppen. Die Schlafmittelgruppe zeigt im Vergleich zur Weckmittelgruppe im kardiovasculären Bereich einen stärkeren Rückgang der Herzfrequenz, ein stärkeres Ansteigen der Austreibungszeit (LVET) und tendenziell einen stärkeren Anstieg der Anspannungszeit (PEP). Im Bereich der Atmung ist in der Schlafmittelgruppe ein signifikant stärkerer Rückgang des Atemäquivalents und des Atemzugvolumens und ein tendenziell stärkerer Rückgang des Atemzugvolumens zu beobachten.

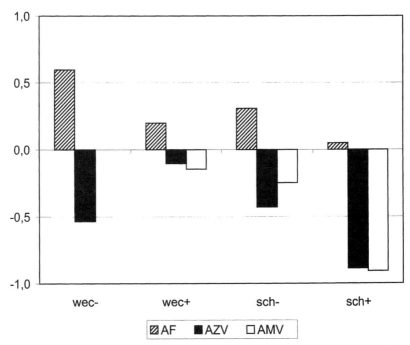

Abbildung 19: Standardisierte Veränderungswerte Block 2 - Block 1 Atemfrequenz (AF), Atemzugvolumen (AZV) und Atemminutenvolumen für Subgruppen nach Placeboreaktivität

Als gruppenübergreifender Effekt der Placeboreaktivität wäre eine signifikante Wechselwirkung zu interpretieren, wie sie im Bereich der subjektiven Variablen, die hier als Interpretationshilfe in die Tabelle mit aufgenommen worden sind, zu vermerken ist.

Eine derartige signifikante Wechselwirkung zeigt das Atemzugvolumen (Abb. 19). In der Weckmittelgruppe sinkt das Atemzugvolumen bei hoher Wirksamkeit schwächer als bei niedriger Wirksamkeit. In der Schlafmittelgruppe ist der gegenteilige Effekt zu beobachten: das Atemzugvolumen sinkt stärker bei hoher Wirksamkeit im Vergleich zu niedriger Wirksamkeit. Der Unterschied deutet sich in den Untergruppen jedoch nur als Tendenz an, in der Weckmittelgruppe als tendenziell geringeres Absinken bei hoher Wirksamkeit im Vergleich zu niedriger Wirksamkeit. Ein lediglich numerisch größeres Absinken ist in der Schlafmittelgruppe bei hoher Wirksamkeit im Vergleich zu niedriger Wirksamkeit zu verzeichnen.

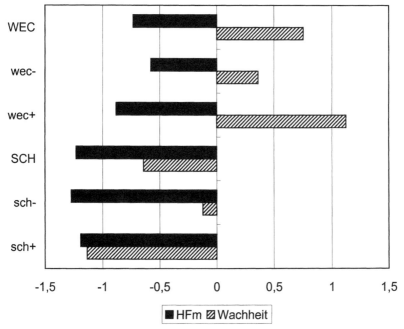

Abbildung 20: Standardisierte Veränderungswerte Block 2 - Block 1 für die Herzfrequenz (HFm) und die Wachheit für Subgruppen nach Placeboreaktivität

Weitere signifikante Interaktionen sind nicht zu beobachten. Auch in den Variablen Herzfrequenz (Abb. 20) und Austreibungszeit, in denen Gruppenunterschiede zwischen Schlaf- und Weckmittelgruppe zu beobachten waren, ist kein Effekt nach Wirksamkeit als Wechselwirkung oder als einfacher Haupteffekt innerhalb der Medikamentengruppen signifikant zu verzeichnen.

Die Herzfrequenz nimmt insgesamt in der Schlafmittelgruppe stärker ab im Vergleich zur Weckmittelgruppe. Innerhalb der Gruppen ist kein signifikanter Unterschied in Abhängigkeit von der Placeboreaktivität zu beobachten.

Innerhalb der Weckmittelgruppe ist in der Subgruppe mit hoher Wirksamkeit ein stärkerer Anstieg der RZ-Zeit und Anspannungszeit sowie eine stärkere Zunahme des Quotienten PEP/LVET zu beobachten.

Innerhalb der Schlafmittelgruppe ist bei hoher Wirksamkeit ein stärkerer Rückgang des Schlagvolumens und tendenziell der Sauerstoffaufnahme und des Atemminutenvolumens zu beobachten.

Im Vergleich der beiden Medikamentengruppen innerhalb der Gruppen nach Placeboreaktivität ergeben sich sowohl bei schwacher als auch bei starker Wirksamkeit Unterschiede nach appliziertem Placebo.

In der Gruppierung mit hoher Wirksamkeit zeigt die Schlafmittelgruppe im Vergleich zur Weckmittelgruppe einen stärkeren Rückgang des Atemzugvolumens, des Atemäquivalents, des Atemminutenvolumens und des respiratorischen Quotienten.

In der Gruppierung nach niedriger Wirksamkeit ist in der Schlafmittelgruppe im Vergleich zur Weckmittelgruppe ein signifikant größerer Anstieg der Austreibungszeit und stärkerer Rückgang der Herzfrequenz (Abb. 20) zu beobachten. Das Schlagvolumen und die RZ-Zeit nehmen in der Schlafmittelgruppe tendenziell stärker zu.

Über beide Gruppen hinweg betrachtet zeigt sich bei höherer Wirksamkeit ein größerer Rückgang der Sauerstoffaufnahme (VO2) und des Atemminutenvolumens.

In der zufallskritischen Bewertung des Chi^2-Omnibus-Test über agglutinierte Wahrscheinlichkeiten sind die meisten der untersuchten Effekte statistisch bedeutsam oder tendenziell bedeutsam. Es gibt demnach Hinweise auf physiologische Effekte der Placeboreaktivität in der Gesamtgruppe, innerhalb der Weckmittelgruppe, schwächer innerhalb der Schlafmittelgruppe.

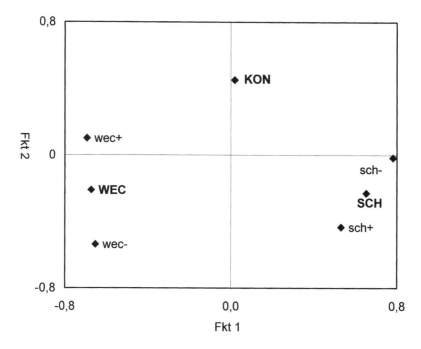

Abbildung 21: Subgruppen nach Wirksamkeit im Diskriminanzraum.

In Abbildung 21 ist die Positionierung der drei experimentellen Gruppen und der Subgruppen nach Wirksamkeit im Diskriminanzraum der Funktionen aus Kap. 3.3.4.3 dargestellt. Auf der ersten Diskriminanzfunktion unterschieden sich alle drei Gruppen (WEC < KON < SCH), auf der zweiten Diskriminanzfunktion die beiden Placebogruppen von der Weckmittelgruppe. Die Subgruppen nach Wirksamkeit, d.h. nach Placeboreaktivität unterscheiden sich nicht auf der ersten Dimension. Auf der zweiten Diskriminanzfunktion zeigt sich dagegen eine signifikante Interaktion. In der Schlafmittelgruppe hat die Gruppe mit höherer Wirksamkeit niedrigere Werte auf dieser Funktion als die Gruppe mit niedrigerer Wirksamkeit. In der Weckmittelgruppe zeigt sich der inverse Unterschied. Hohe Wirksamkeit ist mit hohen Werten auf der zweiten Diskriminanzfunktion assoziiert. Hierin spiegeln sich Unterschiede in der Atmung wieder.

Insgesamt zeigen die Ergebnisse keine eindeutige Konvergenz. Auf korrelativer und damit individueller Ebene ist innerhalb der Gruppen kein Zusammenhang zwischen Indikatoren der Placeboreaktivität und physiologischen Veränderungswerten nachzuweisen. Auf Subgruppen- oder Mittelwertsebene finden sich einige uneinheitliche Unterschiede in den Subgruppen nach Wirksamkeit. Placeboreaktivität erscheint dabei assoziiert mit unterschiedlichen Atmungsmustern. Diese Interpretation wird von Ergebnissen aus beiden Gruppen gestützt. Die starken Gruppenunterschiede in der Herzfrequenz und der Austreibungszeit zeigen keine Konvergenz zur Placeboreaktivität. Sie sind weder innerhalb der Schlaf- noch innerhalb der Weckmittelgruppe in dieser Richtung zu beobachten und auch nicht in den Subgruppen mit hoher Wirksamkeit. Diese Effekte sind dagegen in den Subgruppen mit niedriger Placeboreaktivität zu beobachten. Innerhalb dieser Subgruppe zeigt die Schlafmittelgruppe ein größeres Absinken der Herzfrequenz im Vergleich zur Weckmittelgruppe.

4.   Diskussion

4.1   Leistungskennwerte – Zusammenfassung und Bewertung

Die drei experimentellen Gruppen unterscheiden sich nicht in der Veränderung ihrer Leistung nach der Applikation. Insgesamt wird der Einfluß von Placebos auf zentralnervöse Funktionen und der damit verbundenen Leistungsfähigkeit im Vergleich zum subjektiven Erleben und zur autonomen Funktion als gering erachtet. Das Ergebnis wäre damit mit der Literatur vereinbar. Ross & Buckalew (1983) geben für einzelne Aufgabentypen noch eine unterschiedliche Sensitivität gegenüber Placebos an. Die Einordnung der in dieser Studie verwendeten Aufgaben in diese Übersicht ist jedoch kaum möglich.

4.2   Subjektive Einstufungen – Zusammenfassung und Bewertung

Die drei experimentellen Gruppen unterscheiden sich hochsignifikant in den subjektiven Befindenseinstufungen. Die Weckmittelgruppe schildert sich im Mittel wacher, die Kontrollgruppe ändert sich nicht wesentlich und die Schlafmittelgruppe schildert sich weniger wach. Nach der zweiten Aufgabenbearbeitung wird von der Weckmittelgruppe im Vergleich zur ersten Bearbeitung vor der Applikation mehr "nervös" angegeben. Die Schlafmittelgruppe schildert sich im selben Vergleich mehr "träge", weniger "aufmerksam" und "aktiv". Die Weckmittelgruppe gibt im Vergleich der Gruppen mehr "motorische Unruhe" als allgemeines und medikamentenspezifisches körperliches Symptom an und mehr "Nervosität" und "Angespanntheit" als medikamentenspezifische körperliche Symptome. Die Schlafmittelgruppe gibt mehr "Schläfrigkeit" allgemein und spezifisch, und mehr "körperliche Entspannung", "Dösigkeit", tendenziell mehr "Gelöstheit" als medikamentenspezifische Symptome an. Die drei Gruppen unterscheiden sich nicht in der Gesamtzahl berichteter allgemeiner Symptome und die beiden Medikamentengruppen unterscheiden sich nicht in der Anzahl spezifischer Symptome. Bei Symptomen, die sowohl allgemein als auch medikamentenspezifisch abgefragt wurden, waren die medikamentenspezifischen Symptome jeweils niedriger ausgeprägt. Die Symptome wurden also nicht vollständig auf den Einfluss des Medikamentes zurückgeführt.

In beiden Aufgabenphasen nehmen die Leistung und Anstrengung nach der Applikation zu. Die drei experimentellen Gruppen unterscheiden sich nicht in ihrer Leistungszunahme. Die Schlafmittelgruppe sah sich in der Aufgabe "Kopfrechnen" etwas durch das Medikament beeinträchtigt, während die Weckmittelgruppe hier ihre Leistungsfähigkeit etwas gesteigert sah. In der Aufgabe "Matrizen" zeigt sich der Gruppenunterschied auf niedrigerem Niveau. Die Schlafmittelgruppe sah sich stärker beeinträchtigt, die Weckmittelgruppe sieht im Mittel keine Leistungsveränderung durch das Medikament. Die Schlafmittelgruppe versuchte, durch "geeignete Maßnahmen" die Wirkung des Medikamentes zu beeinflussen. Die Placeboreaktion lässt sich beschreiben durch die Komponenten Stärke der Wirkung und Valenz der Wirkung. Die beiden Medikamentengruppen unterschieden sich nicht in der Stärke der Wirkung. In der Weckmittelgruppe wird die Wirkung des Medikaments zusammengefasst tendenziell etwas positiver gesehen.

In den direkten Wirkungseinstufungen liegt der Einfluss des Medikaments auf die körperliche Verfassung im Vergleich zu den anderen Einflussfaktoren Aufgaben, Situation, Tagesverfassung und durchschnittliche Verfassung an dritter Stelle. Am stärksten ist jeweils der Einflussfaktor Tagesverfassung. Bei immerhin 23% der Teilnehmer ist der Einfluss des Medikaments aber mindestens so groß wie der größte andere Einflussfaktor. Je nach Kriterium und Verknüpfung der Kriterien liegt der Anteil an Placeboreaktoren unterschiedlich hoch. Sowohl Probanden, die überhaupt keine Wirkung angeben (9.3%), als auch Probanden die in allen Kriterien Wirkungen angeben (15.1%), sind relativ selten. Für differentielle Betrachtungen wurde, auch aus statistischen forschungspraktischen Erwägungen zur Gruppenbesetzung und Power, eine Gruppeneinteilung am Median gewählt.

Eine Überprüfung von vier Merkmalen auf Stetigkeit und Bimodalität erbrachte keine Hinweise auf eine Bimodalität und damit auf einen Typus Placeboreaktor. Die Ergebnisse sind mit der Annahme der Placeboreaktivität als stetigem Merkmal vereinbar.

Im Vergleich der beiden methodischen Ansätze Befindenseinstufung und direkte Wirkungseinstufung zeigt sich eine Konvergenz der beiden Methoden. In den Subgruppen nach Placeboreaktivität, gebildet auf der Grundlage der direkten Wirkungseinstufung, spiegeln sich die allgemeinen Unterschiede zwischen den beiden Placebogruppen in den Befindenseinstufungen wieder.

Bei der Betrachtung differentieller Effekte erweisen sich Merkmale, die sich als herabgesetztes Allgemeinbefinden zusammenfassen lassen, als Prädiktoren für Placeboreaktivität. Über beide Gruppen hinweg zeigen sich bei hoher Placeboreaktivität höhere Werte in den FPI Skalen "Beanspruchung", "Emotionalität" und "Beschwerden" und habitueller Ängstlichkeit (STAI), sowie mehr Beschwerden in der Freiburger Beschwerdenliste. Ein medikamentenspezifischer Effekt deutet sich tendenziell an für die Merkmale Extraversion und Leistungsmotivation. Extravertierte und leistungsorientierte Teilnehmer reagieren auf das Schlafmittel aber nicht auf das Weckmittel.

Probanden mit hoher Placeboreaktivität verfügen eher über eine Hausapotheke und nehmen insgesamt mehr Tabletten ein. In der Weckmittelgruppe geht hohe Reaktivität einher mit höherem Konsum von Vitaminpräparaten und Schmerztabletten. In der Schlafmittelgruppe wird von Personen mit starker Reaktivität tendenziell ein höherer Konsum von Naturheilmitteln angegeben. Auf der anderen Seite werden von Personen mit niedriger Reaktivität tendenziell mehr Krankenhausaufenthalte angegeben.

Vor Beginn der Untersuchung berichten Probanden mit hoher Placeboreaktivität eine höhere Erwartungsspannung und tendenziell ein schlechteres Allgemeinbefinden. Auf der anderen Seite berichten Personen mit niedriger Reaktivität einen etwas höheren Alkoholkonsum am Vorabend.

Über beide Gruppen hinweg sind Unterschiede im Befinden zu Beginn des Experiments in Abhängigkeit von der Placeboreaktivität zu verzeichnen. Teilnehmer mit hoher Reaktivität schildern sich müder, nervöser, gereizter, bedrückter und weniger aufmerksam und freudig als die anderen Probanden. Vergleichbare Unterschiede zeigten sich allerdings bereits einige Tage zuvor in der Voruntersuchung.

Insgesamt unterscheiden sich die drei Gruppen deutlich. Die berichteten Effekte gehen dabei in Richtung der durch die Placebos induzierten Erwartungen.

Probanden mit höherer Placeboreaktivität zeichnen sich durch einen habituell herabgesetztes psychisches Allgemeinbefinden aus. Dieses herabgesetzte Allgemeinbefinden ist bei diesen Probanden auch im aktuellen Befinden vor Beginn der Hauptuntersuchung zu erkennen. Weiter verfügen sie eher über eine Hausapotheke und zeigen einen höheren Medikamentenkonsum, in der Weckmittelgruppe mehr Vitaminpräparate, in der Schlafmittelgruppe mehr Naturheilmittel. Bei niedriger Placeboreaktivität sind dagegen Krankenhausaufenthalte häufiger.

Die Ergebnisse belegen zunächst einen starken Effekt im subjektiven Bereich. Neben einer deutlich auszumachenden allgemeinen Dimension Aktivierung vs. Deaktivierung ist jedoch auch eine gewisse Heterogenität zu erkennen. Dies würde die Annahme von Janke (1986) stützen, nach der die Placeboreaktion ein komplexes Verhaltensmerkmal ist. In den differentiellen Befunden zeichnet sich mit dem herabgesetzten allgemeinen Befinden als allgemeinen und konsistenten Prädiktor der Placeboreaktivität ein in der Literatur öfters in dieser Art beschriebener oder vermuteter Zusammenhang ab. Bestätigung finden zum Teil jedoch auch die Annahmen, die eine Interaktion zwischen situativem Gehalt und Persönlichkeitsmerkmalen wie Extraversion (Frank 1982; Netter 1985) annehmen. Gut integrierbar ist auch der Zusammenhang zum Medikamentenkonsums (Vitamine etc.), dem in einem lerntheoretischen Modell eine Bedeutung zukommen würde. Anderseits zeigt sich bei einer höheren Anzahl von Krankenhausaufenthalten eine niedrigere Reaktivität. Der Konsum von Alltagsmedikamenten und die Anzahl von Krankenhausaufenthalten beschreiben jedoch unterschiedliche Aspekte der individuellen Krankengeschichte. Vitaminverbrauch liegt sicherlich näher am Placebophänomen als Krankenhausaufenthalte. Letzteres ist möglicherweise eher mit dem Verbrauch von echten Medikamenten und einem assoziierten Diskriminationslernen verbunden. Supplementärer Vitaminzufuhr gegenüber wird ein Placeboverdacht entgegengebracht.

Das situative Moment des herabgesetzten psychischen Allgemeinbefindens bei Personen mit höherer Reaktivität ist zum einen eine Verlängerung der habituellen Züge in die Situation hinein. Zum anderen werden, in teilweise etwas unbestimmter Form, Angst (Shapiro & Shapiro, 1997a) und Streß (Beecher, 1968) als Voraussetzung oder begünstigendes Moment einer Placeboreaktion genannt.

4.3 Physiologische Reaktionsmuster – Zusammenfassung und Bewertung

In einer ersten zufallskritischen Betrachtung (Kap.3.3.2) ist in einem Globaltest über alle physiologischen Variablen hinweg bereits gezeigt worden, das sich die drei Gruppen signifikant in der Niveauveränderung nach der Placeboapplikation unterscheiden. Für diesen Effekt sind weitere Berechnungen durchgeführt worden.

Im Vergleich der Varianzveränderungen (Kap 3.3.3.1) waren in den beiden Placebogruppen vergleichsweise inhomogenere Reaktionen aufgetreten, im Vergleich zur Kontrollgruppe, in der die größte Konvergenz zu beobachten war. Bei weiteren Betrachtungen zeigte sich insbesondere in der Schlafmittelgruppe eine größere Inhomogenität und Instabilität. Dies weist auf stärkere differentielle Effekte in dieser Gruppe hin. Insgesamt wird die Annahme eines Erwartungseffekts hierdurch gestützt.

Im Vergleich der Zusammenhangsmuster der Herzfrequenz (Kap 3.3.3.2) deuten sich unterschiedliche Zusammenhänge der Herzfrequenzänderungen zu Änderungen anderer physiologischer Variablen an. Dies deutet auf unterschiedliche Reaktionsmuster in den Gruppen hin.

In der multivariaten MANOVA (Kap 3.3.3.3) über alle physiologischen Variablen unterscheidet sich die Weckmittelgruppe von den anderen beiden Gruppen. In der Diskriminanzanalyse ließen sich alle drei Gruppen signifikant voneinander unterscheiden.

Die Ergebnisse stützen soweit die Zurückweisung der globalen Nullhypothese. Es gibt Gründe für die Hypothese, daß sich die experimentellen Gruppen nach der Placeboapplikation in ihren physiologischen Reaktionsmustern in den Niveauveränderungen unterscheiden.

Der Effekt der Niveauveränderung stellt einen aggregierten Effekt (Schweizer, 1986) dar, mit vergleichsweise höherer Reliabilität und somit höherer Power im Vergleich zu anderen Gruppeneffekten. Signifikante Resultate waren damit wahrscheinlicher bei diesem Effekt im Vergleich zu anderen experimentellen Gruppeneffekten.

In Abgrenzung zum induzierten experimentellen Effekt wäre eine Alternativerklärung in Unterschieden in den physiologischen Reaktionsmustern vor der Applikation zu suchen. Derartige Unterschiede deuteten sich in Bereichen der Atmung in der Schlafmittelgruppe an (Kap 2.6.3.1). Dies war zu beobachten in Variablen in denen auch Effekte im Sinne der Untersuchungshypothesen auftraten. Derartige Unterschiede vor der Applikation müssen aber nicht notwendig zu experimentellen Effekten führen. Denkbar ist auch, daß Effekte vor der Applikation den experimentellen Effekt stören oder zumindest überlagern. Für die Annahme eines experimentellen Effekts im Bereich der Atmung spricht der Umstand, daß Atmungseffekte nicht allein in der Schlafmittelgruppe zu verzeichnen sind. In den differentiellen Betrachtungen (Kap. 3.3.3.3) zeigten sich Zusammenhänge der Atmung mit Placeboreaktivität insgesamt und in jeder der beiden Gruppen. Dies lässt die Alternativerklärungen einer Rückführung der Atmungseffekte durch Reaktionsmuster vor der Applikation etwas unwahrscheinlich erscheinen. Im kardiovaskulären Bereich waren keine unterschiedlichen Muster vor der Applikation in den Gruppen zu erkennen. In psychisch bedingten Aktivierungskomponenten der physiologischen Reaktivität vor der Applikation Block zeigten sich gleichfalls keine Unterschiede zwischen den Gruppen.

Der vergleichsweise erstaunlich deutlichen differentiellen Effekte im Vergleich der Subgruppen nach Wirksamkeit stützen gleichfalls die Annahme eines experimentellen Effektes.

Aus dieser Abwägung resultiert die Ablehnung der globalen Nullhypothese. Die über eine Placeboapplikation induzierte Erwartungshaltung zeigt einen Einfluss auf die physiologischen Reaktionsmuster.

An diese globale Frage nach Gruppenunterschieden überhaupt schließt sich die Frage nach der Richtung der Effekte an. Sind die physiologischen Effekte vereinbar mit den über die Placeboapplikation induzierten Erwartungen?

Im kardiovaskulären Bereich ist ein wesentliches Ergebnis die geringere Abnahme der Herzfrequenz und die stärkere Zunahme der LVET in der Weckmittelgruppe. Dies ist mit den Hypothesen vereinbar. Erklärungsbedürftig ist aber der fehlende Unterschied in diesem Bereich zwischen der Schlafmittelgruppe und der Kontrollgruppe.

Eine mögliche Erklärung könnte in einem unspezifischen Effekt der Medikamenteneinnahme zu sehen sein. In der Kontrollgruppe könnte die Mitteilung kein Medikament einnehmen zu müssen, zu einer gewissen Erleichterung und in Folge zu einer Deaktivierung geführt haben. In den Medikamentengruppen könnte vice versa die bloße Medikamenteneinnahme zu einer unspezifischen Aktivierung geführt haben.

Eine weitere mögliche Erklärung ist in der Heterogenität des psychischen Erlebens in der Schlafmittelgruppe zu sehen. Das Medikament wurde positiv und negativ bewertet, in der Tendenz negativ. Diese Bewertungen könnten allerdings auch posthoc Erklärungen der Teilnehmer auf einen teilweisen Misserfolg in einer Leistungssituation sein.

Im Bereich der Atmung ist das größere Absinken des Atemminutenvolumens, des Atemminutenvolumens und tendenziell des Atemzugvolumens in der Schlafmittelgruppe ebenfalls vereinbar mit der Hypothese einer größeren Deaktivierung in dieser Gruppe.

In der multivariaten Analyse zeigt sich auf der Hauptdimension der Diskriminanzanalyse eine Rangfolge der Gruppen die vereinbar ist mit der induzierten Erwartungshaltung. Diese Dimension beschreibt kardiovaskuläre Veränderungen und Veränderungen in der Atmung.

Im gleichen Diskriminanzraum zeigt sich ein deutlicher Unterschied der Medikamente Gruppen bei hoher Placeboreaktivität. Diese ist ein Indiz dafür, dass sich Personen mit hoher Placeboreaktivität durch ihre Atmung unterscheiden. Dies wird durch die univariaten Ergebnisse gestützt. Hierbei ist aber auch ein genereller Effekt der Placeboreaktivität zu beobachten. Die Sauerstoffaufnahme nimmt bei hoher Reaktivität sowohl in der Weckmittelgruppe als auch in der Schlafmittelgruppe ab.

Die allgemeinen kardiovaskulären Gruppenunterschiede zwischen Weckmittelgruppe und Schlafmittelgruppe finden sich innerhalb der Medikamentengruppen in Abhängigkeit von der Placeboreaktivität nicht wieder.

Insgesamt zeigt die Placeboapplikation einen Einfluss auf die physiologischen Reaktionsmuster in den Gruppen im kardiovaskulären Bereich und im Bereich der Atmung. Dies ist vereinbar mit der Annahme einer größeren Deaktivierung nach Schlafmittelapplikation im Vergleich zur Weckmittelapplikation. Höhere subjektive Placeboreaktivität ist dabei assoziiert mit unterschiedlichen Atmungsmustern.

Die zunehmende Stärke der Placeboeffekte von Leistungskennwerten, über physiologische Kennwerten, zu subjektiven Funktionen ist in dieser Reihenfolge des öfteren berichtet worden (Janke, 1986; Netter, 1986; Ross & Buckalew 1983).

In den berichteten physiologischen Effekten kommen veränderten Atmungsmustern eine gewisse Bedeutung zu. In der psychophysiologischen Aktivierungsforschung erfreut sich die Messung respiratorischer Kennwerte keiner großen Beliebtheit (Dahme, Maß & Richter, 2001, S. 528). Dies hat weniger theoretische als vielmehr praktische und methodologische Gründe (Wientjes, 1992: Schandry, 1981). Zum einen ist die Meßtechnik relativ aufdringlich. Zum anderem unterliegt die Atmung teilweise der willentlichen und bewußten Steuerung und läßt sich über einen weiten Bereich, was Atemtiefe und -frequenz angeht manipulieren.

Grundsätzlich wird die Effektivität des respiratorischen Gasaustausches bestimmt durch Frequenz und Muster der Lungenventilation und Blutperfusion. Respiratorische und kardial Rhythmen sind daher verbunden um eine optimale Sauerstoffaufnahme zu gewährleisten (Taylor, Jordan & Coote, 1999). Die ventilatorischen Kontrollsysteme sind mit den kardialen Kontrollsystemen zentral gekoppelt. Die Modifikation der kardialen Kontrolle durch das respiratorische System ist hierbei dominierend. Es gibt aber auch eine Beeinflussung des respiratorischen Systems durch kardiovaskuläre Afferenzen (Levick, 1995).

In der willentlichen Beeinflußbarkeit der Atmung sehen Wientjes & Grossman (1998) einen Grund dafür, daß in frühen psychophysiologischen Arbeiten die Atmung, mit Ausnahme der Atemfrequenz, keine Beachtung fand. Genau diese respiratorisch-behaviorale Koppelung, verbunden mit Regulationen auf unterschiedlichen physiologischen Ebenen, sei jedoch von Interesse, wenn es um die Konvergenz von psychologischen und physiologischen Prozessen gehe. Wientjes & Grossman (1998) sehen hier großen Forschungsbedarf und konstatieren ein noch unvollständiges Wissen ("still rather primitive understandig") der Organisation des ZNS bei der Regulation der Atmung.

Schandry (1981) gibt dagegen zu bedenken, daß der Umstand der willentlichen Steuerungsmöglichkeit sich in Untersuchungen als störend auswirken kann, insbesondere wenn der Proband gewisse Vorstellungen davon habe, welche Atmungsänderungen zu erwarten wären.

In Publikationen zu Atmungs- und Entspannungstechniken (Maurer, 1987; Mück-Weymann, 1999; Vaitl, 1993) wird naturgemäß die Atmung mit als wesentliches Element für Entspannung gesehen und entsprechend therapeutisch genutzt. Die Anwendung im Rahmen einer integrativen Schmerztherapie beschrieben z.B. Herberholt, Neumann und Pfand-Neumann (2000).

Die Atmung wird zum einen also artefaktanfällig, manipulierbar angesehen, zum anderen aber auch als bedeutsam in der Konvergenz von psychischen und physiologischen Prozessen. (Dahme erinnert 2001 daran, daß im antiken Griechenland Seele «Psyche» und Hauch «Pneuma» als sehr nahe verwandt angesehen wurde).

Die Entspannungsreaktion selbst wird von Stefano (2001) in einem, nach seinen Worten, spekulativen, aber durchaus beeindruckenden Entwurf als Baustein der Placeboreaktion in einem komplexen physiologischen Modell gesehen. Er verweist dabei auf die von Benson (1975) mit einigem Einfluß vorgestellte "relaxation response" für die zahlreiche hilfreiche Anwendungen belegt seien.

Der Mechanismus, über eine Veränderung der Atmung, eine resultierende oder begleitende Entspannungsreaktion, in einer Art autosuggestivem Prozeß zu einem verbesserten Wohlbefinden (Vaitl, 1993) oder einem sekundär vermittelten besseren Gesundheitszustand zu gelangen, wird oft formuliert. Fraglich ist ob und inwieweit dieser Wirkmechanismus deckungsgleich mit einem Placebo Wirkmechanismus ist. Berührungspunkte scheinen vorhanden zu sein. Und der Placeboeffekt selbst kann nach White, Tursky und Schwartz (1985) nicht als ein einzelner Effekt angesehen werden. Unterschiedliche Wirksamkeiten und unterschiedliche Wirkmechanismen seien anzunehmen. Ein möglicher Mechanismus könnte demnach auch eine Reaktion sein, die über eine Veränderung der Atmung vermittelt wird. Auf welchem Niveau dieser Wirkmechanismus greift ist gegenwärtig noch nicht beantwortet.

4.4 Hauptfragen – in Stichworten

Die der Studie zugrunde liegenden Eingangsfragen (vgl. Kap 1.9) sind damit in den letzten Abschnitten beantwortet worden.

Die Placeboapplikation

• zeigt keine Auswirkung auf die Konzentrationsleistung

- zeigt deutliche Effekte im subjektiven Befinden in Richtung der Instruktionen
- zeigt Auswirkung auf physiologische Reaktionsmuster im Bereich der Atmung
- Prädiktoren der Placeboreaktivität sind ein habituell und aktuell herabgesetztes Allgemeinbefinden
- subjektive und physiologische Reaktionsmuster konvergieren bei hoher Placeboreaktivität im Bereich der Atmung.

4.4   Generalisierungsaspekte – Zusammenfassung und Bewertung

Die dargestellten Ergebnisse basieren auf einem rigoros kontrollierten Laborexperiment mit randomisierter Gruppenzuweisung. Das zentrale Anliegen der Studie war die Untersuchung simultaner psychophysiologischer Reaktionsmuster. Dies dürfte außerhalb des gewählten Rahmens kaum möglich sein und ist als deutlicher Vorteil zu sehen. Die häufig erwähnten Nachteile des Vorgehens sind eine fragliche ökologische Validität und eine fragliche Generalisierbarkeit. Neben den klassischen Validitätsaspekten sind Fragen nach der Strukturähnlichkeit, d.h. inwiefern ein gleicher "Geschehenstypus" vorliegt, zu berücksichtigen (Fahrenberg & Myrtek, 2001, S. 663).

Welche Strukturähnlichkeit ist gegeben, welche Extrapolationen und Generalisierungen wären notwendig, um einen relevanten Placeboeffekt unter natürlichen Bedingungen zu vermuten?

Vor diesen Fragen nach Generalisierungen stellt sich die Frage nach der Validität der Ergebnisse, der Möglichkeit eines reinen Artefakts. Hier sind vorab mindestens zwei Kategorien von Artefakten zu unterscheiden.

Zum einen reine Artefakte, die auf Fehlbeurteilungen beruhen, derart, daß etwas angenommen wird, was nicht da ist. Hierunter fallen auch Vorwürfe die der Placeboliteratur in jüngster Zeit gehäuft gemacht werden. Ein Effekt werde als Placeboeffekt im Sinne einer Besserung interpretiert, ohne daß Referenzen einbezogen werden, die eine Abgrenzung vom natürlichen Verlauf gestatten. Dies ist in der vorliegenden Studie über das gewählte Design sorgfältig vermieden worden.

Schwieriger sind Artefakte zu beurteilen, die einen gewissen Realitätsgehalt haben. Diese Effekte sind zu identifizieren und zu beschreiben, aber die Ursache ist unbestimmt. Hierunter fällt der auch in der Placeboliteratur oft genannte Hawthorne Effekt. Dieser Effekt beschreibt positive Veränderungen bei Studienteilnehmern (im Original in der Arbeitswelt) die aber nicht aufgrund bestimmter Studienbedingungen zustande kommen, sondern allein auf die vermehrte Aufmerksamkeitszuwendung zurückzuführen sind. In der Praxis dürfte der Effekt schwer aufzutrennen sein und wohl zu einer Anhäufung von als unspezifisch deklarierten Effekten führen. Ein weiteres Problem sind Effekte, die den Aufforderungscharakteristika oder der Klientenerwartung zuschreiben sind. Nach Wilkins (1978) sind diese beiden Elemente empirisch nicht lösbar. In der sozialpsychologischen Literatur (u.a. Bungard, 1984) hat eine eingehende Beschäftigung mit dem Artefaktproblem stattgefunden. Möglicherweise stellt sich das Problem beim Placebophänomen im Rahmen psychophysiologischer Forschung in einer anderen Akzentuierung. Im Vordergrund steht nicht eine Modellentwicklung für eine Ursachenzuschreibung, sondern die Realität oder Substanz eines Effekts. Die in Ansätzen erkennbare Konvergenz von psychologischer und physiologischer Ebene könnte ein Indiz für die Realität der vorgefundenen Effekte sein. In letzter Konsequenz sind Artefakte jedoch nur annäherungsweise auszuschließen.

Unter Voraussetzung eines validen und substantiellen Effekts können zu den eingangs erwähnten Fragen nach der Generalisierbarkeit und Strukturähnlichkeit weitere Überlegungen angestellt werden.

Die erste Verallgemeinerung betrifft die Personenstichprobe. Untersucht wurden männliche Studenten, die sich tendenziell durch geringe Ängstlichkeit und Neurotizismus auszeichneten. Es gibt Hinweise in der Literatur und eine Bestätigung durch die vorgelegte Studie, daß beide Merkmale positiv mit Placeboreaktivität korreliert sind. In einer unausgelesenen Stichprobe könnten damit in einer kontinuierlichen Fortschreibung stärkere Effekte erwartet werden.

Die zweite Verallgemeinerung betrifft die Situationsstichprobe. Die Applikation der Placebos erfolgte ohne Verlangen von Seiten der Probanden. Diese waren gesund und nicht in einer Lebenssituation, die durch Krankheit, Ängstlichkeit und Streß gekennzeichnet war. Die strukturelle Ähnlichkeit mit einer therapeutischen Situation ist damit relativ gering und beschränkt sich allein auf die Applikation eines Medikaments. Das Verlangen nach Heilung, sowie Ängstlichkeit und Streß werden als Prädiktoren einer Placeboreaktion angesehen. Die spekulative Annahme liegt nahe, daß eine Reaktion die unter verhältnismäßig normalen Bedingungen auftritt, stärker ausgeprägt sein würde unter veränderten Bedingungen mit persönlichem Leidensdruck. Innerhalb der Studie konnte gezeigt werden, daß Placeboreaktoren aktuell ein herabgesetztes Allgemeinbefinden berichten, Placeboreaktivität also mit einer Leidenskomponente (Beecher, 1984) gekoppelt ist. Eine gewisse Nähe zur Medikamenteneinnahme unter Alltagsbedingungen könnte gegeben sein. Dennoch könnte die Verallgemeinerung von einem verhältnismäßig normalen, jedenfalls nicht erkrankten, Zustand auf einen leidenden Zustand und eine therapeutische Situation noch eine wesentliche Diskontinuität in sich bergen.

Eine weitere Facette dieses Problems ist in einer dritten Verallgemeinerung zu nennen. Der Placebo Stimulus wurde mit dem Charakter der Beiläufigkeit in einer Studie mit wissenschaftlicher Cover Story gesetzt. Die geschah zwar in einem medizinisch-technischen Ambiente, mit einer sorgfältigen Ernsthaftigkeit, aber ohne jeglichen therapeutischen Impetus. Gerade das heilende Ritual wird aber als begünstigendes Moment für die Placeboreaktion genannt.

Die vierte Verallgemeinerung betrifft die Placeboreaktion. In der vorgestellten Studie waren ein deutlicher subjektiver Effekt und ein schwächerer physiologischer Effekt bei gesunden Studienteilnehmern zu erkennen. Diese Effekte sind naturgemäß weder symptomatisch noch kurativ. Um von einem, möglicherweise sehr bewußtseinsnahen und vermutlich durch die Atmung vermittelten, Effekt auf eventuelle Besserungen unter mißlichen Umständen zu schließen, wären etliche Zwischenschritte notwendig. Zudem ist das Ziel der Verallgemeinerung unbestimmt. Für eine Verallgemeinerung müßte eine Indikation benannt und Zielkriterien angenommen werden. Dies ist nicht möglich. Verallgemeinerungen müssen hier auf Reaktionskomponenten beschränkt bleiben. Dies war jedoch auch genau eine der Hauptfragestellungen. Die Frage war: gibt es psychophysiologische Effekte die sich auch in objektiv physiologischen Kriterien beschreiben lasse. Die Ergebnisse lassen auf ausgeprägte Effekte auf der subjektiven Ebene verbunden mit physiologischen Effekten bei gesunden Studienteilnehmern schließen. Diese Vermutung wird durch die vorliegende Untersuchung gestützt. Alle genannten Verallgemeinerungen würden auch die Existenz von Placeboeffekten bei Patienten vermuten lassen. Dies ist hier jedoch nicht untersucht worden und hat spekulativen Charakter.

Unter wohl definierten Umständen könnte sich jedoch abzeichnen, daß Robert Ader (2001) beizupflichten ist, wenn er auf die Frage nach Existenz und Wirkweise von Placebos formuliert:
"It's not all in your head, and it can make you feel better".

5. Zusammenfassung

In einem randomisierten kontrollierten Laborexperiment wurde der Einfluß zweier Placeboapplikationen (Sedativum vs. Stimulans) im Vergleich mit einer Kontrollgruppe auf psychophysiologische Reaktionsmuster in einem Gruppendesign mit Meßwiederholung untersucht. Cover Story war die Untersuchung von Konzentrationsleistungen bei unterschiedlicher Wachheit. Zwei Aufgaben wurden verwendet (Vigilanz, Kopfrechnen). An der Studie nahmen 128 gesunde Pbn teil. Erhoben wurden Leistungskennwerte, subjektive Einstufungen und physiologische Daten (Atmung, kardiovaskuläre Kennwerte).

Die Ergebnisse zeigten hoch signifikante Effekte in den Befindenseinstufungen in Richtung der Instruktion, physiologische Unterschiede vereinbar mit der Instruktion und keine Unterschiede in den Leistungsbeurteilungen. Die Abfolge der Effekte bestätigt damit die der Literatur berichtete unterschiedliche Sensitivität der drei Funktionsbereiche für Placeboeffekte. Subjektive Effekte waren in der berichteten Wachheit und Anspannung, Aspekten der Leistungsbeurteilung sowie in Nebenwirkungen des Placebos zu beobachten. Die physiologischen Unterschiede waren in unterschiedlichen Atmungsmustern und kardiovaskulären Mustern zu erkennen. Unklar bleibt, inwieweit kardiovaskuläre Veränderungen durch diese Atmungsmuster vermittelt wurden. Die individuelle Placeboreaktivität wies in Übereinstimmung mit der Literatur Zusammenhänge zu einem herabgesetzten psychischen Allgemeinbefinden (habituell & aktuell) sowie dem spezifischen Merkmal des Medikamentenkonsums (Vitamine etc.) auf.

Die in jüngerer Zeit geäußerten Zweifel an der generellen Existenz eines Placeboeffekts konnten insgesamt nicht genährt werden. Die komplette Reduzierung des Effekts auf ein rein psychisches Phänomen (mind-on-mind) erscheint nicht gerechtfertigt. Innerhalb gewisser Grenzen ist eine physische Komponente der Placeboreaktion erkennbar (mind-on-body).

Literaturverzeichnis

Abele-Brehm, A. & Brehm, W. (1986). Zur Konzeptualisierung und Messung von Befindlichkeit. Die Entwicklung der "Befindlichkeitsskalen" (BFS). *Diagnostica, 32*, 209-228.

Abels, D.(1965). *Der Konzentrations-Verlaufs-Test (K-V-T)* (2. Aufl.). Göttingen: Hogrefe.

Ader, R. (1985). Conditioned Immunopharmacological Effects in Animals: Implications für a Conditioning Model of Pharmacotherapy. In: L. White, B. Tursky & G.E. Schwartz (Eds.), *Placebo. Theory, Research, and Mechanism* (pp. 306-136). New York: Guilford Press.

Ader, R. (2000). The placebo effect: If it's all in your head, does that mean you only think you feel better? *Advances in Mind -- Body Medicine, 16*, 7-12.

Ader, R. (2001). Much ado about nothing. *Advances in Mind - Body Medicine, 17*, 293-295.

Amanzio, M. & Benedetti, F. (1999). Neuropharmacological dissection of placebo analgesia expectation-activated opioid systems versus conditioning- activated specific Subsystems. *Journal of Neuroscience, 19*, 484-494.

Antoni, H. (1995). Mechanik der Herzaktion. In: R.F. Schmidt & G. Thews (Hrsg.), *Physiologie des Menschen* (26. Aufl.) (Kap. 22, S. 448-471) Berlin: Springer.

Backhaus, K. (1996). *Multivariate Analysemethoden* (7. Aufl.). Berlin: Springer.

Bailar III, J.C. (2001). The Powerful Placebo and the Wizard of Oz. *New England Journal of Medicine, 344*, 1630-1632

Balint, M, (1957). *Der Arzt, sein Patient und die Krankheit*. Stuttgart: Ernst Klett.

Barsky, A.J., Saintfort, R., Rogers, M.P. &, Borus, J.F. (2002). Nonspecific medication side effects and the nocebo phenomenon. *JAMA, 287*, 622-627.

Bartholomew, R. & Wessely, S.(2002). Protean nature of maß sociogenic illness. *The British Journal of Psychiatry, 180*, 300-306.

Becker, S. (1996). *Zur Psychophysiologie unspezifischer Arzneimittelwirkungen am Beispiel des Effektes von Diazepam und Placebo auf subjektive Befindlichkeit und Augenbewegung*. Egelsbach: Hänsel-Hohenhausen

Beecher, H.K. (1955). The powerful placebo. *Journal of the American Medical Association, 159*, 1602-1606.

Beecher, H.K. (1960). Increased stress and the effectiveness of placebos and "active" drugs. *Science, 132*, 91-92

Beecher, H.K. (1968). Placebo effects of situations, attitudes, and drugs. A quantitative study of suggestibility. In: K. Rickles (Ed.), *Non-specific factors in drug therapy*. Springfield, Illinois: Charles C. Thomas.

Beecher, H.K., Keats, A.S. Mosteller, F. & Lasagna, L. (1953). The Effectiveness of oral Analgesics and the Problem of Placebo "Reactors" and "Non-Reactors". *Journal Pharmacology & experimental Therapeutics, 09 ,393-400.

Beecher, K.H. (1984). Die Placebowirkung als unspezifischer Wirkungsfaktor. In: Paul-Martini-Stiftung (Ed.), *Placebo - das universelle Medikament* (S.25-42). Mainz: MPS.

Benedetti, F. (1996). The opposite effects of the opiate antagonist naloxone and the cholecystokinin antagonist proglumide on placebo analgesia, *Pain, 64*, 535-543.

Benedetti. F., Amanzio, M. & Maggi, G.(1995). Potentiation of placebo analgesia by proglumide, *Lancet, 346*, 1231.

Benson, H. (1975). *The Relaxation Response*, William Morrow, New York.

Benson, H. (1997). *Heilung durch Glauben*. München: Wilhelm Heyne Verlag . engl. Orig. (*1996*). *Timeless healing*. New York: Scribner.

Benson, H., & Epstein, M.D. (1975). The placebo effect. A neglected asset in the care of patients. *JAMA, 232*, 1225-1227.

Benson, H., & McCallie, D.P., Jr. (1979). Angina pectoris and the placebo effect. *New England Journal of Medicine, 300*, 1424-1429.

Berekoven, L., Eckert, W. & Ellenrieder, P. (1991). *Markforschung. Methodische Grundlagen und praktische Anwendung*. München: Gabler.

Bieri, P. (1981). *Analytische Philosophie des Geistes*. Königstein: Anton Hain.

Binz, U. (1977). Das Placebo-Phänomen. Inaugural Dissertation, Mannheim.

Birbaumer, N. & Bock, K.WW. (1998). Multiple Chemical Sensitivity: Schädigung durch Chemikalien oder Nozeboeffekt. *Deutsches Ärzteblatt, 95*,A-91.

Birbaumer, N. & Schmidt, R.F. (1999). *Biologische Psychologie* (4. Aufl.). Berlin: Springer.

Blackwell, B., Bloomfield, S.S. & Buncher, C.R. (1972). Demonstration to medical students of placebo responses and non-drug factors. *Lancet, 1972*, 1279-1282.

Blanz, M. (1988). *Sozialpsychologische Ansätze zur Analyse von Placeboeffekten in medizinischen und psychotherapeutischen Behandlungen*. Unveröffentl. Phil. Dissertation, Marburg.

Blanz, M. (1991). Plazebos: Medizinhistorische Aspekte und Definitionsansätze. *Fortschritte der Neurologie, 59*, 361-370.

Blanz, M. (1993). Das Placebo-Phänomen aus sozialpsychologischer Perspektive. Zur Rolle von Erwartungen. In: H.-H. Abholz (Hrsg), *Jahrbuch für kritische Medizin*, Bd.21 (S.56-76). Hamburg: Argument-Verlag.

Bodem, S.H. (1994). Bedeutung der Placebowirkung in der praktischen Arzneitherapie. *Pharmazeutische Zeitung, 139*, 9-19

Borkovec, T.D. (1985). Placebo: Defining the Unknown . In: L. White, B. Tursky & G.E. Schwartz (Eds.), *Placebo. Theory, Research, and Mechanism*. (pp. 59-64). New York: Guilford Press.

Bornschein, S., Hausteiner.C., Zilker, T., Bickel, H. &Förstl, H. (2000). Psychiatrische und somatische Morbidität bei Patienten mit vermuteter Multiple Chemical Sensitivity (MCS). *Nervenarzt, 71*, 737 –744.

Bortz, J. (1990). *Verteilungsfreie Methoden in der Biostatistik*. Berlin: Springer.

Bortz, J. (1993). *Statistik für Sozialwissenschaftler*. (4. Aufl.) Berlin: Springer.

Brody, H. & Brody, D. (2000). Three perspectives on the placebo response: Expectancy, conditioning, and meaning.. *Advances in Mind - Body Medicine, 16*, 216-233.

Brody, H. & Brody, D. (2002). *Der Placebo Effekt. Die Selbstheilungskräfte unseres Körpers*. München: dtv. Engl Orignalausgabe: (2000 The Placebo Response. NY: Cliff Street Books..

Brody, H. & Weismantel, H.B. (2001). A challenge to core beliefs. *Advances in Mind-Body Medicine, 17*, 296-298.

Brody, H. (1980). *Placebo and the philosophy of medicine*. Chicago: The Chicago University Press.

Brody, H. (2000). The vast majority of drug studies offer little if an evidence to support .... *Advances in Mind - Body Medicine, 16*, 14-16.

Brune, K. (2001). Narkotische Analgetika (Optiate und Opioide). In: K. Brune, A. Beyer & M. Schäfer (Hrsg.), *Schmerz –Pathophysiologie, Pharmakologie, Therapie* (S.33-45). Berlin: Springer.

Brüntrup, G. (1996). *Das Leib-Seele-Problem*. Stuttgart: Kohlhammer.

Bunge,M. (1984). *Das Leib-Seele-Problem. Ein psychobiologischer Versuch*. Tübingen: Mohr.

Buske-Kirschbaum, A. (1995). *Klassische Konditionierung von Immunfunktionen beim Menschen*. Weinheim: Beltz Psychologie Verlags Union.

Busse, R. (1995). Gefäßsystem und Kreislaufregulation. In: R.F. Schmidt & G. Thews (Hrsg.), *Physiologie des Menschen* (26. Aufl.) (Kap. 24, S. 498-564) Berlin: Springer.

Cardena, E. & Kirsch, I. (2000). What is so special about the placebo effect? *Advances in Mind - Body Medicine, 16*, 16-18.

Carrier, M. & Mittelstraß, J. (1989). *Geist, Gehirn, Verhalten. Das Leib-Seele-Problem und die Philosophie der Psychologie*. Berlin: de Gruyter.

Classen, W. & Feingold, E. (1985). Use of placebos in medical practice. *Pharmacopsychiatry, 18*, 131-135.

Crowe, R., Gage, H., Hampson, S., Hart, J., Kimber, A., & Thomas, H. (1999). The role of expectancies in the placebo effect and their role in the delivery of health care: A systematic review. *Health Technology Assessment, 3*, 1-98.

Dahme, B., Maß, R., Richter, R. (2001). Physiologische Grundlagen und Methoden der respiratorischen Psychophysiologie. In F. Rösler (Hrsg.), *Grundlagen und Methoden der Psychophysiologie*, S. 485-549. Göttingen: Hogrefe.

Dalbert, C.& Schmitt, M. (1986). Einige Anmerkungen und Beispiele zur Formulierung und Prüfung von Moderatorhypothesen. *Zeitschrift für Differentielle und Diagnostische Psychologie, 7*, 29-43.

De Craen, A. J. (2002) Book Review: The Science of the Placebo: Toward an Interdisciplinary Research Agenda edited by Guess, H.A., Kleinmann, A., Kusek, J.W. & Engel, L.W. , *British Medical Journal, 316*, 1396.

De Craen, A.J., Roos, P.J., Vries, A.L. & Kleijnen, J. (1996). Effect of colour of drugs: systematic review of perceived effect of drugs and of their effectiveness. *British Medical Journal, 313*, 1624-1626.

De Craen, A.J., Tijssen, J.G., de Gans, J. & Kleijnen J. (2000). Placebo effect in the acute treatment of migraine: subcutaneous placebos are better than oral placebos. *Journal of Neurology, 247*, 183-188.

De la Fuente-Fernandez, R. & Stoessl, A. J. (2002). The placebo effect in Parkinson's disease. *Trends in Neurosciences, 25*, 302-206.

DGZMK Deutsche Gesellschaft für Zahn-, Mund- und Kieferheilkunde (1997). Komplementäre Verfahren" in der Zahnheilkunde. http://www.dgzmk.de/stellung/komplementverfahren.pdf Auch in *Deutsche Zahnärztliche Zeitschrift, 52*, 318-334.

Di Blasi, Z., Harkness, E., Ernst, E., Georgiou, A., & Kleijnen, J. (2001). Influence of context effects on health outcomes: A systematic review. *Lancet, 357*, 757-762.

Diehl, J.(1979). *Varianzanalyse*. Frankfurt: Fachbuchhandlung für Psychologie.

Dienstfrey, H. (2000). Tabulating the results. *Advances in Mind- Body Medicine, 16*, 28-32.

Dieterle, W. & Myrtek, M. (1991). Cardiac reactivity as a function of fitness (Abstract). In A.J.W. Boelhouwer & C.H.M. Brunia (Eds*.). Proceedings of the First European Psychophysiology Conference.* Tilburg: The Netherlands.

Dieterle, W. (1988). *Psychophysiologische Reaktionsmusert bei Erfolg und Mißerfolg*. Unveröffentlichte Diplomarbeit, Universität Freiburg i.Br.

Dott, W. & Saß, H. (1998) (Hrsg.) *1. Aachener Symposium Umwelt und Psyche am Institut für Hygiene und Umweltmedizin-* Abstracts. http://134.130.11.45/rwth/hygiene/kongress/abstracts.html.

Ehlers, T. & Merz, F. (1966). *Erfahrungen mit einem Fragebogen zur Erfassung der Leistungsmotiviertheit*. Marburg: Psychologisches Institut.

Eimeren, W.v. (1986). Im Placebo-Konzept implizite Vorstellungen über Wirksamkeit und deren Auswirkungen auf die Pharma-Markt-Gestaltung. In: H. Hippius, K. Überla, G. Laakmann & J. Hasford (Hrsg.), *Das Placebo-Problem* (S.23-28). Stuttgart: G. Fischer.

Engel, L.W.; Guess, H. A.; Kleinman, A. Kusek, J. W. (2002) (Eds.). *The Science of the Placebo. Toward an Interdisciplinary Research Agenda.* London: BMJ Book.

Ernst, E. & Resch,K.L. (1995) Concept of true and perceived placebo effects. *British Medical Journal, 311*, 551-553.

Evans, F.J. (1973). The placebo response in pain reduction. *Advances in Neurology, 4*, 289-296.

Evans, F.J. (1977). Suggestibility in the normal waking state. *Psychological Bulletin, 67*, 114-129.

Evans, F.J. (1985). Expectancy, Therapeutic Instructions, and the Placebo Response. In: L. White, B. Tursky & G.E. Schwartz (Eds.), *Placebo. Theory, Research, and Mechanism.* (S.215-228). New York: Guilford Press.

Evans, F.J. (1989). Die Unabhängigkeit von Suggestibilität, Placeboreaktion und Hypnotisierbarkeit. *Experimentelle und Klinische Hypnose, 5*, 1-17.

Fahrenberg, J. & Foerster, F. (1989). *Nicht-invasive Methdoik für die kardiovasculäre Psychophysiologie.* Frankfurt: Lang.

Fahrenberg, J. (1975). Die Freiburger Beschwerdeliste FBL. *Zeitschrift für klinische Psychologie, 4*, 79-100.

Fahrenberg, J. (1979). Das Komplementaritätsprinzip in der psychophysiologischen Forschung und psychosomatischen Medizin. *Zeitschrift für Klinische Psychologie und Psychotherapie, 27*, 151-167.

Fahrenberg, J. (1983). Psychophysiologische Methodik. In: H. J.Groffmann. & L. Michel (Ed.) (1983). *Enzyklopädie der Psychologie*, Serie II, Band 4, Verhaltensdiagnostik (S.1-192). Göttingen: Hogrefe.

Fahrenberg, J. (1989). Einige Thesen zum psychophysiologischen Problem aus Sicht de psychophysiologischen Forschung. In: W. Marx (Hrsg.), *Philosophie und Psychologie. Leib und Seele – Determination und Vorhersage.* (S. 9-35). Frankfurt: Klostermann.

Fahrenberg, J. (1992). Komplementarität in der psychophysiologischen Forschung. Grundsätze und Forschungspraxis. In E.P. Fisher, H.S. Herzka & K.H. Reich (Hrsg.), *Widersprüchliche Wirklichkeit. Neues Denken in Wissenschaft und Alltag - Komplementarität und Dialogik* (S. 43-77). München: Piper.

Fahrenberg, J.& Myrtek, M. (2001). Ambulantes Monitoring und Assesment. In: F. Rösler. *Grundlagen und Methoden der Psychophysiologie (* S. 657-798). Göttingen: Hogrefe.

Fahrenberg, J., Hampel, R. & Selg, H. (1984). *Das Freiburger Persönlichkeits-Inventar FPI. Revidierte Fassung FPI-R und teilweise geänderte Fassung FPI-A1.* Handanweisung (4. rev. Aufl.). Göttingen: Hogrefe.

Fahrenberg, J., Walschburger, P., Foerster, F., Myrtek, M. & Müller, W. (1979). *Psychophysiologische Aktivierungsforschung: Ein Beitrag zu den Grundlagen der multivariaten Emotions- und Stress-Theorie.* München: Minerva.

Fiedler, N., Kiepen, H.M., DeLuca, J., Kelly-McNeil,. K., Natelson, B. (1996). A controlled comparison of multiple chemical sensitivities and chronic fatigue syndrome. *Psychosomatic Medicine, 58*, 38-49.

Foerster,F. (1984). *Computerprogramme zur Biosignalanalyse.* Berlin: Springer.

Foerster,F. (1994). *Über die Probleme von Ausgangswertabhängigkeiten und Reaktions-Skalierungen.* (Forschungsbericht Nr.104). Freiburg i. Br.: Universität, Psychologisches Institut.

Frank, D.R. (1982). *Differentielle Pharmakopsychologie - Ein Beitrag zur Addiivität des Placeboeffekts.* Weinheim: Beltz.

Frank, J.D. (1969). Common features accounts for effectiveness. *International Journal of Psychiatry, 7*, 122-127.

Frank, J.D. (1981). *Die Heiler.* Stuttgart: Klett-Cotta. (*Original: 1961. Persuasion and healing. A comparative study of psychotherapy.* Baltimore: Johns Hopkins University Press.

Fricke, U. (1983). Placebo – ein Aspekt der Placebotherapie. *Medizinische Monatsschrift für Pharmazeuten*, 6, 356-368.

Gallimore, R.G. & Turner, J.L. (1997). Contemporary studies of the placebo phen. In: M.E. Jarvik (Ed.), *Psychopharmacology in the practice of medicine.* New York: Appleton-Century-Crofts.

Gauler, T. C. & Weihrauch, T.R. (1997). *Placebo - ein wirksames und ungefährliches Medikament?.* München: Urban & Schwarzenberg.

Gheorghiu, V. A, Gehm, T., Vaitl, D. & Hehl, F.J. (1989) : Objektive und vorgetäuschte Stimulation: Eine empirische Untersuchung zur Wirkung indirekter Suggestion auf die Motorik. *Archiv für Psychologie, 141,* 127-137.

Gheroghiu, V.A., Grimm, H.-J., & Hodapp, V. (1978). Standardisierung einer Skala zur Erfassung der sensorischen Suggestibilität (indirekte Variante) an Schülern der Sekundarstufe II., *Diagnostica, 24,* 350-361.

Glaeske, G. & Janhsen, K. (2001). *GEK-Arzneimittel-Report 2001. Auswertungsergebnisse der GEK-Arzneimitteldaten aus den Jahren 1999-2000.* Sankt Augustin: Asgard Verlag.

Goller, H. (1992). *Emotionspsychologie und das Leib-Seele-Problem.* Stuttgart: Kohlhammer.

Gøtzsche, P. (1994). Is there logic in the placebo? *Lancet, 1994,* 925-926.

Gracely, R.H., Wolksee, P.J., Deeter, W.R. & Dubner, R (1982). Naloxone and placebo alter postsurgical pain by independet mechanisms. *Society for Neuroscience Abstracts, 8,* 264.

Gravenstein, J.S (1957) Das Leermittel (Placebo) in der klinischen Pharmakologie. *Arzneimittelforschung, 6,* 621-623.

Greene, P. J., Wayne, P.M., .Kerr, C.E., Weiger, W. A., Jacobson, E., Goldman, P., Kaptchuk, T. J. (2001). The powerful placebo: Doubting the doubters. *Advances in Mind-Body Medicine, 17,* 298-307.

Grevert, P., Albert, L.H. & Goldstein, A. (1983). Partial antagonism of placebo analgesia by naloxone. *Pain, 16,* 129-143.

Grevert, P., Albert, L.H. & Goldstein, A. (1985). Placebo Analgesia, Naloxone, and the Role of Endogenous Opioids. In L. White, B. Tursky & G.E. Schwartz (Eds.), *Placebo. Theory, Research, and Mechanism* (pp. 332-350). New York: Guilford Press.

Grünbaum, A. (1985. Explication and Implications of the Placebo Concept. In L. White, B. Tursky & G.E. Schwartz (Eds.), *Placebo. Theory, Research, and Mechanism* (pp. 9-36). New York: Guilford Press.

Guilford, J.P. & Fruchter, B. (1978). *Fundamental statistics in psychology and education.* Tokyo: McGraw-Hill.

Guillemin, R., Vargo, T. & Rossier, J. (1977). Beta-endorphin and adrenocorticotropin are selected concomitantly by the pituitary gland. *Science, 1997*, 1367-1369.

Haas, H.K., Fink, H., Härtfelder, G. (1959). Das Placeboproblem. In: E. Jucher (Hrsg.), *Forschritte in der Arzneimittelforschung*, Bd.I (S.280-454). Basel: Birkhäuser.

Habermann, E. (1994). Wissenschaft, Glaube und Magie in der Arzneitherapie: Manifestationen, Theorie und Bedarf. *Skeptiker*, 7, 4-15.

Habermann, E. (1995). Vergiftet ohne Gift. *Skeptiker*, 8, 92-100.

Hahn, R.A. (1999). Expectations of sickness: Concept and evidence of the nocebo phenomenon. In: I. Kirsch (Ed.), *How expectancies shape experience* (pp. 333-356). Washington, DC: American Psychological Association.

Hahn, R.A.(1997). The nocebo phenomenon: Scope and foundations In: A. Harrington (Ed), *The placebo effect: An interdisciplinary exploration.* (pp.56-76). Cambridge, MA, USA: Harvard University Press.

Hampel, R. (1971). *Entwicklung einer Skala zur Selbsteinschätzung der aktuellen Stimmung.* Phil. Dissertation, Freiburg i. Br.

Hampel, R. (1977). Adjektiv-Skalen zur Einschätzung der Stimmung (SES). *Diagnostica, 23*,43-60.

Harrington, A. (1997) (Ed). *The placebo effect : an interdisciplinary exploration.* Cambridge, Mass. : Harvard University Press.

Herberholt, M., Neumann, W. & P. Pfand-Neumann (2000). Atemtraining. In: W. Neumann, P. Pfand-Neumann & H. Seelbach (Hrsg.). *Integrative Schmerztherapie* (Kap11, S.99-109). Lengerich: Pabst.

Herz, A. (1982). Endorphine und Schmerz. In: W. Keeser, E. Pöppel & P.Mitterhusen (Hrsg.), *Schmerz* (S.69-82). München: Urban & Schwarzenberg.

Hrobjartsson, A. & Gøtzsche, P.C (2001). Core belief in powerful effects of placebo interventions is in conflict with no evidence of important effects in a large systematic review. *Advances in Mind-Body Medicine, 17*, 312-318.

Hrobjartsson, A. & Gøtzsche, P.C. (2001). Is the placebo powerless? An analysis of clinical trials comparing placebo treatment with no treatment. *New England Journal of Medicine , 344*, 1594-1602.

Hrobjartsson, A. (2002). What are the main methodological problems in the estimation of placebo effects? *Journal of Clinical Epidemiology ,55*, 430-435.

Huberty, C.J (1984). Issues in the use and interpretation of discrimant analysis. *Psychological Bulletin, 95*, 156-171.

Jacobs, K.W. & Nordan, F.M. (1979). Classification of placebo drugs: effect of color. *Perceptual and Motor Skills, 49*, 367-372.

Janke, W (1986). Untersuchungen zur Placeboreaktivität: Vorhersagbarkeit der Reaktion gesunder Personen auf Placebo mit Stimulans-Instruktion . In: H. Hippius, K. Überla, G. Laakmann & J. Hasford (Hrsg.), *Das Placebo-Problem* (S.151-169). Stuttgart: G. Fischer.

Janke, W. & Debus, G. (1978). *Die Eigenschaftswörteliste* (EWL). Göttingen: Hogrefe.

Janke, W. (1967). *Experimentelle Untersuchungen zur Wirkungen von Plazebo.* Unveröffentlichte Habilitationsschrift der Math.-Nat. Fakultät der Universität Gießen.

Jellinek,E.M. (1946). Clinical tests on comparativ effectiveness of analgesic drugs. *Biometrics Bulletin, 2,* 87-91.

Jospe, M. (1978), *The placebo effect in healing.* Lexington, MA: Heath.

Joyce, C.R.B. (1957). Consistent differences in individual reactions to drugs and dummies. *British Journal of Pharmacology and Chemotherapy, 14,* 412-521.

Kähler,W.M. (1991). *Statistische Datenanalyse mit SPSS/PC+.* Braunschweig: Vieweg.

Kaptchuk, T.J. (1998). Powerful placebo: The dark side of the randomised controlled trial. Lancet, 351,1722-1725.

Kiene, H. (1994). *Komplementärmedizin - Schulmedizin: der Wissenschaftsstreit am Ende des 20.Jahrhunderts.* Stuttgart: Schattauer.

Kienle, G. S. (1995). *Der sogenannte Placeboeffekt: Illusion, Fakten, Realität.* Stuttgart: Schattauer.

Kienle, G.S. & Kiene, H. (1996). Placebo effect and placebo concept: a critical methodological and conceptual analysis of reports on the magnitude of the placebo effect. *Alternative Therapies in Health & Medicine, 2,* 39-54.

Kienle, G.S. & Kiene, H. (1996). Placeboeffekt and Placebokonzept: eine kritische methodologische und konzeptionelle Analyse von Angaben zum Ausmass des Placeboeffekts. *Forschende Komplementärmedizin, 3,* 121-138.

Kienle, G.S. & Kiene, H. (1997). The powerful placebo effect: fact or fiction? *Journal of Clinical Epidemiology, 50,* 1311-1318.

Kirsch, I. & Sapirstein, G. (1998) Listening to Prozac but hearing placebo: A meta-analysis of antidepressant medication. *Prevention & Treatment,*1,np. http://journals.apa.org/prevention/volume1/pre0010002a.html

Kirsch, I. & Scoboria, A. (2001). Apples, oranges, and placebos: Heterogeneity in a meta-analysis of placebo effects. *Advances in Mind-Body Medicine, 17,* 307-309.

Kirsch, I. (1978). The placebo effect and the cognitive-behavioral revolution. *Cognitive Therapy and Research, 2,* 255-264.

Kirsch, I. (1999) (Ed.). *How expectancies shape experience.* Washington, DC: American Psychological Association.

Kirsch, I. (1999). *How expectancies shape experience.* Washington, DC: American Psychological Association.

Kissel, P. & Barrucand, D. (1964). *Placebos et effet placebo en medecine.* Paris Massen.

Kolata, G. (2001). Placebo Effect Is More Myth Than Science, Study Says.. *New York Times.*May 24, 2001. Late Edition - Final, Section A, Page 20, Column 1.

Kofler, W. (1995). Toxicopie - Placebo im Umweltbereich. In: A. Stacher (Hrsg.), *Placebo und Placebophänomen* (S.100-148). Wien: Facultas.

Kohnen,R. & Lienert, G.A. (1986). Placebo Effekte - Ein Phänomen der Untersuchungsmethode? In: H. Hippius, K. Überla, G. Laakmann & J. Hasford (Hrsg.), *Das Placebo-Problem* (S.49-58). Stuttgart: G. Fischer.

Krampen, G. (1979). Differenzierung des Konstrukts der Kontrollüberzeugung. Deutsche Bearbeitung und Anwendung der IPC-Skalen. *Zeitschrift für experimentelle und angewandte Psychologie, 24*, 573-595.

Krampen, G. (1981). *Fragebogen zur Kontrollüberzeugung IPC*. Göttingen: Hogrefe.

Kroeber-Riel, Werner (1999). *Konsumentenverhalten*. München: Vahlen.

Kubicek, W.G., Patterson, R.P. & Witsoe, D.A. (1974). Impedance cardiography as a noninvasive method of monitoring cardiac functions and other parameters of the cardiovascular system. *Annals of the New York Academy of Sciences, 170*, 724-734.

Kuby, L. (2001). *Faith and the Placebo Effect*. Novato: Origin Press.

Kuhl, J. (1983). *Motivation, Konflikt und Handlungskontrolle*. Berlin: Springer.

Kuhl, J. (1988*). Fragebogen zur Erfassung der Handlungskontrolle HAKEMP 85*. Persönliche Mitteilung.

Kuhmann W., Lachnit, H. & Vaitl, D. (1985). The quantification of experimental load: Methodological and empirical issues. In: A. Steptoe, H. Rüddel & H. Neuss (Hrsg.). *Clinical and methodological issues in cardiovascular psychophysiology* (S. 45-52). Berlin: Springer.

Kuschinsky, G. (1975). Wirkungen und Indikationen von Placebo. *Deutsches Ärzteblatt, 72*, 663-667.

Küthe, E. & Venn, A. (1996). *Marketing mit Farben*. Köln: DuMont.

Labarge, A.,S. & McCaffrey, R. J. (2000). Multiple chemical sensitivity: A review of the theoretical and research literature. *Neuropsychology Review, 10*, 183-211.

Langer, G. (1987). Placebo: Jenseits von "Schein" und "Störgröße". Argumente für die Aufwertung eines bedeutenden protherapeutischen Begriffs ("Aura Curae"). *Wiener klinische Wochenschrift [Suppl.], 175*,1-20.

Lasagna, L. (1986). The placebo effect. *Journal of Allergy & Clinical Immunology, 78*, 161-165.

Laux, L., Glanzmann, P., Schaffner , P. & Spielberger, C.D (1981). *Das State-Trait-Angstinventar. Theoretische Grundlagen und Handanweisung*. Weinheim: Beltz.

Lehman, H.E. & Knight, D.A. (1960). Placebo-proneness and placebo-resistance of different psychological functions. *Psychiatric Quarterly, 34*, 506-516.

Leuchter, A. F., Cook, I. A., Witte, E. A., Morgan, M., Abrams, M. (2002). Changes in Brain Function of Depressed Subjects During Treatment With Placebo. *American journal of psychiatry, 159*, 122-129.

Levick, J.R. (1995). *An introduction to cardiovascular physiology*. (2nd ed.). Oxford: Butterworth-Heinemann.

Levine, J.D., Gordon, N.C. & Fields, H.L. (1978). The mechanism of placebo analgesia. *Lancet, 23*, 654-657.

Levine, J.D., Gordon. N.C. & Fields, H.L. (1979). Naloxone dose dependently produces analgesia and hyperalgesia in postoperative pain. *Nature, 278*, 740-741.

Lewis, J. A., Jonsson, B., Kreutz, G., Sampaio, C. & van Zwieten-Boot, B. (2002). Placebo-controlled trials and the Declaration of Helsinki. *Lancet, 359*, 1337-1340.

Liberman, R. (1962). An analysis of the placebo phenomenon. *Journal of chronic disease, 15*, 761-783.

Lienert,G. & Raatz, U. (1994). *Testaufbau und Testanalyse.* 5.Aufl. Weinheim: Beltz.

Lovallo, W. (1975). The cold pressor test and autonomic function: A review and integration., *Psychophysiology, 12*, 268-282.

Lucchelli, P.E., Cattaneo, A.D., Zattony, J. (1978). Effect Capsule Colour and Order of Administration of Hypnotic Treatments. *European Journal of Clinical Pharmacology, 13*, 153-155.

Lüer, G. (1987). *Allgemeine experimentelle Psychologie.* Stuttgart: Fischer.

Lundh, G.H. (1987). Placebo, Belief and Health. A cognitive-emotional modell. *Scandinavian Journal of Psychology, 28*, 128-143.

Magometschnigg, D. (1995). Placebo aus Sicht des klinischen Pharmakologen. In: A. Stacher (Hrsg.), *Placebo und Placebophänomen* (S.32-42). Wien: Facultas.

Maurer, Yvonne (1987). *Körperorientierte Psychotherapie: Behandlungskonzepte, Erfahrungen, Beispiele.* Stuttgart: Hippokrates Verlag.

McDonald, C.J., Mazzuca, S.A., & McCabe, G.P., Jr. (1983). How much of the placebo 'effect' is really statistical regression? *Statistics in Medicine, 2*, 417-427.

Meister W. & Niebel, J. (1986). Mißbrauch und internistische Indikationen der Placebotherapie. 127 In: H. Hippius, K. Überla, G. Laakmann & J. Hasford (Hrsg.), *Das Placebo-Problem* (S.117-126). Stuttgart: G. Fischer.

Messer, S.B & Wampold, B.E. (2002). Let's Face Facts: Common Factors Are More Potent Than Specific Therapy Ingredients. *Clinical Psychology: Science and Practice, 9*, 21-25.

Meyer, U.A. & Kindli, R. (1989). Plazebos und Nozebos. *Therapeutische Umschau, 46*, 544-554.

Miller, J.C. & Horvath, S.M. (1978). Impedance Cardiography. *Psychophysiology, 15*, 80-91.

Moerman, D. E. & Jonas, W. B. (2000). Toward a research agenda on placebo. *Advances in Mind - Body Medicine, 16*, 33-46.

Moerman, D.E .(1982) General medical effectiveness and human biology: Placebo effects in the treatment of ulcer disease. *Medical Anthropology Quarterly, 14*, 13-15.

Moerman, D.E.. & Jonas, W.B. (2002). Deconstructing the Placebo Effect and Finding the Meaning Response. *Annals of Internal Medicine, 136*,471-476.

Momburg, M. (1998). *Rationales ärztliches Handeln in der Allgemeinmedizin zwischen Evidenz-basierter Medizin, Compliance und Placebophänomenen.* http://www.symposion.com/MediChart/

Montgomery, G. H., & Kirsch, I. (1996a). Classical conditioning and the placebo effect. *Pain, 72,* 107-113.

Mücke, W. (1999). *Tagungsberichte: Chemikalien-Syndrome - Fiktion oder Wirklichkeit?* Tagung an der Medizinischen Fakultät der TU München am 22.3.99. http://www.scientificjournals.com/db/pdf/ufp%2F4%2Fufp4_153_154.pdf auch Umweltmed Forsch Prax 4(3) 153-154

Mück-Weymann, M. (1999). *Prozeß versus Handlung : ist die Atmung als Prozeß oder als Handlung zu verstehen? ; ein Beitrag zur Medizintheorie.* Schriftenreihe Biopsychologie, Psychosomatik ; Bd. 1 Lage: Jacobs.

Myrtek, M. & Foerster, F. (1986). The law of initial value : A rare exception. *Biological Psychology, 22,* 227-237.

Myrtek, M. (1980). *Psychophysiologische Konstitutionsforschung. Ein Beitrag zur Psychosomatik.* Göttingen: Hogrefe.

Myrtek, M. (1998). *Gesunde Kranke - kranke Gesunde. Psychophysiologie des Krankheitsverhalten.* Bern: Huber.

Netter, P. (1977). Der Placebo Effekt. *Münchner Medizinische Wochenschrift. 119,* 203-208.

Netter, P. (1980). Suggestibilität und Medikamentenwirkung. *Medizinische Psychologie, 6,* 195-213.

Netter, P. (1986). Systematik der am Placeboeffekt beteiligten Faktoren und Beispiele für ihre statistischen Wirkungen und Wechselwirkungen. In: H. Hippius, K. Überla, G. Laakmann & J. (Hrsg.), *Das Placebo-Problem,* (S.61-76). Stuttgart: G. Fischer.

Netter, P., Classen, W. & Feingold, E. (1986). Das Placeboproblem. In: B. Müller-Oerlinghausen, U. Schwabe, W. Dölle (Hrsg.), *Grundlagen der Arzneimitteltherapie.* (S. 355-366). Mannheim: Bibliographisches Institut Mannheim.

NZZ Neue Zürcher Zeitung (05.09.2001) Überschätzter Placeboeffekt? (S. 69)..

NZZ am Sonntag, (30.06.2002). Jeder Krankheit ihr eigenes Placebo..(S. 81)

Pennebaker, J.W. & Epstein, D. (1983). Implicit psychophysiology: Effects of common beliefs and idiosyncratic physiological responses on symptom reporting. *Journal of Personality, 51,* 468-496.

Pepper, O.H.P. (1945). A note to the placebo. *American Journal of Pharmacy, 117,*409-412.

Petrovic, P M. & Ingvar, M. (2002). Imaging cognitive modulation of pain processing. *Pain, 95,* 1-5.

Petrovic, P., Kalso, E., Petersson, K. M. & Ingvar, M. (2002). Placebo and opioid analgesia: Imaging a shared neuronal network. *Science, 295,* 1737-1740.

Price, D.D. (2000). Do placebo effects in analgesic drug studies demonstrate powerful mind-body interactions. *Advances in Mind-Body Medicine, 16*, 21-24.

Ramsay, D. & Woods, S.C. (2001). The use and usefulness of placebo controls. *Science, 294*, 785.

Reisenzein, R. (1994). Pleasure-arousal theory and the intensity of emotions. *Journal of Personality and Social Psychology, 67*, 525-539.

Roberts, A.H., Kewman, D.G., Mercier, L. & Hovell, M. (1993) The power of nonspecific effects in healing: Implications for psychosocial and biological treatments. *Clinical Psychology Review, 13*, 375-391.

Rösler, F., Baumann, U., & Marake, H. (1980). Zum Vergleich zwischen globaler und additiver Befindlichkeitserfassung. *Diagnostica 26*,151-164.

Ross, M. & Olson, J.M. (1981). An expectancy-attribution model of the effects of placebos. *Psychological Review, 88*, 408-437

Ross, S. & Buckalew, L.W. (1983). The placebo as an agent in behavioral manipulation: A review of problems, issues, and affected measures. *Clinical Psychology Review, 3*, 457-471.

Ross, S. & Buckalew, L.W. (1985). Placebo Agentry: Assessment of Drug and Placebo Effects. In L. White, B. Tursky & G.E. Schwartz (Eds.), *Placebo. Theory, Research, and Mechanism* (S.67-82). New York: Guilford Press.

Roth, G. (2001) *Fühlen, Denken, Handeln. Wie das Gehirn unser Verhalten steuert.* Suhrkamp: Frankfurt.

Roth, G. (2001). *Wie das Gehirn die Seele macht.* Vortrag am 22. April 2001 bei den 51. Lindauer Psychotherapiewochen. www.lptw.de/vortraege2001/g_roth.html

Sachs, L. (1992). *Angewandte Statistik.* (7. Aufl.). Berlin: Springer.

Sack, P-M. & Witte, E.H. (1990). Untersuchung zur Konstruktvalidität des HAKEMP 85 von J. Kuhl. *Zeitschrift für differentielle und diagnostische Psychologie, 11*, 17-26.

Schandry, R. (1981). *Psychophysiologie. Körperliche Indikatoren menschlichen Verhaltens.* München: Urban & Schwarzenberg.

Schimmack, U. (1999). Strukturmodelle der Stimmungen: Rueckschau, Rundschau und Ausschau. *Psychologische Rundschau, 50*, 90-97.

Schindel, L. (1967). Placebo und Placebo-Effekte in Klinik und Forschung. *Arzneimittel Forschung , 17*, 92-918.

Schmid, Holger (1992). *Psychologische Tests: Theorie und Konstruktion.* Bern: Huber.

Schmidt, W., Binz, U., Wendt, G. & Stoll, K.-D.(1990). Aspekte der Reliabilität bei Therapieverlaufsstudien. In; U. Baumann, E. Fähndrich, R.-D. Stieglitz & B. Woogon (Hrsg.), *Veränderungsmessung in Psychiatrie und klinischer Psychologie* (S. 239-248). München: Profil Verlag.

Schmitt, M., Baltes-Goetz, B. (1992). Common and uncommon moderator concepts: Comment on Wermuth's "Moderating effects in multivariate normal distributions". *Methodika, 6*, 1-4.

Schonauer, K, & Klar, M. (1999). The colors of relief- an empirical contribution to »pharmacosemiotics«. Recherches Semiotiques / Semiotic Inquiry 18: .

Schonauer, K. (1901). Haben Placebos Effekte? *Die Psychotherapeutin, 11*, 20-45.

Schönpflug, W. & Schönpflug, U. (1997). *Psychologie* (4.Aufl.). Weinheim: Psychologie Verlagsunion.

Schweizer, E & Rickels, K (1997). Placebo response in generalized anxiety: its effect on the outcome of clinical trials. *Journal of clinical psychiatry, 58*, 30-38.

Schweizer, K. (1986). *Aggregation und Vorhersagbarkeit. Vom Nutzen des Aggregationsansatzes für die Persönlichkeitsforschung.* Phil. Disseration, Freiburg i. Br.

Seifert,J. (1989). *Das Leib-Seele-Problem in der gegenwärtigen philosophischen Diskussion* (2te. Aufl.). Darmstadt: Wissenschaftliche Buchgesellschaft.

Shapiro, A.K. & Morris, L.A. (1978). The placebo effect in medical and psychological therapies. In: Garfield, S.L. & Bergin, A.E. (Eds.), Handbook of psychotherapy and behavior change: An empirical analysis (2nd ed.) (S. 369-410). New York: Wiley.

Shapiro, A.K. & Shapiro, E. (1997a). The placebo: Is it much ado about nothing? In: A. Harrington (Ed), *The placebo effect: An interdisciplinary exploration.* (pp.12-36). Cambridge, MA, USA: Harvard University Press.

Shapiro, A.K. & Shapiro, E. (1997b). *The Powerful Placebo: From Ancient Priest to Modern Physician.* Baltimore: Johns Hopkins University Press.

Shapiro, A.K. & Shapiro, E. (1997c). The placebo: Is it much ado about nothing? In: A. Harrington (Ed). *The placebo effect: An interdisciplinary exploration.* (pp.12-36). Cambridge, MA: Harvard University Press.

Shapiro, A.K.(1964a). A historic and heuristic definition of the placebo. *Psychiatry,27*, 52-58.

Shapiro, A.K.(1964b). Placebogenics and iatroplacebogenics. *Medical Times, 92*, 1037-1043.

Shorter, Edward (1994). *Moderne Leiden. Zur Geschichte der Psychosomatischen Krankheiten.* Reinbek: Rowohlt.

Spiegel (29/1995). Angst vor der Endzeit: Umwelthysterie und Aktionismus – die Deutschen im Ökofieber.

Spiegel (42/1994) Im Zweifel verpilzt.

Spiegel (45/1994). Wundersames Nichts.

Spiro, H.M. (1986). *Doctors, patients and placebos.* New Haven: Yale University Press.

Spiro, H.M. (1997). Clinical reflections on the placebo phenomenon. In A. Harrington (Ed.), *The placebo effect: An interdisciplinary exploration* (pp. 37-55). Cambridge: Harvard University Press.

Spiro, H.M. (2001). A contribution to the debate. *Advances in Mind -- Body Medicine*, 16, 26-27.

SPSS Inc. (1991). *Advanced Statistics*. (2nd ed.) Chicago.

Stefano, G.B., Fricchionea, G.L., Slingsbyb, B.T. & Benson, H. (2001). The placebo effect and relaxation response: neural processes and their coupling to constitutive nitric oxide. *Brain Research Reviews, 35*, 1-19.

Stemmler, G. (1984). *Psychophysiologische Emotionsmuster*. Frankfurt: Peter Lang.

Stemmler, G. (1986). *Diskriminanzanalyse von Profilen: Verfahren und Anwendung in der Psychophysiologie* (Forschungsbericht Nr.35). Freiburg i. Br.: Universität, Psychologisches Institut.

Stemmler, G. (2001). Grundlagen psychophysiologischer Methodik. In F. Rösler (Hrsg.), *Grundlagen und Methoden der Psychophysiologie* (S. 1-84). Göttingen: Hogrefe.

Stille, Günther. (1994). *Der Weg der Arznei : von der Materia Medica zur Pharmakologie*. Karlsruhe: Braun.

SZ Süddeutsche Zeitung (5.06.2001). Ein schöner Mythos weniger. (Deutschland Seite V2/13).

Tatsuoka,M,M (1988). *Multivariate Analysis - Techniques for Educational and Psychological Research*. (2nd ed.) New York: Wiley.

Taylor, E.W., Jordan, D. & Coote, J.H. (1999). Central control of the cardiovascular and respiratory systems and their interaction in vertebrates. *Physiological Reviews, 79, 855-916*.

Ter Riet, G., de Craen, A. J. M.; de Boer, A., Kessels, A. G. H. (1998). Is placebo analgesia mediated by endogenous opioids? A systematic review. *Pain, 76*, 273-275.

Thoma, M. (1999). Folgeschäden nach alternativmedizinisch motivierten zahnärztlichen Eingriffen - Allgemeinmedizinische, psychosoziale und forensische Aspekte. *ZBay Online - ein Service der Blzk Bayerische Landeszahnärztekammer* http://www.blzk.globaldent.com/zbay/12_99/9912s53.html

Thomas, K.B. (1994). The placebo in general practice. *Lancet, 344*, 1066-1067.

Turner, J.A., Deyo, R.A., Loeser, J.D., Von Korff, M., & Fordyce, W.E. (1994). The importance of placebo effects in pain treatment and research. *JAMA, 271*, 1609-1614.

Turner, J.L., Gallimore, R., & Fox-Henning, C. (1980). An annotated bibliography of placebo research. JSAS (Journal Supplement Abstract Service) Catalog of Selected Documents in Psychology, 1980, 10 (MS. No 2063).

Turnheim, K. (1987). Plazebo als unspezifischer Behandlungsfaktor. *Wiener Klinische Wochenschrift, 99, 705-710*.

Tursky,B. (1985). The 55% Analgesic Effect: Real or Artifact?. In L.B. White, B. Tursky & G.E. Schwartz (Eds), *Placebo. Theory, Research, and Mechanism.* (S.229-234). New York: Guliford Press.

Uexküll, T.v. (1993). Das Placebo-Phänomen. In H.-H. Abholz (Hrsg), *Jahrbuch für kritische Medizin* (Bd.21, S.56-76). Hamburg: Argument-Verlag.

Vaitl, D. (1993). Psychophysiologie der Entspannung, In: D. Vaitl & F. Petermann (Hrsg.) *Handbuch der Entspannungsverfahren. Band I: Grundlagen und Methoden* (S.1-63). Weinheim: Beltz.

Vorstand und wissenschaftlicher Beirat der Bundesärztekammer (1993) (Hrsg.) *Memorandum Arzneibehandlung im Rahmen "besonderer Therapierichtungen"* (2. Aufl.). Köln: Deutscher Ärzte Verlag.

Wagner, W. (1990). Placebo. Ethische Prinzipien der kontollierten Doppelblindprüfung. *Ethik in der Medizin, 2,* 68-78.

Walach, H. & Sadaghiani, C. (2002). Plazebo und Plazeboeffekte - Eine Bestandsaufnahme. *Psychotherapie, Psychosomatik, Medizinische Psychologie. 52,* 332-342.

Walach, Harald (1993). *Wissenschaftliche homöopathische Arzneimittelprüfung : doppelblinde Crossover-Studie einer homöopathischen Hochpotenz gegen Placebo oder Wirken homöopathische Mittel am Gesunden wie Placebos?* (2.Aufl). Heidelberg: Haug.

Wall, P.D. (1993). Pain and the placebo response. In G.R. Bock & J. Marsh (Eds.), *Experimental and theoretical studies of consciousness* (S. 187-216). New York: John Wiley & Sons.

Walschburger, P., Lachnit, H. & Meinardus, B. (1980). Anforderung und Überforderung. Ein Ansatz zu Diagnostik von Belastungs-Beanspruchungsprozessen. *Archiv für Psychologie, 133,* 293-321.

Wampold, B.E. (2001). Contextualizing psychotherapy as a healing practice: Culture, history, and methods. *Applied & Preventive Psychology, 10,* 69-86

Wermuth, N. (1989). Moderating effects in multivariate normal distributions. *Methodika, 3,* 74-93.

Wessely, S. (2000). Responding to Mass Psychogenic Illness. *New England Journal of Medicine, 342,* 129-130.

White, L., Turksy, B. Schwartz, G.E. (1985). Proposed Synthesis of Placebo Models. In L. White, B. Tursky & G.E. Schwartz (Eds.), *Placebo. Theory, Research, and Mechanism* (pp. 431-447).. New York: Guilford Press.

Wickramasekera, I. (1985). A Conditioned Response Model of the Placebo Effect: Predictions from the Model. In L. White, B. Tursky & G.E. Schwartz (Eds.), *Placebo. Theory, Research, and Mechanism* (S.255-287). New York: Guilford Press.

Wickramasekera, I. (2000). How to produce not only powerful but, more importantly, reliable placebo healing and analgesia. *Advances in Mind -- Body Medicine, 16,* 211-217.

Wickramasekera, I. (2001). The placebo efficacy study: Problems with the definition of the placebo and mechanisms of placebo efficacy. *Advances in Mind-Body Medicine, 17*, 309-312.

Wientjes, C.J.E. & Grossman, P. (1998), Respiratory psychophysiology as a discipline: introduction to a special issue. *Biological Psychology, 49*, 1-8.

Wientjes, C.J.E. (1992), Respiration in psychophysiology: Methods and applications. *Biological Psychology, 34*, 179-203.

Wilkins, W. (1978). Expectancy effects versus demand charakteristics: an empirical unresolvable issue. *Behavior therapy, 9*, 363-367.

Wilkins, W. (1985). Placebo Controls and Concepts in Chemotherapy and Psychotherapy Research. In: L. White, B. Tursky & G.E. Schwartz (Eds.), *Placebo. Theory, Research, and Mechanism.* (83-109). New York: Guilford Press

Windeler, J.(1992). Argumentationsstrukturen bei der Verteidigung nicht wissenschaftlich begründeter Verfahren in der Medizin. In: J. Köbberling (Hrsg.), *Die Wissenschaft in der Medizin: Selbstverständnis und Stellenwert in der Gesellschaft* (S.83-114). Stuttgart: Schattauer.

Wolf, S. (1959). The pharmacology of placebos. *Pharamacological Reviews 11*, 689-704.

Wolf, S., Döring, C.R., Clark, M.L. & Hagans, J.A. (1957). Change distribution and the placebo 'reactor'. *Journal of Labratory Clinical Medicine, 49*, 837-841.

Wundt, W. (1910). *Grundzüge der physiologischen Psychologie.* Bd.2 (6. Auflage). Leipzig.

Wundt, W. (1922). *Vorlesungen über die Menschen- und Tierseele.* Leipzig: Voss.

Zerssen, D.v. (1976). *Die Befindlichkeitsskala.* Weinheim: Beltz.

Anhang

A   Instruktionen, Ratingvorlagen und Materialien
   1.   Anwerbungszettel
   2.   Telfoninterview
   3.   Informationsblatt Voruntersuchung
   4.   Probandenvertrag
   5.   Instruktionsblätter Aufgaben
B   Ratingvorlagen
   1.   Befinden Adjektivliste
   2.   Müdigkeit absolut
   3.   Anspannung absolut
   4.   Müdigkeit Vergleich
   5.   Anspannung Vergleich
   6.   Anstrengung
   7.   Subjektiver Erfolg
   8.   Schmerzhaftigkeit Cold-Pressor Test
C   Fragebögen - nicht standardisierte
   1.   Augenblickliches Befinden vor der Untersuchung
   2.   Lebensgewohnheiten
   3.   Versuchserleben für Medikamenten Gruppen
         (Kontrollgruppe ohne Frage 10 bis 16,
         Frage 8 modifiziert, ohne Seite 5)

Anwerbungszettel

Forschungsgruppe Psychophysiologie	**an der Universität Freiburg** **Belfortstr. 20 Rückgebäude** **(gegenüber UB)**
Wir machen:	Eine psychophysiologische Untersuchung zum Einfluß unterschiedlicher Grade von Wachheit auf mentale und physiologische Funktionen (Messung von EKG, Blutdruck, Atmung)
Wir suchen:	Männliche Studenten zwischen 18 und 29 Jahren als Probanden. Gesund, gute deutsche Sprachkenntnisse keine starke Fehlsichtigkeit, keinen Vollbart
Wir bieten	40.- DM Honorar für ca. 3 1/2 Stunden
	Die gesamte Untersuchung wird anonym durchgeführt
	Rufen Sie uns an : Telefon 203-4255

Telefoninterview

Studie 54 Herr Dieterle, Frau Sondhauß, Prof.Dr. Myrtek

Anleitung zum Telefoninterview:

1. Bei jedem Anrufer ein Strich in die Liste "Anruferliste"(dieses Blatt unten) machen.

2. Dem Anrufer kurz erklären um was es geht. (siehe A)

3. Dem Anrufer die Fragen des Fragenkataloges stellen. (siehe B)

4. Eventuelle Fragen des Anrufers beantworten. (siehe C)
   Bei weitergehenden Fragen auf den Nachmittagstermin verweisen,
   an dem ebenfalls eine kurze Einführung gemacht wird.

5. Falls der Anrufer bereits ist teilzunehmen:
   Nachname erfragen, in die "Terminliste" eintragen. Pro Termin maximal 5
   Personen einladen.

Anruferliste (für jeden Anrufer einen Strich machen)

Telefoninterview

Einführung (muß beim ersten Anruf gegeben werden)

Erklärung um was es geht:
Wir machen eine psychophysiologische Studie in der der Einfluß der Wachheit auf
   mentale und physiologische Funktionen untersucht wird. Das heißt wir messen
   Ihre Reaktionen auf unterschiedliche psychologischen und physiologischen
   Aufgaben und Tests in Abhängigkeit von der Wachheit.

Im einzelnen sieht das so aus:
Eine Gruppe der Teilnehmer bekommt ein gängiges Schlafmittel, ein zweiter Gruppe
   ein gängiges Weckmittel, eine dritte Gruppe bekommt kein Medikament.
   Es werden physiologische Messungen durchgeführt, das EKG wird abgeleitet,
   der Blutdruck wird gemessen. Ihre Aufgabe ist es dabei Fahrrad zu fahren, Ihre
   Hand in kaltes Wasser zu halten und Wahrnehmungs- und
   Konzentrationsaufgaben zu lösen oder nichtstun.

Telefon Teil B

Fragenkatalog (muß abgefragt werden)

1. Sind Sie Student oder Fachhochschüler?
   (Wenn nein: absagen)

2. Sind Sie Psychologiestudent?
   (Wenn ja: absagen)

3. Leiden sie an einer der folgenden Krankheiten:
   - Lungenkrankheit
   - schwere Leber- oder Nierenfunktionsstörungen
   - Gelbsucht
   - schwere Herzmuskelschäden
   - schwere Schilddrüsenüberfunktion
   (Wenn ja: absagen)

4. Sind sie zur Zeit in ärztlicher Behandlung?
   (Wenn ja: besteht Ansteckungsgefahr? - wenn ja: absagen)

5. Nehmen Sie zur Zeit Medikamente ?
   (Wenn ja: welche?
   Bei allen Medikamente außer Schnupfen-, Grippemedikamenten
   absagen. Bei Unklarheiten Herrn Prof. Myrtek fragen.)

6. Sind Sie Brillenträger ?
   (Wenn ja: Wie stark ist Ihre Brille ?
   Bei einer Stärke von mehr als ± 0.75 Dioptrien absagen)

7. Tragen Sie einen Vollbart ?
   (Wenn ja: absagen)

8. Ist Deutsch Ihre Muttersprache ?
   (Wenn nein: absagen)

9. Waren Sie schon einmal bei uns?
   (Wenn ja: absagen)

Telefoninterview

Frage-Antwort-Katalog (nur falls die Anrufer fragen)

Frage: Was sind das für Medikamente?

Antw.: Es handelt um ein Schlafmittel und um ein Weckmittel. Beide
Medikamente sind zugelassene gängige Präparate. Es geht
nicht um die Testung neuer Medikamente. Sie bekommen eines
der beiden Medikamente oder kein Medikament.

Frage: Wie stark sind die Medikamente?
Wie lange dauert die Wirkung an?

Antw.: Die Medikamente werden in 2/3 der Einfachdosis verabreicht.
Es ist somit in der Regel nicht damit zu rechnen, daß die
Wirkung lange über den Versuchszeitraum hinaus anhält.

Frage: Was heißt "lange"?

Antw.: Die Hauptwirkung der Medikamente ist während des Versuchs
zeitraum zu erwarten. Wie schnell die Wirkung wieder
nachläßt hängt von der körperlichen Konstitution des
einzelnen ab. Sie dürfte aber nach dem Versuch soweit
zurückgegangen sein, daß sie wieder normal arbeiten
können.

Frage: Wie sieht es mit dem Geld aus?

Antw.: Sie bekommen 35.- DM plus eine Pauschale von 5.-DM für
die öffentlichen Verkehrsmittel.

Frage: Wie lange dauert das alles?

Antw.: Insgesamt 3 1/2 Stunden, verteilt auf zwei Termine.
Der erste Termin ist nachmittags ca. 1 1/2 Stunden
(Einführung, Fragebogenausfüllen und Übung der Aufgaben)
Der zweite Termin ist vormittags 2 Stunden
(Physiologische Messungen, Aufgabenlösen)

Frage: Erfährt man die Ergebnisse?

Antw.: Die Ergebnisse werden mitgeteilt, soweit sie nach der
Untersuchung bereits vorliegen.
Am Ende der Studie gibt es, falls Interesse besteht eine
Informationsveranstaltung.

Frage: Bleiben die Ergebnisse anonym ?

Antw.: Ja. Die Daten werden nach den Grundsätzen des Datenschutzes
und der ärztlichen Schweigepflicht behandelt.

Telefoninterview

Frage: Warum deutsche Muttersprache?

Antw.: Die Fragebögen sind so aufgebaut, daß es auch auf
sprachliche Feinheiten ankommt.

Frage: Warum fragen Sie nach den Krankheiten?

Antw.: Die angeführten Krankheiten stellen Kontraindikationen für
die beiden Medikamente dar, die in der Studie verabreicht
werden, d.h. wenn diese Krankheiten vorliegen sollten die
Medikamente nicht eingenommen werden.
Zudem wird eine Atemuntersuchung durchgeführt, bei der Sie
eine Atemmaske aufhaben. Für Lungenkranke wäre das nicht
durchführbar.

Frage: Warum fragen Sie nach Medikamenten?

Antw.: An der Studie können nur Gesunde teilnehmen.
Falls sie Medikamente einnehmen, könnten diese mit den
Medikamenten die von uns verabreicht werden zusammenwirken.
Diese Auswirkungen sind dann nicht abschätzbar.

Frage: Warum keine starke Fehlsichtigkeit?

Antw.: Bei den Konzentrationsaufgaben ist ein gutes Sehvermögen
notwendig und kann keine Brille getragen werden.

Frage: Warum keinen Vollbart?

Antw.: Bei der Untersuchung wird eine Atemmaske getragen. Dies ist
bei einem Vollbart nicht möglich.

Frage: Warum nur Studenten?

Antw.: Die Untersuchung ist auf diese Gruppe zugeschnitten.

Frage: Warum keine Psychologiestudenten?

Antw.: Psychologiestudenten sind nicht mehr so ganz vorurteilsfrei.
Sie würden die Ergebnisse verfälschen.

Bei diesem Telefongespräch muß der erste Termin vereinbart werden.

Pro Termin können maximal 5 Personen einbestellt werden.

Informationsblatt Voruntersuchung

- 1 -

Forschungsgruppe Psychophysiologie
Belfortstr. 20, 7800 Freiburg
Telefon 203-4255

INFORMATIONSBLATT
zur Studie "Konzentration und körperliche Reaktionsmuster bei
unterschiedlichen Wachheitniveaus"
Herr Dieterle, Frau Sondhauß, Prof. Dr. Myrtek

Zusätzlich zur persönlichen und mündlichen Information erfahren Sie in diesem
Informationsblatt alle Einzelheiten, die für Ihre Entscheidung an dieser Studie
teilzunehmen, wichtig sein könnten. Lesen Sie deshalb die folgenden Informationen sorgfältig durch. In einem persönlichen Gespräch können weitere Fragen beantwortet werden.

1. An der Untersuchung können gesunde männliche Studenten im Alter von 18
   bis 29 Jahren teilnehmen. Aus medizinischen Gründen sind Personen mit
   schweren Nieren- oder Leberfunktionsstörungen, schweren Herzmuskelschäden, Gelbsucht, Schilddrüsenüberfunktion oder Lungenkrankheiten
   ausgeschlossen.

2. Die Untersuchung dient zur Erkundung der Wirkung eines unter schiedlichen
   Wachheitsgrades auf Konzentrationsleistungen und körperliche Reaktionsmuster. Um den Wachheitsgrad zu variieren, wird Ihnen entweder ein Schlafmittel, ein Weckmittel oder kein Medikament während des Versuchs verabreicht. Da die Zuweisung zu den Versuchsbedingungen zufällig erfolgt, können
   wir Ihnen heute noch nicht sagen, ob und welches Medikament Sie beim Versuch erhalten werden. Wir möchten ausdrücklich betonen, daß es sich bei
   diesem Versuch nicht um den Test eines neuen Medikamentes geht, sondern
   ausschließlich um den Zusammenhang zwischen Wachheit, Konzentrationsleistungen und Körperfunktionen. Wir arbeiten nicht mit der Pharmaindustrie
   zusammen, die Untersuchung dient rein wissenschaftlichen Zwecken.

3. Bei den verwendeten Medikamenten handelt es sich um die zugelassenen, oft
   verwendeten Standardpräparate AN1 und Luminal.
   AN1 ist ein Weckmittel. Es wird von Ärzten bei Ermüdungs- und Leistungs-
   schwäche und bei Erschöpfungszuständen verordnet. Nach der Einnahme ist
   mit einer Erhöhung des Wachheitsniveaus, einer Verstärkung der körperlichen
   und physischen Erregung zu rechnen. Als Nebenwirkungen können sich
   in seltenen Fällen Herzklopfen und Muskelzittern einstellen.

Informationsblatt Voruntersuchung

- 2 -

Luminal ist ein Schlafmittel. Es wird bei Schlaflosigkeit, Erregungszuständen und zur Operationsvorbereitung verordnet. Nach der Einnahme ist mit Müdigkeit, einer Dämpfung der körperlichen und psychischen Erregung, der Beeinträchtigung des Reaktionsvermögens zu rechnen. Als Nebenwirkungen kann sich eine leichte Mundtrockenheit einstellen. Die Wirkung von Alkohol kann gesteigert werden.

4. Bei den Medikamenten werden 2/3 der normalen Einzeldosis verabreicht. Somit ist mit einer lange über den Versuchszeitraum hinausgehenden Wirkung in der Regel nicht zu rechnen. Um aber völlig sicher zu gehen, sollten Sie nach dem Versuch die aktive Teilnahme am Straßenverkehr vermeiden und nur öffentliche Verkehrsmittel benutzen. Die Auslagen für Hin- und Rückfahrt werden Ihnen zusammen mit dem Honorar pauschal erstattet.

5. Folgende Aufgaben und Belastungen werden Ihnen vorgegeben: Eintauchen der Hand in kaltes Wasser, Kopfrechnen, Zahlensuchen, Ergometrie. Auf dem Fahrradergometer sollen Sie treten bis Sie eine Pulsfrequenz von 140/Minute erreicht haben. Danach wird der Test abgebrochen.

6. Bei den Untersuchungen handelt es sich um harmlose Methoden, im wesentlichen um die Ableitung des EKG's mit einem batteriebetriebenen Gerät, die Messung des Blutdrucks und die Registrierung der Atmung mit einer Atemmaske in Ruhe und während der Aufgaben und Belastungen. Weiterhin sollen in der Voruntersuchung einige Fragebögen ausgefüllt werden.

7. Die Hauptuntersuchung ist so organisiert, daß Ihnen die Atemmaske und die EKG-Elektroden angelegt werden und dann der erste Teil der Registrierung durchgeführt wird. Danach wird eine Pause eingelegt, in der Sie die Tablette einnehmen sollen (in der Kontrollgruppe unterbleibt natürlich die Einnahme). Mit dem Eintritt der Wirkung ist nach etwa 20 Minuten zu rechnen, so daß nach ca 1/2 Stunde der zweite Teil der Registrierung folgen kann. Die Wartezeit werden Sie im Vorbereitungsraum verbringen; Sie können während dieser Zeit z.B. lesen.

8. Wir sichern Ihnen Anonymität zu. Sämtliche aufgezeichneten Daten werden nach Gesichtspunkten des Datenschutzes und der ärztlichen Schweigepflicht behandelt. Außer Körpergröße, Körpergewicht, sowie dem Lebensalter werden keine Personenkennzeichen elektronisch abgespeichert. Wegen der eindeutigen Zuordnung der Befunde ist jedoch eine gewisse Kennzeichnung notwendig. Hierzu wird Ihr Geburtsdatum verwendet. Nennen Sie dieses bitte bei der jeweiligen Untersuchung und geben Sie es auf allen Fragebögen an.

Informationsblatt Voruntersuchung

- 3 -

9. Die Untersuchung wird an 2 Terminen durchgeführt, die Sie bitte mit einem
   unserer Mitarbeiter festlegen wollen.
   1. Termin: Heute. Einführung und Ausfüllen von Fragebögen.
   2. Termin: Untersuchung der körperlichen Funktionen.

10. Das Honorar für Ihre Mitarbeit beträgt DM 35.- zuzüglich DM 5.- Pauschale für
    die öffentlichen Verkehrsmittel. Sicher haben Sie Verständnis dafür, daß wir
    Ihnen diesen Betrag erst <u>nach Beendigung Ihrer Untersuchung</u>, also nach dem
    2. Termin, auszahlen können. Die Untersuchung am 2. Termin wird ca 2
    Stunden einschließlich der Wartezeiten dauern.

11. Von großer Wichtigkeit für uns ist, daß Sie Ihren vereinbarten Termin bitte
    einhalten, da die Termine genau aufeinander abgestimmt sind.

12. Vermeiden Sie bitte am Abend vor Termin 2 außergewöhnlichen Alkohol- und
    Nikotingenuß. Die Güte der Untersuchung hängt in diesem Punkt wesentlich
    von Ihrer Mitarbeit ab.

13. Da Ihnen zur Ableitung des EKG Bandelektroden um den Brustkorb und um
    den Hals gelegt werden, möchten wir Sie bitten, Brustkorb und Hals am
    Untersuchungsmorgen sorgfältig zu waschen, da dann die Elektroden besser
    haften.

14. Während der Hauptuntersuchung sollen Sie auch am Fahrradergometer
    treten. Kommen Sie deshalb bitte in bequemer Kleidung oder bringen Sie sich
    eine Turnhose und Turnschuhe mit.

15. Falls Sie sich zu dem mit uns vereinbarten Termin eine akute Erkältung zu-
    ziehen sollten, rufen Sie bitte möglichst frühzeitig wegen eines Ersatztermines
    an:
    Telefon Freiburg 203-4255.

Ihr weiterer Termin ist (bitte hier eintragen und nicht vergessen)
        Termin 2 _____
Ihre Versuchspersonennummer: _____

Probandenvertrag

PROBANDENVERTRAG

Der Projektleiter erklärt:

1. Die Untersuchung mit dem Projektnamen "Konzentration und körperliche
   Reaktionsmuster bei unterschiedlichen Wachheitniveaus" umfaßt folgende Teile:
   a) Aushändigen des Informationsblatt, b) Vortermin mit Laborführung, Übung der
   Konzentrationsaufgaben und Ausfüllen der Fragebögen (ca. 90 Minuten), c)
   Labor-Haupttermin (Dauer ca. 2 Stunden). Die Teile a) und b) sollen
   sicherstellen, daß der Proband über Ziele und Ablauf der Untersuchung
   informiert ist und daß der Proband zu der im Merkblatt beschriebenen
   Personengruppe gehört, die für die Untersuchung benötigt wird.
2. Im Untersuchungsteil c) werden bei 2/3 der Probanden zugelassene Medikamente
   verabreicht und zwar bei 1/3 der Probanden das Medikament AN1, bei 1/3 der
   Probanden das Medikament Luminal. Aus versuchsmethodischen Gründen
   erfolgt die Zuteilung zu den Gruppen vom Versuchsleiter.
3. Die Medikamentengabe ist aus medizinischer Sicht unbedenklich. Für den Fall
   einer unvorhergesehenen Komplikation steht Herr Prof. Dr. med Myrtek in
   Rufbereitschaft.
4. Der Proband erhält für die gesamte Untersuchung 35.- DM zuzüglich 5.00 DM
   Wegegeld.
5. Der Versuchsplan hat der örtlichen Ethikkommission zur Begutachtung vorgelegen
   und wurde als unbedenklich eingestuft. Sämtliche Daten werden nach
   Gesichtspunkten des Datenschutzes und der ärztlichen Schweigepflicht
   behandelt. Außer Körpergröße und Körpergewicht sowie dem Lebensalter
   werden keine Personenkennzeichen elektronisch gespeichert.

Der Proband erklärt

1. Ich nehme freiwillig an der o.a. Untersuchung teil.
2. Ich habe das Informationsblatt sorgfältig gelesen und bejahe, daß ich zu dem dort
   näher bezeichneten Personenkreis gehöre, der an der Untersuchung teilnehmen
   darf. Ich nehme zur Zeit keine Medikamente oder Fremdstoffe (Suchtmittel) ein.
   Mir ist bekannt, daß dies zu unkalkulierbaren Risiken führen kann und einen
   Haftungsausschluß sowie einen vollständigen Honorarverlust begründet.
3. Ich werde 12 Stunden vor dem Labor-Haupttermin keinen Alkohol zu mir nehmen
   und in der Nacht zuvor ausreichend schlafen. Nach der Untersuchung werde ich,
   vom Zeitpunkt der Medikamenteneinnahme aus, 2 Stunden nicht aktiv am
   Straßenverkehr (Führen einen Kraftfahrzeuges, Fahrradfahren) teilnehmen. Mir
   ist bekannt, daß Zuwiderhandlungen einen Ausschluß jeglicher Haftung zur
   Folge hat.
4. Ich kann die Untersuchung jederzeit beenden. Mir ist bekannt, daß nur eine
   abgeschlossene Untersuchung wissenschaftlich brauchbar ist.
5. Ich stimme zu, daß alle aufgezeichneten Daten ausgewertet werden können,
   sofern dies anonym und nur für wissenschaftliche Zwecke erfolgt.
6. Ich habe alle Informationen, die in dem Merkblatt enthalten sind, verstanden,
   insbesondere die möglichen Nebenwirkungen der eingesetzten Medikamente.

Probandenvertrag

<u>Das Informationsblatt ist Teil dieses Vertrages</u>

Die Unterzeichnung dieses Vertrages wurde vom Probanden auf einer Sammeliste gegengezeichnet.

<u>Name und Anschrift des Probanden</u>

Name:

Anschrift:

Ort, Datum und Unterschrift: Freiburg, den

<u>Name und Anschrift des Projektleiters und des Versuchsleiters</u>

Projektleiter	Versuchsleiter
Prof.Dr.med. M.Myrtek	Dipl.psych. W.Dieterle
Forschungsgruppe	Forschungsgruppe
Psychophysiologie	Psychophysiologie
Belfortstr. 20	Belfortstr.20
7800 Freiburg	7800 Freiburg

Telefon: 203-4259
Telefon: 203-4255 (Sekretariat)
(Ortsnetz Freiburg, Vorwahl 0761)

Freiburg, den :   Freiburg, den

  (Myrtek)   (Dieterle)

Instruktionsblatt Konzentrationsaufgaben

Instruktion zu den Konzentrationsaufgaben

Es werden zwei Konzentrationsaufgaben dargeboten:

1. Kopfrechnen
2. Zahlensuchen

Bei beiden Aufgaben kommt es darauf an, daß Sie die Aufgaben so schnell wie möglich, aber natürlich auf ohne Fehler bearbeiten.

Aufgabe 1: Kopfrechen

Auf dem Bildschirm vor Ihnen werden Ihnen fortlaufend einfache Additions- und Subtraktionsaufgaben dargeboten. Sie sollen für jede einzelnen Aufgabe entscheiden, ob das Ergebnis größer oder kleiner als 5 ist.
Ist das Ergebnis

a) kleiner als 5

linke Taste   **43**   drücken

b) grösser als 5

rechte Taste   **63**   drücken

Instruktionsblatt Matrizen

Aufgabe 2: Zahlensuchen 43-53
_____

Auf dem Bildschirm vor Ihnen wird Ihnen ein Zahlenfeld dargeboten, das aus 36
Zahlen besteht. Sie sollen zwei bestimmte Zahlen in diesem Zahlenfeld entdecken.
Die beiden Zahlen sind die "43" und die "63".

Es gibt dabei 4 Lösungsmöglichkeiten:

a) Keine der beiden Zahlen ist im Zahlenfeld vorhanden

Taste ☐ drücken

b) Nur die "43" ist im Zahlenfeld vorhanden.

Taste │ **43** │ drücken

c) Nur die "63" ist im Zahlenfeld vorhanden.

Taste │ **63** │ drücken

d) Die "43" und die "63" sind im Zahlenfeld vorhanden

Taste │ **43** **63** │ drücken

Beachten Sie bitte, daß eine Eingabe im Tastenfeld nicht mehr zurückgenommen
werden kann. Eine Korrektur ist nicht möglich. Die erste Eingabe zählt. Gleichzeitiges
Drücken zweier Tasten oder Gedrückthalten einer Taste erfasst der Rechner als
Fehlbedienung und wertet es als Fehler.

Es gibt für Sie zwei mögliche Ergebnisse: "Richtig" und "Falsch".

"Richtig" bedeutet:

      richtige Eingabe innerhalb der zulässigen Zeit,
            (Der Rechner zeigt dies durch den Schriftzug "*richtig*" und
            einen hohen Piepston an.)
"Falsch" bedeutet:

      falsche Eingabe innerhalb der zulässigen Zeit,
            (Schriftzug "*falsch*" und tiefer Piepston)
      oder: keine Eingabe innerhalb der zulässigen Zeit,
            (Schriftzug "*Zeit vorbei*" und Piepstonfolge)
      oder: Fehlbedienung der Tastatur (Mehrfachdrücken oder
            Gedrückthalten)
            (Schriftzug "*Fehlbedienung*" und Piepstonfolge)

Rating Vorlage Adjektivliste

Versuchspersonen Nr. : _____   Geburtsdatum : _____

Im folgenden finden Sie Paare von Eigenschaftswörtern, mit denen Sie beschreiben können, wie Sie sich augenblicklich fühlen. Jedes Paar bezieht sich jeweils auf *einen* bestimmten Gefühlszustand. Entscheiden Sie bei jedem Zustand, inwieweit er auf Ihr augenblickliches Befinden zutrifft. Kreuzen Sie bitte die entsprechende Zahl an und lassen Sie bitte keine Zeile aus.

	überhaupt nicht zutreffend					vollkommen zuftreffend

ruhig,
  entspannt | 0 | 1 | 2 | 3 | 4 | 5 | 6 |

gereizt,
  verärgert | 0 | 1 | 2 | 3 | 4 | 5 | 6 |

aktiv,
  energiegeladen | 0 | 1 | 2 | 3 | 4 | 5 | 6 |

nervös,
  kribbelig | 0 | 1 | 2 | 3 | 4 | 5 | 6 |

freudig,
  unbeschwert | 0 | 1 | 2 | 3 | 4 | 5 | 6 |

träge,
  energielos | 0 | 1 | 2 | 3 | 4 | 5 | 6 |

bedrückt,
  betrübt | 0 | 1 | 2 | 3 | 4 | 5 | 6 |

aufmerksam,
  konzentriert | 0 | 1 | 2 | 3 | 4 | 5 | 6 |

müde,
  erschöpft | 0 | 1 | 2 | 3 | 4 | 5 | 6 |

Rating Vorlage Müdigkeit absolut

Wie wach oder schläfrig waren Sie während der Ruhephase?

1		sehr schläfrig
2		ziemlich schläfrig
3		etwas schläfrig
4		
5		etwas wach
6		ziemlich wach
7		sehr wach

Rating Vorlage Anspannung absolut

Mein Befinden während der Ruhephase

1		überhaupt nicht psychisch angespannt
2		ein bißchen
3		etwas
4		ziemlich
5		überwiegend
6		fast völlig
7		vollkommen psychisch angespannt

Rating Vorlage Müdigkeit Vergleich

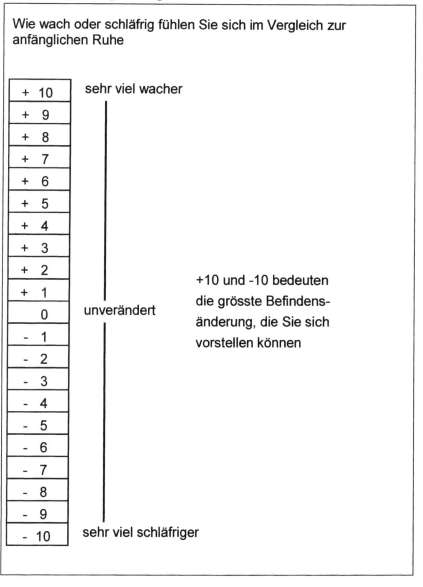

Rating Vorlage Anspannung Vergleich

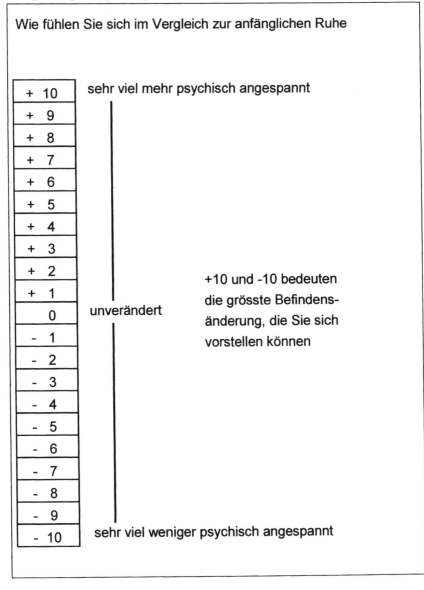

Wie fühlen Sie sich im Vergleich zur anfänglichen Ruhe

+ 10	sehr viel mehr psychisch angespannt
+ 9	
+ 8	
+ 7	
+ 6	
+ 5	
+ 4	
+ 3	
+ 2	+10 und -10 bedeuten
+ 1	die grösste Befindens-
0	unverändert änderung, die Sie sich
- 1	vorstellen können
- 2	
- 3	
- 4	
- 5	
- 6	
- 7	
- 8	
- 9	
- 10	sehr viel weniger psychisch angespannt

Rating Vorlage Anstrengung

Wie sehr haben sie sich bei der Bearbeitung der Aufgaben angestrengt ?

7		maximal
6		
5		
4		ziemlich
3		
2		
1		gar nicht

Rating Vorlage Subjektiver Erfolg

Wieviel Prozent der Aufgaben haben Sie richtig gelöst

100 %	(alle richtig)
95 %	
90 %	
85 %	
80 %	
75 %	
70 %	
65 %	
60 %	
55 %	
50 %	(die Hälfte richtig)
45 %	
40 %	
35 %	
30 %	
25 %	
20 %	
15 %	
10 %	
5 %	
0 %	(keine richtig)

Rating Vorlage Schmerzhaftigkeit Cold-Pressor-Test

Wie schmerzhaft empfanden Sie den Kaltwassertest?

20	äusserst schmerzhaft
19	
18	
17	sehr schmerzhaft
16	
15	
14	ziemlich schmerzhaft
13	
12	
11	deutlich schmerzhaft
10	
9	
8	etwas schmerzhaft
7	
6	
5	ein bisschen schmerzhaft
4	
3	
2	
1	gar nicht schmerzhaft

Fragebogen "Augenblickliches Befinden vor der Untersuchung"

```
Uhrzeit : _____

Versuchspersonen Nr. _____     Geburtsdatum : _____
```

Tagesereignisse

1. Wieviel Stunden haben Sie in der vergangenen
   Nacht geschlafen ? (auf 0,5 Stunden genau)   Stunden :_____

2. War diese Schlafdauer, verglichen mit Ihrem normalen
   Schlafbedürfnis:

viel zu kurz	zu kurz	etwas zu kurz	knapp ausreichend	ausreichend

3. Wann haben Sie Ihre letzte Mahlzeit zu sich genommen?   Uhr :_____

4. Wieviel Kaffee und Tee haben Sie heute morgen getrunken? Tassen:_____

5. Wieviel Zigaretten haben Sie heute morgen geraucht ?   Stück:_____

6. Haben Sie gestern oder heute Medikamente eingenommen

                                              ja ○   nein ○

   Wenn ja, welche:_____

7. Haben Sie gestern abend Alkohol zu sich genommen ?
   Bier   __,__ l   (auf 0,5 Liter genau)
   Wein   __,__ l   (auf 0,25 Liter genau)
   Schnaps   _____   Schnapsgläser-Anzahl (1 Glas = 2 cl)

8. Gab es gestern besondere Ereignisse, Belastungen oder Aufregungen,
   die bis heute nachwirken ?

                                              ja ○   nein ○

9. Haben Sie jetzt vor Beginn der Untersuchung ein Gefühl der
   "nervösen Erwartungsspannung", ähnlich einem Lampenfieber ?

gar nicht	ein bißchen	etwas	ziemlich	überwiegend	fast völlig	völlig

10. Wie ist Ihr Allgemeinbefinden heute ?

sehr gut	gut	mittel-mässig	eher schlecht	schlecht

11. Haben Sie heute Sport getrieben ?

                                              ja ○   nein ○
   Wenn ja, bis wann ?   Uhr:_____

Fragebogen "Lebensgewohnheiten"

Versuchspersonen Nr. _____   Geburtsdatum : _____

_____

                  Gesundheitszustand und Lebensgewohnheiten
_____

Sie werden auf den folgenden Seiten eine Reihe von Fragen nach Ihrem
Tagesablauf, nach bestimmten Gewohnheiten und nach Ihrem allgemeinen
Gesundheitszustand finden. Bei den meisten Fragen sind bereits bestimmte
Antwortmöglichkeiten vorgedruckt. Natürlich können mit diesen kurzen
Fragen nicht alle Besonderheiten berücksichtigt werden.
Kreuzen Sie aber trotzdem immer eine Antwort an, und zwar die, welche
noch am ehesten für Sie zutrifft.

Allgemeine Daten

  1. Studienfach (Hauptfach)/Fakultät _____

  2. Semesterzahl   _____

Konstitution und Gesundheitszustand

  3. Körpergrösse   _____ cm

  4. Körpergewicht   _____ kg

  5. Anzahl der Krankenhausaufenthalte bisher _____

  6. Ärztliche Behandlung - außer Zahnarzt - während der
     der letzten 12 Monaten
               nicht in Behandlung   .... O
               gelegentlich kurzzeitig in Behandlung   .... O
               vorübergehend länger als 4 Wochen in Behandlung ..... O
               regelmäßig in Behandlung   .... O

  7. Zur Zeit Kontakt mit einer psychologisch-therapeutischen Institution
                                       ja O   nein O

Fragebogen "Lebensgewohnheiten"

2

Medikamenteneinahme und Medikamentenverträglichkeit

8. Verwendung von Medikamenten gegen körperliche Krankheiten oder
   Beschwerden während der letzten 12 Monate

keine	gelegentlich	häufig	regelmäßig
O	O	O	O

   falls ja, welche ? _____

   _____   _____

   _____   _____

   _____   _____

   Haben Sie während der letzten 12 Monate irgendwelche der folgenden
   Medikamente eingenommen

	nie	etwa 2mal im Jahr	etwa 2mal im Monat	etwa 3mal pro Woche	fast täglich
9. Schlaftabletten	O	O	O	O	O
10. Beruhigungstabletten	O	O	O	O	O
11. Schmerztabletten	O	O	O	O	O
12. Vitaminpräparate	O	O	O	O	O
13. Naturheilmittel, homöopathische Mittel	O	O	O	O	O

14. Haben Sie bei sich zu Hause eine Hausapotheke mit Arzneimitteln für
    alltägliche Beschwerden wie Husten, Kopfschmerzen, Nervosität,
    Abgespanntheit, usw.?

                                        ja O   nein O

15. Nehmen Sie bei auftretenden Krankheitssymptomen von sich aus
    entsprechende Arzneimittel ein ?

         immer O   oft O   manchmal O   selten O   nie O

16. Sind von medizinischer Seite bei Ihnen Medikamenten-
    unverträglichkeiten festgestellt worden ?

                                        ja O   nein O

    falls ja, bei welchen Medikamenten _____

    _____

Fragebogen "Lebensgewohnheiten"

3

17. Haben oder hatten Sie folgende Krankheiten
    (zutreffendes Feld ankreuzen)

    Tuberkulose .... O
    Leberfunktionsstörungen .... O
    Nierenfunktionsstörungen .... O
    Herzmuskelschäden .... O
    Gelbsucht .... O
    Schilddrüsenüberfunktion .... O

Genußmittel und Schlaf

18. Wieviel trinken Sie gewöhnlich ?

    Kaffee und Tee zu-
    sammen täglich   0   1   2   3   4   5   6   7   8 + Tassen/Tag
    Bier wöchentlich   0   1   2   3   4   5   6   7   8 + Liter/Woche
    Wein wöchentlich   0 0,5 1,0 1,5 2,0 2,5 3,0 3,5 4,0+ Liter/Woche
    hochprozentige Ge-
    tränke wöchentl.   0   2   4   6   8 10 12 14 16 + Schnapsgl./
                                                              Woche
                                                            (1Gl.= 2 cl.)

                                                    ┌──────────┐
                                                    │   , │
                                                    └──────────┘

19. Wieviel rauchen Sie gewöhnlich am Tag ?

                         Zigaretten   Stück/Tag _____
                         Pfeifen (voll) Stück/Tag _____
                         Zigarren   Stück/Tag _____
                         Zigarillos   Stück/Tag _____

                                                    ┌──────────┐
                                                    │   , │
                                                    └──────────┘

20. Falls Sie rauchen: Rauchen Sie bei besonderen Anspannungen,
    Aufregungen und Belastungen besonders viel, um ruhiger, gefaßter
    oder ausgeglichener zu werden ?
                                    ja ┌───┐   nein ┌───┐
                                        │ 1 │   │ 2 │
                                        └───┘   └───┘

21. Wieviel Stunden Schlaf haben Sie
    gewöhnlich ?   6   7   8   9 10+ Std.

22. Zu welcher Tageszeit fühlen Sie sich gewöhnlich besonders
    leistungsfähig und aktiv

bis 9	9 bis 11	11 bis 13	13 bis 16	16 bis 18	18 bis 20	20 bis 22	nach 22	Uhr
1	2	3	4	5	6	7	8	

Fragebogen "Lebensgewohnheiten"

4

Tagesablauf

23. Körperliche Betätigungen (durchschnittliche Stundenzahl pro
    Woche auf 0,5 Stunden genau)

	Std/Woche
Spazierengehen, Gartenarbeit	____,__
Tischtennis, Skilaufen, Tanzen	____,__
Ballspiele, Turnen, Radfahren	____,__
Schwimmen	____,__
Dauerlauf, Konditionstraining mit	
voller körperlicher Belastung	____,__

```
┌──────┬─┐
│      │,│
└──────┴─┘
```

24. Betätigungen im Rahmen der beruflichen Ausbildung
    (durchschnittliche Stundenzahl pro Woche auf 0,5 Stunden genau)

	Std/Woche
Lehrveranstaltungen (Seminare, Vorlesungen)	____,__
Eigenständiges Arbeiten (Bibliothek, Seminar) an der	
Universität	____,__
Lesen von Fachlektüre, Vorbereiten von Seminaren,	
Referaten und ähnliches zuhause	____,__
Sonstige, d.h. _____	____,__

```
┌──────┬─┐
│      │,│
└──────┴─┘
```

25. Alltägliche Verrichtungen und Freizeit (durchschnittliche
    Stundenzahl pro Woche auf 0,5 Stunden genau)

	Std/Woche
Haushaltstätigkeiten	____,__
Besorgungen, Reparaturen	____,__
Jobs	____,__
Basteln, Sammeln, Spiel u. dergl.	____,__
Lesen, Musizieren	____,__
Fernsehen, Video	____,__
Computer	____,__
Geselligkeit (Freunde, Familie)	____,__
Vergnügungsveranstaltungen (Disco, Kino, Theater usw.)	
	____,__
Vereinstäigkeit, Ehrenämter, politische Tätigkeit	____,__
Sonstige, d.h. _____	____,__

Fragebogen "Lebensgewohnheiten"

5

26. Wie ist Ihr Allgemeinbefinden während der letzten Zeit?

sehr gut	gut	mittelmäßig	eher schlecht	schlecht

27. Wie ist Ihr Gesundheitszustand während der letzten Zeit

sehr gut	gut	mittelmäßig	eher schlecht	schlecht

28. Verglichen mit anderen Studenten Ihres Alters – wie würden Sie Ihren Gesundheitszustand einstufen ?

viel besser als Durchschnitt	etwas besser als Durchschnitt	durch- schnittlich	etwas schlechter als Durchschnitt	viel schlechter als Durchschnitt

29. Wenn Sie an Ihre Zukunft denken, sind Sie dann hinsichtlich Ihrer Gesundheit

sehr optimistisch	eher optimistisch	teils teils	eher pessimistisch	sehr pessimistisch

30. Wie groß ist die Belastung durch das Studium?

sehr groß	groß	mittelmäßig	eher gering	gering

31. Wie groß ist die Belastung durch andere Tätigkeiten, Jobs usw.?

sehr groß	groß	mittelmäßig	eher gering	gering

32. Sind Sie mit Ihrem Studium zufrieden?

sehr zufrieden	ziemlich zufrieden	teils teils	ziemlich unzufrieden	sehr unzufrieden

Fragebogen "Versuchserleben"

Versuchspersonen Nr. _____   Geburtsdatum : _____

Versuchserleben M

Für die Beurteilung dieser Untersuchung und ihrer Ergebnisse, sowie für die weitere
Planung, ist es für uns wichtig zu wissen, wie Ihre persönliche Einstellung zu der
Untersuchung war und was Sie persönlich erlebt und empfunden haben.
Bitte lesen Sie deshalb die folgenden Fragen sorgfältig durch und kreuzen Sie an,
was für Sie am ehesten zutrifft.
(Wenn Ihnen beim Ausfüllen etwas unklar sein sollte oder Sie eine Frage nicht
verstehen, dann wenden Sie sich bitte an den Versuchsleiter).

1. Waren Sie bereits früher einmal Versuchsperson in einer
   pharmakologischen, medizinischen oder psychologischen Untersuchung,
   die eine Ähnlichkeit mit diesem Experiment hatte?

nein	1-2 mal	mehrmals

2. Meinen Sie, daß Sie heute in Ihrer durchschnittlichen Verfassung
   waren?

sehr viel schlechter	viel schlechter	etwas schlechter	durch schnittlich	etwas besser	viel besser	sehr viel besser

3. Hat die Ankündigung, daß Sie eventuell ein Medikament einnehmen
   sollen, in Ihnen Bedenken ausgelöst ?

nein	etwas	ziemlich	stark

4. Konnten Sie sich in den Ruhephasen entspannen ?

   in Block 1 vor der Pause

nein	etwas	ziemlich	stark

   in Block 2 nach der Pause

nein	etwas	ziemlich	stark

Fragebogen "Versuchserleben"

- 2 -

5. Konnten Sie sich auf die Bearbeitung der Konzentrationsaufgaben konzentrieren ?

in Block 1 vor der Pause

nein	etwas	ziemlich	stark

in Block 2 nach der Pause

nein	etwas	ziemlich	stark

6. Wie bewerten Sie selbst Ihre Leistung in den einzelnen Aufgabenphasen?

klarer Mißerfolg	teilweiser Mißerfolg	unent- schieden	teilweiser Erfolg	klarer Erfolg
0	1	2	3	4

Kopfrechnen Block 1   0 ——— 1 ——— 2 ——— 3 ——— 4
Zahlensuchen Block 1   0 ——— 1 ——— 2 ——— 3 ——— 4
Kopfrechnen Block 2   0 ——— 1 ——— 2 ——— 3 ——— 4
Zahlensuchen Block 2   0 ——— 1 ——— 2 ——— 3 ——— 4

7. Wie schätzen Sie Ihr Ergebnis ein im Bezug zu dem vermuteten Ergebnissen aller anderen Teilnehmer ?

viel schlechter	etwas schlechter	gleich	etwas besser	viel besser
0	1	2	3	4

Kopfrechnen Block 1   0 ——— 1 ——— 2 ——— 3 ——— 4
Zahlensuchen Block 1   0 ——— 1 ——— 2 ——— 3 ——— 4
Kopfrechnen Block 2   0 ——— 1 ——— 2 ——— 3 ——— 4
Zahlensuchen Block 2   0 ——— 1 ——— 2 ——— 3 ——— 4

Fragebogen "Versuchserleben"

- 3 -

8. Wenn Sie Ihre körperliche Verfassung im Zeitraum zwischen der
   Medikamenteneinnahme (große Pause) und dem Kaltwassertest
   beurteilen: Sind sie der Meinung, daß diese Verfassung

a) von dem eingenommenen Medikament beeinflußt wurde

nein	etwas	ziemlich	stark

b) von der Belastung durch die Aufgaben beeinflußt wurde

nein	etwas	ziemlich	stark

c) von der räumlichen Situation (Raumluft, -temperatur, Beleuchtung)
   beeinflußt wurde

nein	etwas	ziemlich	stark

d) Ihrer Tagesverfassung entsprach, die Sie heute morgen beim
   Frühstück hätten erwarten können

nein	etwas	ziemlich	stark

e) Ihre durchschnittliche Verfassung war, in der Sie eigentlich meistens
   sind

nein	etwas	ziemlich	stark

Fragebogen "Versuchserleben"

- 4 -

9. Haben Sie im Zeitraum zwischen der Medikamenteneinnahme (große Pause)
und dem Kaltwassertest folgende körperlichen Symptome (gleich welcher
Ursache) an sich beobachtet ?

nein	etwas	ziemlich	stark
0	1	2	3

1. Allgemeines körper-
   liches Unwohlsein   0 ————— 1 ————— 2 ————— 3

2. Eigenartiges Gefühl
   im Magen   0 ————— 1 ————— 2 ————— 3

3. Engegefühl in Brust
   oder Hals   0 ————— 1 ————— 2 ————— 3

4. Herzklopfen   0 ————— 1 ————— 2 ————— 3

5. Kopfschmerzen   0 ————— 1 ————— 2 ————— 3

6. Motorische Unruhe   0 ————— 1 ————— 2 ————— 3

7. Mundtrockenheit   0 ————— 1 ————— 2 ————— 3

8. körperliche
   Entspannung   0 ————— 1 ————— 2 ————— 3

9. Muskel, Glieder
   oder Gelenkschmerzen   0 ————— 1 ————— 2 ————— 3

10. Schläfrigkeit   0 ————— 1 ————— 2 ————— 3

11. Schwindelgefühl   0 ————— 1 ————— 2 ————— 3

12. Schwitzen   0 ————— 1 ————— 2 ————— 3

13. Frieren   0 ————— 1 ————— 2 ————— 3

14. Hungergefühl   0 ————— 1 ————— 2 ————— 3

15. Durstgefühl   0 ————— 1 ————— 2 ————— 3

16. sonstiges
    _____   0 ————— 1 ————— 2 ————— 3

Fragebogen "Versuchserleben"

- 5 -

Medikamentenwirkung und Medikamentenerleben

10. Hatten Sie beim Einnehmen des Medikamentes irgendwelche Befürchtungen?

nein	etwas	ziemlich	stark

11. Wurden Sie in Ihrem körperlichen Zustand durch das Medikament beeinflusst ?

nein	etwas	ziemlich	stark

12. Wurden Sie in Ihrem psychischen Befinden durch das Medikament beeinflusst ?

nein	etwas	ziemlich	stark

13. Empfanden Sie die Medikamentenwirkung subjektiv als unangenehm?

sehr unangenehm	etwas unangenehm	weder noch	etwas angenehm	sehr angenehm

14. Wurde Ihre Leistungsfähigkeit durch das Medikament beeinflußt ?

In Block 2 Kopfrechnen

sehr beeinträchtigt	ziemlich beeinträchtigt	etwas beeinträchtigt	weder noch	etwas gesteigert	ziemlich gesteigert	sehr gesteigert
-3	-2	-1	0	+1	+2	+3

In Block 2 Zahlensuchen

sehr beeinträchtigt	ziemlich beeinträchtigt	etwas beeinträchtigt	weder noch	etwas gesteigert	ziemlich gesteigert	sehr gesteigert
-3	-2	-1	0	+1	+2	+3

15. Versuchten Sie durch besondere Strategien, gesteigerte Konzentration. erhöhte Anstrengung oder ähnlichen Maßnahmen die Wirkung des Medikamentes zu beeinflußen ?

nein	etwas	ziemlich	stark

Fragebogen "Versuchserleben"

- 6 -

16. Haben Sie folgende Wirkungen <u>des Medikamentes</u> an sich beobachtet ?

nein	etwas	ziemlich	stark
0	1	2	3

1. Allgemeines körper-
   liches Unwohlsein   0 ———— 1 ———— 2 ———— 3

2. Eigenartiges Gefühl
   im Magen   0 ———— 1 ———— 2 ———— 3

3. Engegefühl in Brust
   oder Hals   0 ———— 1 ———— 2 ———— 3

4. Herzklopfen   0 ———— 1 ———— 2 ———— 3

5. Kopfschmerzen   0 ———— 1 ———— 2 ———— 3

6. Motorische Unruhe   0 ———— 1 ———— 2 ———— 3

7. Mundtrockenheit   0 ———— 1 ———— 2 ———— 3

8. körperliche
   Entspannung   0 ———— 1 ———— 2 ———— 3

9. Muskel, Glieder
   oder Gelenkschmerzen   0 ———— 1 ———— 2 ———— 3

10. Schläfrigkeit   0 ———— 1 ———— 2 ———— 3

11. Schwindelgefühl   0 ———— 1 ———— 2 ———— 3

12. Schwitzen   0 ———— 1 ———— 2 ———— 3

13. Dösigkeit   0 ———— 1 ———— 2 ———— 3

14. Gelöstheit   0 ———— 1 ———— 2 ———— 3

15. Nervosität   0 ———— 1 ———— 2 ———— 3

16. Angespanntheit   0 ———— 1 ———— 2 ———— 3

17. Reizbarkeit   0 ———— 1 ———— 2 ———— 3

18. sonstiges

    _____   0 ———— 1 ———— 2 ———— 3

Fragebogen "Versuchserleben"

- 7 -

Randbedingungen

17. Hat der Untersuchungsraum Sie irgendwie verunsichert?

nein	etwas	ziemlich	stark

18. Sind Licht, Luft und Temperatur des Untersuchungsraums für Sie
unangenehm gewesen ?

nein	etwas	ziemlich	stark

19. Sind Bandelektroden, Atemmaske oder Blutdruckmessen für Sie
unangenehm gewesen ?

nein	etwas	ziemlich	stark

20. Haben Sie sich irgendwann einmal durch die viele Technik verunsichert
gefühlt?

nein	etwas	ziemlich	stark

21. Hatten Sie Schwierigkeiten im Umgang mit den Versuchsleitern?

nein	etwas	ziemlich	stark

Beurteilung und Bewertung des Versuches

22. Fiel es Ihnen leicht, die wiederholten Fragen nach Ihrem Befinden zu
beantworten. d.h. konnten Sie Ihr Befinden immer deutlich einem
Skalenwert zuordnen.

nein	etwas	ziemlich	stark

23. Haben Sie sich im Verlauf der Untersuchung Hypothesen über den Zweck
der Untersuchung und die vermutlichen Ergebnisse gebildet?

nein	etwas	ziemlich	stark

Wenn ja, welche?

Fragebogen "Versuchserleben"

- 8 -

24. Haben sich Ihre Erwartungen an das Experiment erfüllt?

nein	etwas	ziemlich	stark

25. Hatten Sie Zweifel oder Mißtrauen gegenüber dem Untersuchungsziel, so wie wir es Ihnen mitgeteilt haben?

nein	etwas	ziemlich	stark

Wenn ja, welche ?

26. Halten Sie die Untersuchung für sinnvoll?

nein	etwas	ziemlich	stark

27. Würden Sie den Versuch noch einmal wiederholen ?

nein	etwas	ziemlich	stark

28. Fühlen Sie sich durch das Experiment körperlich beeinträchtigt?

nein	etwas	ziemlich	stark

29. Fühlen Sie sich durch das Experiment psychisch beeinträchtigt?

nein	etwas	ziemlich	stark

30. Gibt es noch irgend etwas, was Sie im Zusammenhang mit diesem Experiment berichten möchten?

PSYCHOPHYSIOLOGIE IN LABOR UND FELD

Herausgeber: Michael Myrtek und Jochen Fahrenberg

Band 1   Michael Marwitz: Psychophysiologische Aspekte der normotonen und der labil-hypertonen Blutdruckregulation. 1997.

Band 2   Beatrice Cadalbert: Die Psychophysiologie des niedrigen Blutdrucks: Kreislaufregulation, Lebensgewohnheiten und Beschwerden. 1997.

Band 3   Christoph Klein: The Post-Imperative Negative Variation in Schizophrenic Patients and Healthy Subjects. 1997.

Band 4   Daniel Lacher: Partnerschaft im Test. Psychologische und physiologische Untersuchungen an Paaren. 1997.

Band 5   Gertraud Kinne: Interaktives Monitoring von Myokardischämie. Psychophysiologische Zusammenhänge von Ischämie und Angina pectoris im Alltag von Koronarpatienten. 1997.

Band 6   Tanos Freiha: Sakkadische Augenbewegungen und Lidschläge bei cortikalen Läsionen. Die Neuropsychologie von Augenbewegungen – Vergleich von oculomotorischen Parametern bei Patienten mit cortikalen Läsionen mit Vorschulkindern, alten Menschen und einer Gruppe von Studenten. 1998.

Band 7   Andreas Hinz: Stabilität, Konsistenz, Kovariation und Spezifität in der Psychophysiologie. 1999.

Band 8   Cornelia Anna Pauls: Emotion und Persönlichkeit. 1999.

Band 9   Michael Myrtek / Friedrich Foerster / Georg Brügner (†): Freiburger Monitoring System (FMS). Ein Daten-Aufnahme- und Auswertungs-System für Untersuchungen im Alltag – Emotionale Beanspruchung, Körperlage, Bewegung, EKG – Subjektives Befinden – Verhalten. 2001.

Band 10   Christian Stiglmayr: Spannung und Dissoziation bei der Borderline-Persönlichkeitsstörung. 2003.

Band 11   Thomas Kubiak: Entwicklung und erste empirische Überprüfung eines stationären Interventionskonzepts zur Behandlung von Typ 1 Diabetikern mit Hypoglykämieproblemen. 2003.

Band 12   Wilfried E. Dieterle: Psychophysiologische Untersuchungen zum Placeboeffekt. 2004.